U0283442

国医大师李今庸教授

书，善读之可以医愚。

李今庸录 壬辰仲穋

李今庸教授题字

"十二五"国家重点图书出版规划项目

国医大师临床研究

李今庸临床研究与经典医教

李今庸 著

科学出版社
北京

内 容 简 介

　　本书是"十二五"国家重点图书出版规划项目《国医大师临床研究》分册之一，获得国家出版基金项目资助。本书内容是收集整理李今庸教授临床研究与经典医教笔记讲稿的一部专著。全书内容结合经典引文，分析临床病案；摘录了李今庸教授一些经典笔记讲稿。原汁原味，实用性强。

　　本书可供中医药院校师生及临床工作者参考使用，也可作为中医爱好者及广大人民群众的健康参考书。

图书在版编目（CIP）数据

李今庸临床研究与经典医教／李今庸著.—北京：科学出版社，2015.12
（国医大师临床研究）
国家出版基金项目·"十二五"国家重点图书出版规划项目
ISBN 978-7-03-046581-8

Ⅰ.①李⋯　Ⅱ.①李⋯　Ⅲ.①中医学-临床医学-经验-中国-现代
Ⅳ.①R249.7

中国版本图书馆 CIP 数据核字（2015）第 288647 号

责任编辑：郭海燕／责任校对：彭　涛
责任印制：赵　博／封面设计：黄华斌　陈　敬

科 学 出 版 社 出版
北京东黄城根北街 16 号
邮政编码：100717
http://www.sciencep.com
三河市春园印刷有限公司印刷
科学出版社发行　各地新华书店经销
*
2016 年 1 月第　一　版　开本：787×1092　1/16
2025 年 4 月第三次印刷　印张：15 3/4　插页：1
字数：423 000
定价：78.00 元
（如有印装质量问题，我社负责调换）

前　言

李今庸，字昨非，1925 年生于湖北省枣阳县（今枣阳市）。当代著名中医学家，国医大师。在中医药各领域均有重要建树，尤以在古典医籍上的研究成就卓著，被誉为"经典王"、"《内经》王"、"活字典"。

7 岁入私塾，攻读《论语》、《孟子》等儒家经典著作，博闻强识，日记千言，常过目成诵。1939 年随父学医，并广阅历代各家论著和各科专著。1942～1946 年继续习医并侍父临诊。1947 年枣阳解放后参加医疗卫生战线工作，1950 年独立行医。

1954 年到湖北省中医进修学校学习西医课程。1955 年调至湖北省卫生厅中医科工作。1957 年春，调至湖北省中医进修学校担任教师。湖北省中医进修学校改为湖北中医学院后，继续任教。

1958 年，筹建湖北中医学院《金匮》教研组，担任组长，独立编写《金匮讲义》。1963 年代理主编全国中医学院第二版试用教材《金匮要略讲义》，将金匮学科推向全国。1974 年协编全国中医学院教材《中医学基础》。1978 年，主编《内经选读》，参与编著高等中医药院校教学参考丛书《内经》。1987 年为光明中医函授大学编写《金匮要略讲解》，2008 年该书更名为《金匮要略讲稿》再版发行。

1981 年，在教研室提出了"知识非博不能返约，非深不能至精"的思想。要求教师养成读书和写作习惯。在教研室创建了图书资料库，随时对教师的学习情况进行督促检查。1986 年，组织教研室教师编写《新编黄帝内经纲目》和《黄帝内经索引》，培养出一批较高素质的中医药教师队伍。

在大半个世纪的中医药教学生涯中，形成了适应中医药特点的教育观，主张择人而教、因材施教，注重传授真知和问答教学。要求学生学习中医时必须树立辩证唯物主义和历史唯物主义思维方式，将不同时代形成的医学著作和理论体系置于特定历史时代背景中研究。重视经典著作教学和学生临床实践。主编有《中医学辩证法简论》。1962 年，辅导高级西医离职学习中医班集体写作"从藏府学说看祖国医学的理论体系"一文，全文刊登于《光明日报》，并被《人民日报》摘要登载、《中医杂志》全文收载，在全国产生很大影响。

治学方法受近代学者、已故原湖北中医学院原副院长蒋笠庵影响甚深。从 1961 年开始，先后阅读了《说文解字》、《说文解字注》、《说文通训定声》、《说文解字义证》、《说文解字注笺》等，又广泛涉猎了雅学、韵书等小学类书籍。博极群书之时，不为古人所囿，常有新解。强调一言之取舍必有于据，一说之弃留必合于理。认为学习古代书籍应以马克思主义哲学思想为指导，用辩证唯物主义与历史唯物主义立场、观点和方法，研究其学术思想和科学价值。

首创以治经学方法研究古典医籍。运用校勘学、训诂学、音韵学、古文字学基本原理，融合方言学、历史学、文献学和历代避讳规律知识，对中医古籍中一些悬而未决的问题进行了深入研究。发表了析疑、揭疑、考释、考义类文章数百篇。其说发前人所未发，澄清了许多历代有争议的疑难问题。其中，《黄帝内经》和《金匮要略》的研究成果已被全国高等中医药院校多版《内经》教材和《金匮》教材引用，并被国家组织编写的中医古籍校释本采纳。

发掘并完善了中医经典理论体系，使散见于历代中医药古籍中的医学理论系统化。研究范围含《素问》、《灵枢》、《难经》、《甲乙经》、《太素》、《伤寒论》、《金匮要略》、《神农本草经》、《肘后方》、《新修本草》、《千金要方》、《千金翼方》、《马王堆汉墓帛书》及周秦两汉典籍中医学部分，对《黄帝内经》、《金匮要略》和《难经》的钻研尤深。将每一专题内容分门别类，多者刈之、脱者补之、隐者彰之、错者正之、难者考之、疑者存之，并提出个人新解。

1978～1980年，作为特邀专家，先后在济南、南京、泰安、福州等地参加了卫生部重点科研项目《黄帝内经素问校释》、《灵枢经校释》、《针灸甲乙经校释》、《脉经校释》、《诸病源候论校释》、《针灸大成校释》等七部古医书的集体审稿定稿工作。著有《读医心得》、《读古医书随笔》、《古医书研究》、《黄帝内经考义》、《舌耕馀话》等数十部学术专著。

在78余年的医疗实践中，形成了完整的医学思想，积累了丰富的临床经验。通晓中医内、外、妇、儿及五官各科，擅治疑难疾病，尤长于治疗内科和妇科疾患。在内伤杂病的补泻运用上形成了独特风格，即泻重痰瘀、补主脾肾。善用经方，用药精良，常出奇兵以制胜，强调方不在大，对证则效；药不在贵，中病即灵。著有《李今庸临床经验辑要》、《中国百年百名中医临床家·李今庸》、《李今庸医案医论精华》等临床专著。

形成了个人全面的中医药学术观和临床诊疗观。强调辨证施治是中医药学的独有特征和灵魂，临床上的施治必须以辨证为基础。认为中医药学术具有浓郁的东方特色，含有博大精深的辩证法科学。以整体观、变动观、疾病观等为学理基础，在中医界首先提出了"中医药学应以东方文化的面貌走向现代化"的具有开拓性的学术观点。

从1976年起，应邀赴北京、上海、南京、南宁、福州、香港、澳门、韩国大田等地讲学，传授临床经验，深入开展中外学术交流。

毕生关注中医发展，为中医药事业振臂呼吁、鞠躬尽力。

1982年、1984年，两次同全国十余名中医药专家联名上书党中央国务院，建议成立国家中医药管理总局，加强党对中医药事业的领导，受到中央领导重视和采纳。1986年，国家中医药管理局成立。其后，又积极支持组建中医药专业出版社。1989年，中国中医药出版社成立。2003年，向中央领导写信陈述中医药学优越性和东方医学特色，建议制定保护和发展中医药的法规。同年，国务院颁布《中华人民共和国中医药条例》。

在担任湖北省政协常委及教科文卫体委员会副主任期间，深入基层考察调研，写了大量提案及信函建议。在湖北省第五届政协会议上，提出"请求省委、省政府批准和积极筹建'湖北省中医管理局'，以振兴我省中医药事业"等提案。2006年，湖北省中医药管理局成立。

1986年当选为湖北省中医药学会理事长。此后，主持湖北省中医药学会工作长达二十余年。组织举行"鄂港澳台国际学术交流大会"、"国际传统医学大会"等各种大型中医药学术研讨会和国际学术交流会议。其间，向省委、省政府致信建议召开李时珍学术会议，成立李时珍研究会，开展相关研究，为全国范围内形成纪念李时珍学术活动氛围奠定根基。主编《湖北中医药信息》、《中医药文化有关资料选编》等。

近年来，对中医药学术发展方向继续进行深入思考与研究。认为中西医学不能互相取代，只能在发展的基础上取长补短。必须努力促使西医中国化、中医现代化。先后撰写和发表了《论中医药学的理论体系的构成和意义》、《发扬中医药学特色和优势 提高民族自信心和自豪感》、《试论我国"天人合一"思想的产生及中医药文化的思想特征》、《中医药学应以东方文化的面貌走向现代化》、《关于中西医结合与中医药现代化的思考》、《略论中医学史和发展前景》等文章。

1978年以来，先后参加了全国科学大会、中国科学技术协会全国代表大会等全国重要会议，多次受到党和国家领导人亲切接见。

1991年被确定为全国首批继承老中医药专家学术经验指导老师，同年获国务院首批政府特殊津贴；1999年获全国十大"国医楷模"称号；2002年获中医药学术最高成就奖；2004年担任国家优秀中医临床人才研修项目专家指导委员会委员；2006年获中医药传承特别贡献奖；2011

年被确认为全国名老中医药专家传承工作室建设项目专家；2013 年被确认为全国首批中医药传承博士后合作导师；2014 年获中医药学术终身成就奖；2015 年确定为李今庸国医大师中医药传承工作室建设项目专家。

历任湖北省政治协商会议第四届委员，第五届、第六届、第七届常务委员及教科文卫体委员会副主任；湖北省科学技术协会第二届委员，第三届、第四届常务委员；湖北省中医药学会第一届副理事长，第二届、第三届理事长；湖北省老科技工作者协会第二届、第三届副理事长。

兼任原卫生部、国家中医药管理局重大中医药科学技术成果评审委员会委员、《中华本草》编辑委员会委员、《中国大百科全书·传统医学卷》编辑委员会顾问，高等医药院校中医专业教材编审委员会委员，全国中医学会中医理论整理研究委员会委员，人民卫生出版社中医图书编辑委员会委员；文化部、国家中医药管理局《中华医藏》专家委员会委员；中国中医科学院客座教授、荣誉首席研究员，中华中医药学会终身理事，《中医杂志》编委，全国李时珍学术研究会名誉主委等职。

此书是收集了李今庸教授有关经典临床研究和经典医教内容。因其均为 20 世纪早期内容作品，且时间跨度较大，故须要说明几点：①医教中的经典《金匮要略》教学笔记和讲稿，因系前后不同时期所为，虽内容有重复之处，但亦有差异，故收集并存于书中；②书中有出现"实现中西医结合，创造出统一的新医药学"等句，系特殊时代背景产生，收集于此，只是保持和反映那个时代的原始风貌，并非代表作者目前对中医药学发展的思想观；③由于文中有系作者手笔原稿，在文字录入时，出现了不少错误和遗漏，虽经努力修改和补漏，但终因时间及精力所限，有些还来不及修补，故书中还尚存有差错和缺文，只待今后有机会时，定当再行修订补充之。

北京中医药大学李今庸古籍临床研究室　李　琳

2015 年 12 月 10 日

目　录

经典临床研究

　　这里所谓"经典"，是指《黄帝内经素问》、《灵枢经》、《难经》、《伤寒论》、《金匮要略》、《神农本草经》等书。它们是我们祖先长期与疾病作斗争的经验总结，奠定了中医药学的理论和辨证施治的体系，几千年来有效地指导了中医临床医疗的实践，保障了中华民族的繁衍和昌盛，是我们民族的一份宝贵财富，我们应当对其发扬光大。数十年来，我在长期的临床医学实践中，以辨证的思维，运用经典理论指导下的临床治疗，收到了很多满意的效果。并以不断总结和研究来表明中医经典和临床医疗间的重要相互关系。经典若学的好，则临床疗效好；临床疗效好，则能更进一步提升经典的领悟深透，两者是互为因果，互为果因，捉录略案，以启发后学者。

《素问》与临床

1. 《素问·上古天真论》（一）

"冲为血海，任主胞胎"。

治验案例 某某，女，28岁，山西省太原市某银行工作人员。2006年7月28日就诊，月经2个月未潮，每日前阴有点滴血液下出，经过太原某医院检查诊断为"早孕"，用西药止血未效，改用中成药"保胎丸"治疗，始服有2天未出血，继而每天又有点滴血出，诊之六脉稍弱而独右尺有滑象，舌苔薄白，乃冲任下陷，血不养胎而漏下，几有失胎之虞，急宜养血调经、暖宫止血，以《金匮要略》"胶艾汤"加白术以治之：

干生地18g 当归10g 川芎10g 干艾叶10g 白芍10g 炙甘草10g 炒白术10g 阿胶（烊化）12g

用水适量，先煎前七味，汤成去滓，纳阿胶烊化，温分再服。日服1剂。

按：《灵枢·五音五味》（六十五）说："冲脉任脉，皆起于胞中"，出于会阴，循腹胸而上，王冰注《素问·上古天真论》（一）说："冲为血海，任主胞胎"，冲任和调，阴阳和合而结为胎孕，则为经脉循环流行而资养。今胎孕初结，而经血不足，故右尺脉独见滑象而余脉皆稍弱。经脉血弱不足以充养血海，则冲任郁陷而每日见前阴点滴下血。患者漏血而怀胎，殆即俗所谓"漏胎怀"也。用胶艾汤加味，以干生地、当归、川芎、白芍等为四物汤补血养血且以活血，阿胶补肾育阴以止血，艾叶温暖胞宫以止血，炙甘草资中焦之汁以调和诸药。其方特加白术者，以健脾固带而束冲任止其下陷也。是故药服2剂而血止病愈。患者恐其病复发遂自作主张地连服其方10剂后停药。

2. 《素问·生气通天论》（三）

风客淫气，精乃亡，邪伤肝也。

治验案例 患者某，男，31岁，湖北中医学院某班学员，已婚，1972年10月就诊。发病已半年余，头发中生散在性多个细小疖疮，痒甚则搔之，有痛感而流黄水，继之结痂，每间隔数日则于睡眠中发生梦与女子交通而精泄出即所谓"梦遗"1次，泄精醒后则感肢体倦怠疲乏，小便黄，脉濡数。病属湿热郁于肝经；治宜清利湿热，养血和肝；拟龙胆泻肝汤为治：

龙胆草10g 泽泻10g 柴胡10g 车前子10g 木通10g 栀子10g 甘草8g 黄芩10g 生地10g 当归10g

上10味，以适量水煎药，汤成去渣取汁温服，日2次。

按：肝藏魂，与肾为邻，居于下焦，其脉循阴器而上行于巅顶。湿热内郁，肝木失和，疏泄过甚，肾精不固，故时于睡眠中魂扰于内而精泄于外，湿热循经而上郁于头部，则头发之中发生奇疮而痒，搔之则黄水流出。龙胆泻肝汤方，以龙胆草、黄芩、栀子之苦寒清热，木通、泽泻、车前子利小便以渗湿，生地、当归养血和肝，柴胡疏肝以升肝经清阳之气，炙甘草调和诸药。共奏清利湿热，养血和肝之效。药服5剂而病愈。

3. 《素问·金匮真言论》（四）

"中央黄色，入通于脾"。

治验案例 患者某，男，18 岁，住湖北省新州县农村，农民。1975 年 6 月某日就诊。发病 3 天，两白眼珠及全身皮肤皆发黄如染，腹满，小便不利，口渴，脉缓。病属"黄疸"，治宜利湿退黄；拟茵陈五苓散合栀子柏皮汤：

　　茵陈蒿 15g　桂枝 10g　茯苓 12g　炒白术 10g　猪苓 10g　泽泻 10g　栀子 10g　黄柏 10g

　　上 8 味，以适量水煎药，汤成去渣取汁温服，日 2 次。

　　按：《素问·金匮真言论》（四）说："中央黄色，入通于脾"，脾恶湿，湿热郁滞，脾色外现，故见两目发黄，全身皮肤皆发黄。脾失运化津液之用，津液不能上布则口渴，不能下行则小便不利，郁滞于中则腹满。湿遏阳气，血气流行不畅，故脉象见缓。茵陈五苓散合栀子柏皮汤，以白术、茯苓、猪苓、泽泻健脾渗湿，桂枝温化以助水湿之下去，茵陈蒿善退黄疸，用之为君，以祛周身上下之黄，栀子、黄柏苦寒清热。共收利湿清热，消除黄疸之效。药服 6 剂而黄尽，诸症退。

　　《素问·平人气聚论》（十八）

　　《素问·玉机真藏论》："肝传之脾，病名曰脾风，发瘅，腹中热，烦心出黄"，主冰湿："脾之为病，善发黄瘅，……出黄色于便泻之中也。"

　　《素问·阴阳应象大论》："中央生湿……在藏为脾，在色为黄。"

　　《素问·五藏生成论》："黄当脾、甘。"

　　《素问·痿论》："脾热皆，色黄而肉蠕动。"

　　《素问·藏气法时论》："脾色黄。"

　　《灵枢·五味》："脾色黄"，"黄为脾"。

　　《灵枢·五音五味》："藏脾，色黄，味甘，时季夏"。

　　《素问·宣明五气》："脾恶湿"。

4. 《素问·阴阳应象大论》（五）

"燥胜则干"；又："西方生燥，燥生金，金生辛，辛生肺"。

治验案例 患者某，男，60 岁，湖北枣阳某乡镇，经商。1950 年 9 月某日就诊。素有咳血病史，今日突发喘气，呼吸痰促，胸闷不舒，烦躁，口咽干燥，苔薄少津，脉浮细无力。乃肺阴不足，燥热内郁，治宜滋养肺阴，润燥清热；拟方清燥救肺汤：

　　麦门冬 12g　巨胜子 10g　党参 10g　冬桑叶 10g　炙甘草 10g　石膏 10g　枇杷叶 10g（去毛炙）　杏仁 10g（去皮尖炒打）　阿胶 10g（烊化）

　　以上 9 味，以水先煎 8 味，待其水减半，取汁，去渣，入阿胶烊化，日 1 剂，分 2 次，温服。

　　药服 1 剂而喘减，2 剂而喘平。

　　按：《素问·阴阳应象大论》说："西方生燥，燥生金，金生辛，辛生肺"。是肺之为藏，在五行属金，在六气则主燥。患者有咳血史，肺阴素亏，少遇燥热，则失其清肃之性，肺气逆上，故呼吸急促而喘气。肺气不降，逆浮于上，故胸闷不舒。肺阴亏虚，燥热内郁，无以布津，故烦躁而口干燥，苔薄少津。其病在肺，肺位居高，则脉应之而浮；阴液亏少，无以充养血脉，则脉见细而无力，清燥救肺汤方，用党参、麦门冬、巨胜子、阿胶补肺养阴，杏仁、桑叶、枇杷叶润燥解郁降逆，石膏清热以除烦，炙甘草补中培土以生肺金，且调和诸药，使热得以清，燥得以润，肺阴得以滋养，故服 1 剂而喘减，2 剂而喘平病愈。

5. 《素问·阴阳应象大论》（五）

水火者，阴阳之征兆也；阴阳者，万物之能始也。故曰：阴在内，阳之守也；阳在外，阴之使也。

治验案例 患者某，女，60岁，住湖北省枣阳市农村，家庭妇女，1950年12月某日就诊。发病已5日，卧床不起，时妄言语，语多重复，语声低微，咳嗽唾白色泡沫，小便黄，手足冷，脉微细而浮。先此2个月见面颧色红如指头大。乃少阴伤寒，阴盛阳浮，治宜温阳行水，散寒止咳，拟真武汤加减：

制附片10g　茯苓10g　白芍10g　炒白术10g　干姜10g　细辛6g　五味子8g　炙甘草10g

上8味，以适量水煎药，汤成去渣取汁温服，日2次。药服2剂而愈

按：《伤寒论·辨少阴病脉证并治篇》说："少阴之为病，脉微细，但欲寐也"。所谓"但欲寐者"，病者昏睡，呼之则应，旋又昏睡，今谓为"半昏迷"也。邪入少阴，正气大伤，阳浮于上，神明失守，故其卧床不起，时妄言语，语声低微，微细之脉见于浮象之中。阴寒内盛，正阳被遏，则小便黄而手足冷。寒邪化饮，上逆犯肺，故咳嗽而唾白色泡沫。真武汤方，用附片为君，以复其少阴真阳之功能而消阴寒之邪气；白术健脾培土以制水气；干姜、细辛、五味子止咳，且干姜、细辛气味辛温，可助附片散寒去饮；茯苓、白芍利小便，使附片温阳祛寒后，其毒从小便去之，不留于人体内为害；甘草调和诸药。全方共奏温阳行水，散寒止咳之效。其病此方治之可愈。唯其"两颧色红如指大"之象已见2个月，殆非佳兆。《灵枢·五色》（四十九）说："赤色出两颧，大如拇指者，病虽小愈，必卒死"，先父说："年老人无故而两颧发红如指大，为命门相火动摇，活不过一年"。故意其病此方治之虽可愈，而其寿命终不过一年之期也。后果然。

6. 《素问·阴阳应象大论》（五）

"东方生风，风生木，木生酸，酸生肝"。又："风胜则动"。

治验案例 某某，女，36岁，住湖北省枣阳市农村，农民。1951年农历正月初一夜间就诊。一天前，即腊月三十日大年除夕吃年饭后发病，全身肌肉发麻不已，颇难支持，吐蛔一条，舌苔白薄，脉象沉弦。乃肝郁生风，风木乘土，治宜理肝扶脾，降逆杀蛔，拟吴茱萸汤加味：

吴茱萸10g　党参10g　生姜10g　红枣（擘）4枚　黄连10g

以水煎服，日2次。

按：《素问·阴阳应象大论》（五）说："东方生风，风生木，木生酸，酸生肝"。肝为风木之藏，肝郁则生风，木郁则乘土。风动虫生，虫随木气之乘土而犯胃，胃气逆上，蛔不得安，亦随之上窜于口中而吐出，故其吐出蛔虫一条。胃与脾合，主肌肉，风木乘之，《素问·阴阳应象大论》（五）说："风胜则动"，则脾胃所主之肌肉亦应之而见动象，故其全身肌肉如虫行状而发麻不已。吴茱萸汤方加味，用吴茱萸、生姜降逆祛浊，且生姜配红枣和调脾胃，党参培土补正，加黄连合吴茱萸理肝解郁杀蛔也。药服2剂而病愈。

7. 《素问·阴阳应象大论》（五）

"心生血"。

治验案例 患者某，女，17岁，住湖北省随县某镇，学生，未婚。1953年2月某日就诊。2年来月经未潮，身体较瘦，食欲不旺。近月余病情逐渐加重。现月事不来，形容消瘦，面色萎黄，唇淡不华，食欲不振，心慌心悸，气息微弱，懒于言语，肢体乏力，卧床不起，脉象虚弱细微。病乃心藏衰弱，气血将竭；治宜通阳益气，养液补血；拟炙甘草汤加味：

炙甘草 12g　麦门冬 10g　党参 10g　火麻仁 10g　红枣 4 枚（擘）　生姜 10g　阿胶 10g（烊化）　生地 10g　桂枝 10g　当归 10g

以上 10 味药，加水适量煎汤，取汁去渣，纳烊化阿胶，日 1 剂，分 2 次温服。

按：心生血而主身之血脉。心藏衰弱，失其生血主脉之用，则血气虚少，无以养心和充实血脉而营养周身，故形容消瘦，面色萎黄，唇淡不华，心慌心悸，气息微弱，懒于言语，肢体乏力，食欲不振而见脉虚弱细微之象。心不能生血，无以充养血脉，冲脉空虚，则月经停止而不潮。炙甘草汤方，以炙甘草为君，资中焦之汁以补益真气，桂枝、党参通阳益气，麦门冬、火麻仁、阿胶、生地、当归、增液补血，生姜、红枣和胃调中，以启不振之食欲，资气血化生之源。药服 5 剂，诸症退而月信至，身体逐渐康复有力，病告愈。

《素问·评热病论》（三十三）

月事不来者，胞脉闭也。胞脉者，属心而络于胞中。今气上迫肺，心气不得下通，故月事不来也。帝曰：善！

8. 《素问·阴阳应象大论》（五）

"风胜则动"；"肝在窍为目"。

治验案例　患者某，男，3 岁。1969 年 9 月初诊。发病已数月，目珠青蓝，手足频频抽搐而两目上窜，舌謇不能语，口干，舌苔黄厚，指纹色青。治用温胆汤加味：

竹茹 6g　枳实 6g　法半夏 6g　茯苓 6g　陈皮 6g　炙甘草 6g　僵蚕 5g　天竹黄 6g　石菖蒲 5g

上 9 味，以适量水煎药，汤成去渣，取汁温服，日 2 次。

服药 2 剂，抽搐即止，病告痊愈。

按：肝胆相表里而属风木，其色青，开窍于目，主筋，在变动为握，其病发惊骇。痰热内阻，木郁生风，则目珠青蓝，手足抽搐而两目上窜、舌謇不能语、指纹色青。痰热郁结于内，故舌苔黄厚；阻遏津液不能上布于口舌，故口干。温胆汤加僵蚕、天竹黄、石菖蒲化痰开窍，清热祛风。

9. 《素问·阴阳应象大论》（五）

"肺……在变动为咳"。

治验案例　某某，男，60 岁，住湖北省荆州市内，某单位职工。1971 年 10 月某日就诊。咳嗽一年多，唾白色稠痰，痰多，易咳出，每咳嗽则小便遗出而湿衣褥，苔白滑，脉濡小。乃湿痰咳嗽，治宜化痰祛湿，降逆止咳，拟二陈汤加味：

制半夏 10g　陈皮 10g　茯苓 10g　炙甘草 10g　干姜 10g　细辛 6g　五味子 8g　款冬花 10g　紫菀 10g　炒白术 10g

以水煎服，日 2 次。

按：《素问·阴阳应象大论》（五）说："肺……在变动为咳"，肺为贮痰之器，痰湿贮肺，肺失正常之用，发生变动而为咳嗽痰多，湿盛而少阳热之化，则其痰为白色而舌苔亦白滑，脉亦濡小。咳嗽则肺气逆上，而不能统摄下焦，则膀胱为之不固，故咳嗽而尿遗出。二陈汤方加味，用陈皮、半夏行气化痰，紫菀、款冬花降逆止咳，干姜、细辛、五味子暖肺止咳，白术、茯苓、甘草补土健脾，燥湿渗湿，以绝生痰之源。湿去痰化，肺气复常，咳止则尿自不遗出。药服 6 剂而病愈。

《素问·阴阳应象大论》："肺生皮毛……在变动为咳"。

10. 《素问·阴阳应象大论》（五）

"肺生皮毛……在变动为咳"。

治验案例 某某，女，35 岁，荆州某商店营业员。1971 年 12 月 21 日就诊。半月前因产后刮宫受凉发病，经常恶寒，胸部满闷，咽喉疼痛发痒，频频咳嗽而无痰，每咳嗽则小便遗出，饮热则咳嗽减轻，有时喜冷饮，声音嘶哑，口咽干燥，舌苔白而微黄，脉浮而以右脉为显，乃寒邪外束，肺金失鸣，法宜辛温宣发，散寒开郁，用麻杏苏防等药以治之：

麻黄 10g 杏仁 10g 苏叶 10g 防风 10g 荆芥 10g 桔梗 10g 生甘草 10g 前胡 6g

用水适量煎药，汤成去滓，取汁温分再服，一日服 1 剂，药服 2 剂病愈。

按：产后正气失调，稍遇风寒即感而发病。肺居胸中，外合皮毛，风寒外束皮毛而内舍于肺，肺失宣发作用，则经常恶寒、胸满、频频咳嗽、苔白而脉浮。肺主声音，其气壅实，则声音嘶哑。肺能通调水道，咳嗽气逆于上而不足于下，致使膀胱气化失常，膀气不固而遗尿。内虽有郁热，然实由寒束而郁，必待温热始能通，故饮热则咳嗽减轻，胸膛舒畅。其病外寒未衰，内热尚微，治以辛温解表，开肺清热。服药后寒散邪去，郁解阳伸，肺气复常，肺金复鸣而病愈。

11. 《素问·阴阳应象大论》（五）

"风胜则动"。

《素问·宣明五气》（二十三）

"肝为语"。

治验案例 某某，女，3 岁，住湖北省天门市农村。1975 年 12 月某日就诊。1 个月前发病，开始左侧手足发生抽搐 2 天，1 周后右侧手足又发生抽搐 1 天。形体较丰，不语，小便黄，舌苔白滑。某大医院诊断为"脑双侧脉管炎"。乃痰浊内郁，肝气阻滞，治宜化痰祛浊，开郁利窍，拟二陈汤加味：

法半夏 6g 陈皮 6g 茯苓 6g 炙甘草 5g 石菖蒲 5g 僵蚕 5g 浙贝 5g 当归 5g 川芎 3g

以水煎服，日 2 次。

10 日后复诊。服上方 7 剂，似略有效应，仍拟上方加减：

法半夏 6g 陈皮 6g 茯苓 6g 炙甘草 5g 炒枳实 5g 竹茹 6g 石菖蒲 5g 浙贝 5g 僵蚕 5g

以水煎服，日 2 次。

按：痰浊郁而生风，《素问·阴阳应象大论》（五）说："风胜则动"，风痰外扰，则手足为之抽搐。《素问·宣明五气篇》（二十三）说："肝为语"，痰浊阻滞，肝气不宣，故症见不语。痰浊内郁，清阳不化，故小便黄而舌苔白滑。二陈汤方加味，用半夏、陈皮燥湿行气以化痰，浙贝、石菖蒲开郁利窍以祛痰，茯苓、甘草渗湿和中以塞生痰之源，僵蚕祛风痰，风气通于肝，肝藏血，当归、川芎养血活血以理肝而防其生风。药服七剂而略有效应，且未见抽搐之再发，故去当归、川芎之养血活血，而加化痰之竹茹、行气之枳实，以增强其方行气化痰之效，又服 20 余剂而开始言语，遂于原方改汤为丸续服半年余，其病告愈。

12. 《素问·阴阳应象大论》（五）

"西方生燥，燥生金，金生辛，辛生肺，肺生皮毛"。

治验案例 某某，女，55 岁，住武汉市武昌区，干部。1991 年 4 月 11 日就诊，咳嗽已两年，每于睡眠时入被则咳嗽频频不休，喉咙痒，干咳少痰，小便频数短少色黄，舌苔薄白，脉浮。乃凉燥侵肺，肃降失职，治宜宣肺利水，下逆止咳，拟麻杏二陈汤加味：

炙麻黄10g　京半夏10g　茯苓10g　炙甘草10g　款冬花10g　紫菀10g　陈皮10g　车前子15g　泽泻10g　杏仁（去皮尖炒打）10g

以水煎服，日2次。

按：《素问·阴阳应象大论》（五）说："西方生燥，燥生金，金生辛，辛生肺，肺生皮毛"。是肺为燥金之藏，而外合皮毛，故燥邪每易伤肺。然燥与热合则为温燥，与寒合则为凉燥。凉燥留肺，肺气不和，故睡眠入被时，则被褥寒凉之气侵于皮毛而内合于肺，引动肺中凉燥发作，致肺清肃之令不行而其气上逆不已，故其喉咙痒而干咳频频不休，待被褥睡暖而咳。肺为凉燥所伤，不能通调水道，故小便不利，而见小便频数短少色黄。病在肺，肺合皮毛，故脉浮。麻杏二陈汤方加味，用麻黄、杏仁宣肺散邪，用陈皮、半夏之辛散，以佐麻黄、杏仁宣散之力，且取二者之下气，配紫菀、款冬花降逆止咳，茯苓、泽泻、车前子利小便，以导肺气之下行，甘草和中补土，资中焦之汁以润燥。药服5剂而咳已。

13. 《素问·阴阳应象大论》（五）

"心生血"。

《素问·脉要精微论》（八十一）

"夫心者，五藏之专精也，目者，其窍也"；又："夫脉者，血之府也"。

《素问·举痛论》（三十九）

"经脉流行不止，环周不休"。

治验案例　某某，男，62岁，退休干部，住湖北省武汉市武昌区。1997年4月某日就诊。其人患"心藏病"、"高血压"已多年，1996年3月又突发"中风"，经中西医药治疗未效。现经常感觉心慌心悸，头目昏暗，右侧上下肢无力而活动不灵，右脚踏地如履棉花之上而无实感，长期失眠，唯赖吞"安眠药"以为睡，舌苔薄白，脉结甚，数至一止，或十数至一止。病乃血气瘀滞，心神不宁，肝风内动，肢体失养，治宜活血破瘀，疏肝利气，方用血府逐瘀汤加味：

生地15g　当归12g　川芎10g　赤芍10g　红花10g　桔梗10g　柴胡10g　炒枳实10g　川牛膝10g　炙甘草10g　桃仁（去皮尖炒打）10g　制香附10g

上药12味，以水适量煎药，汤成去滓，温分再服，日服2次，每日服1剂。服近200剂，诸症消失，遂以原方改汤为丸，嘱其续服。

方：生地150g　当归120g　川芎100g　赤芍100g　红花100g　桔梗100g　炒枳实100g　柴胡100g　炙甘草100g　川牛膝100g　制香附100g　党参100g　桃仁（去皮尖炒打）100g

上药13味，共研细末，过筛，炼蜜为丸，每服10g，一日服3次，开水送下。

上方药丸，患者服用至2000年12月，睡眠恢复正常，诸症成退，身体康复，嘱其坚持锻炼持之以恒，希勿间断，停止服药。

按：《素问·阴阳应象大论》（五）说："心生血"，《灵枢·营卫生会》（十八）说："血者，神气也"，《灵枢·大惑论》（八十）说："心者，神之舍也"。心主血藏神而赖血以濡养。今血液瘀滞，失去正常流动之性而不能濡养于心，心失血养则无法安宁而神不归舍，故心慌心悸而长年失眠。《素问·解精微论》（八十一）说："夫心者，五藏之专精也，目者，其窍也"，《灵枢·大惑论》（八十）说："目者，心之使也"。心神失守则难以司窍而使目，目不为心神之所使，故头目为之昏暗，而视物不审。血主于心而藏于肝。肝藏血，为风木之藏，其性喜条达，今血液瘀滞则肝不能条达而木气为之郁，木郁则风生，肝风内动，风邪循虚而犯，并彻于身半之上下，则身半之经络阻滞不通。无血以濡养其身半之形体，故见其右半身不遂，活动不便。《素问·脉要精微论》（十七）说："夫脉者，血之府也"，《灵枢·经水》（十二）说："经脉者，受血而营之"，《素问·举痛论》（二十九）说："经脉流行不止，环周不休"。瘀血停滞，阻碍血脉正常流行，致血脉流行不相连续，故脉见"结"象，脉动而时见一止也。治以血府逐瘀汤，方用生地、当归、川芎、赤芍为四物汤以养血活血，红花、桃仁以行血破瘀，柴胡疏肝解郁，川牛膝入肝祛风，桔梗、枳实疏利气机，甘草调和诸药，加香附以行血中之气，助行血破瘀之力，更利于瘀血之消除。共奏活血破瘀、疏肝利气之效。其药服 10 余剂后，即渐能入睡，坚持服药数 10 剂，失眠虽时有反复，但诸症好转，坚持服药近 200 剂，则诸症消失，只尚待恢复和巩固。遂将原方改汤为丸，以其为病日久，特加党参助正而促其体质之康复。

14. 《素问·阴阳别论》（七）

阴虚阳搏谓之崩。

治验案例 患者某，女，32 岁，住湖北省枣阳农村，1950 年 11 月某日就诊。发病 3 天，非经期下血不止，时多时少，多则如崩，血色淡红。心慌，全身乏力，手足不温，面色白，舌质淡，脉见动象。乃冲任失调，血海不固，病属"血崩"。治宜养血止血，佐以固气，拟胶艾汤加味：

生地 18g　当归 10g　川芎 10g　干艾叶 10g　甘草 8g　白芍 10g　党参 10g　炒白术 10g　炙黄芪 10g　黑姜炭 10g　阿胶 10g（烊化）

以水煎服，日 2 次。

药服 2 剂，下血即止。

按：《灵枢·五音五味》说："冲脉，任脉，皆起于胞中"，而冲脉为血海。冲任损伤，失于调和，血海不固，则下血不止，或滴沥不断而为"漏下"，或血出如涌而为崩中。血失多，则无以营养周身，故面白无华而舌质淡。血为气之府，血少则无以载气而气亦衰损，故心慌，全身乏力。阳气不充于四肢，则手足不温。阳气无阴血为偶，则独动于中，故脉见于关部厥然动摇而为"动"象。方用生地、阿胶补血止血；艾叶暖胞宫、和冲任以增强止血之效；当归、川芎、白芍养血活血以导阴血归经；干姜炒炭，变辛为苦，止血而不动血。加党参、白术、黄芪者，乃本"血脱者固气"之法，益气而摄血也。

15. 《素问·灵兰秘典论》（八）

"大肠者，传导之官，变化出焉"。

治验案例 患者某，男，29 岁，住湖北省枣阳市农村，农民。1950 年 10 月就诊。发病 2 天，大便秘结。时欲大便而不得，左少腹有块状物移动疼痛，时向左侧胁腰部冲击，痛苦万状，小便黄，口舌干燥，脉缓。此乃肠胃燥结，传导失职；治本"通则不痛"之理；拟大承气汤方：

炒厚朴 12g　炒枳实 10g　芒硝 10g　大黄 10g（酒洗）

上 4 味，以适量水先煎前 2 味，待水减半加大黄微煎，去渣取汁，加芒硝于药汁中烊化，搅匀温服，日 2 次。

第二天复诊，服上方 1 剂，未见稍效，大便仍秘结不通，细审之则见其脉有涩象，改拟清燥救肺汤：

黑芝麻 10g　党参 10g　麦冬 10g　霜桑叶 10g　炙甘草 10g　石膏 10g　炙枇杷叶 10g（去毛尖）　杏仁 10g（去皮尖炒打）　阿胶 10g（烊化）

上 9 味，以水先煎 8 味，汤成去渣取汁，纳阿胶于药汁中烊化温服，日 2 次。

按：《素问·灵兰秘典论》（八）说："大肠者，传导之官，变化出焉"。大肠燥甚，津液亏少，无以濡润肠道，则大便坚干不得出，而为大便闭塞不通，气结滞于内，不能下行，不能行而欲行。欲行而又不能行，故左少腹有块状物移动疼痛。气不下通则向后，故其疼痛时冲击胁腰之部。津液不足，则见尿黄、口舌干燥而脉见缓涩。唯其大便闭塞不通，故患者痛苦万状。治初本"通则不痛"之理，径与大承气汤以通便攻下，奈其津液枯少，徒事攻下无益也，遂改为清燥救肺汤方，用黑芝麻、阿胶、麦冬养阴救液，党参益气补肺生津，石膏、霜桑叶清燥滋干，杏仁、枇杷叶以复肺之清肃下降功用，甘草调和诸药。共奏养阴、增液、补肺、清燥之效，以复肺藏敷布津液和肃降之职。《灵枢·本输》（二）说："肺合大肠"，《华氏中藏经》卷上第二十九说："大肠者，肺之府也"。肺与大肠相表里，同主燥金，此治肺即所以治大肠，乃府病治藏之一例也。药服 1 剂则便通痛止而病愈。

16. 《素问·灵兰秘典论》（八）

"胆者，中正之官，决断出焉"。

治验案例 患者某，男，20 岁。数年前曾发狂证多日，1966 年 11 月其病复发，狂走妄行，善怒，甚至欲持刀行凶。同年 12 月 5 日就诊于余。见其哭笑无常，时发痴呆，伴头昏、耳鸣、失眠、多梦、心悸、两鬓有掣动感，两手震颤，渐然畏寒，四肢冷，面部热，口渴喜饮，大便秘结。唇红，苔白，脉弦细数。治以柴胡加龙骨牡蛎汤去铅丹：

柴胡 12g　黄芩 10g　法半夏 10g　党参 10g　生姜 10g　大枣 3 枚（擘）　桂枝 10g　茯苓 10g　龙骨 12g　牡蛎 12g　大黄 8g

上 11 味，以适量水煎药，汤成去渣取汁温服，日 2 次。服药 4 剂，狂止症退，改以温胆汤加味：

竹茹 15g　茯苓 10g　炒枳实 10g　陈皮 10g　龙骨 12g　法半夏 10g（打）　牡蛎 12g　炒枣仁 10g　石菖蒲 8g　龟板 10g　炙甘草 8g

上 11 味，以适量水煎药，汤成去渣取汁温服，日 2 次。服药数剂，其病痊愈，至今未复发。

按：《素问·灵兰秘典论》（八）说："胆者，中正之官，决断出焉"。《灵枢·九针论》（七十八）说："胆为怒"。胆实痰郁，失其中正之用，无以正常决断，则善怒，甚则欲持刀行凶。胆主筋，司运动，其脉行于头面两侧，绕耳前后，故其狂走妄行，两手震颤，两鬓有掣动感而头昏、耳鸣。肝藏魂，胆为肝之府而为肝用，故失眠多梦。胆气通于心，心神失宁，故其哭笑无常，时发呆痴而心悸。胆气郁而不伸，其阳郁结于内，则面部热、口渴、大便结、唇红、脉弦细数。其阳不达于外，则四肢冷而渐然畏寒。柴胡加龙骨牡蛎汤升发胆气、化痰定神明。服药后怒止症退，再以温胆汤加龙骨、牡蛎、石菖蒲利窍化痰安神而收功。

《素问·宣明五气》（二十三）

17. 《素问·灵兰秘典论》（八）

"脾胃者，仓廪之官，五味出焉"。

治验案例 患者某，男，51 岁，住武汉市武昌区，某高等学校教工。1976 年 10 月某日就诊。胃痛 3 年余，每于饥饿时则发生隐痛，即每天上午 10 时多，下午 4 时多和夜间发生胃痛，稍进饮食则痛已，大便常有不尽感，曾有一段时间为黑粪、小便黄，多说话则感累，易疲劳，苔薄白，脉虚。近 2 个月来因讲课劳累而胃痛加剧，经某医院钡餐透视检查，诊断为"胃下垂"和"十二指肠球部溃疡"。乃中气衰弱，胃脉郁滞，发为"胃痛"，治宜益气补中，活血行痹，拟方五味异动散加味：

党参 10g　茯苓 10g　炒白术 10g　陈皮 10g　生姜 3g　炙甘草 10g　当归 10g　白芍 10g

上 8 味，以适量水煎药，汤成去渣取汁温服，日 2 次。每日以糯米煮稀饭吃。

按：《素问·灵兰秘典论》（八）说："脾胃者，仓廪之官，五味出焉"，《灵枢·胀论》（三十五）说："胃者，太仓也"。胃主受纳五谷，故曰"太仓"。仓廪是要盛谷的，仓廪空虚，非佳兆也，饥饿将随之矣。中焦不足，胃气衰少，求救于食，故每于饥饿时发生胃痛。稍进饮食则痛止。中气虚少，不胜劳作，故肢体易于疲劳；少气不足以送便，故大便常有不尽感；气虚无力以运行血液，血液瘀滞，故大便色黑。中气虚少，不足以供言语之用，久语则伤气，故多说话则感累。气不化则小便黄，气亏损则脉虚。此气虚夹瘀，以五味异功散加味，用党参、白术、茯苓、炙甘草为"四君子汤"益气补中，生姜和胃，当归、白芍活血行痹；陈皮行气，一以防补药之壅，一以助活血之用。糯米稀饭，甘温益气，功补脾胃。共奏益气活血之效。药服 30 剂，糯米稀饭连吃 2 个月，后又断断续续吃数月，共吃糯米稀饭半年多，胃痛告愈，至今未复发。

18. 《素问·灵兰秘典论》（八）

"脾胃者，仓廪之官，五味出焉"。

治验案例 某某，男，6 岁，住武汉市，干部之子。1992 年 6 月某日就诊。其父代诉：一直精神不好，食欲差，牙龈时常出血，身体常见有青紫色斑块，按之无痛感，面色萎黄。此乃脾藏虚弱，失于统血，而病"紫癜"。治之宜补脾培土，复其统血功用。借归脾汤方一用：

炙黄芪 8g　党参 8g　茯神 8g　炒白术 8g　远志 6g　当归 8g　广木香 3g　炙甘草 8g　龙眼肉 8g　酸枣仁（炒打）8g

以水煎服，日 2 次。

按：《素问·灵兰秘典论》（八）说："脾胃者，仓廪之官，五味出焉"。脾胃为人身后天之本，气血生化之源。脾藏虚弱，不能运化水谷，则食欲差，因而气血不足，无以充养形神，故精神不好而面色萎黄。脾主统血，脾虚，失其统血之用，血遂妄行，出于齿龈和皮下，形成齿衄和紫癜之症。方用黄芪、党参、白术、甘草培土补脾，当归、龙眼肉养血活血，远志、酸枣仁、茯神补心宁神，法"虚则补其母"也。少用木香行气，以防诸补药之壅。诸药合用，以归其脾藏之所固有，而复其统血之权。药服 6 剂病愈。

19. 《素问·灵兰秘典论》（八）

"脾胃者，仓廪之官，五味出焉"。

治验案例 某某，女，10 岁，学生，侨居国外某地，随其母回国探亲，2003 年 12 月 30 日晚就诊。上午到大街吃"肯德基"，下午发生脐周腹痛，有胀感，时轻时重，按之痛甚，但腹部柔软，大便泻下五、六次，时为白色黏沫而泄利不爽，舌苔薄白，乃脾虚食滞，中焦升降失调，治宜温中补脾，佐以调气，方用理中汤加味：

炒白术 8g　党参 8g　干姜 8g　炙甘草 6g　广木香 5g

上 5 味，加水适量煎药，汤成去滓，温分再服。一服病愈。

按：《素问·灵兰秘典论》（八）说："脾胃者，仓廪之官，五味出焉"。人体胃主受纳和熟腐水谷，脾主消磨水谷和转输水谷化生的精微于四旁，王冰注谓"营养四旁，故云五味出焉"者也。患儿脾胃素弱，中阳不足，其消磨功能欠健壮，今食鸡肉不多而相对过量，遂停滞于中而不化，阻遏气脉流通，气机不利，故脐周腹痛而按之痛甚，然终非所食鸡肉太过，故腹脐虽痛而按之加甚，但腹部仍显柔软而舌苔见薄白。食滞脘腹，有伤于脾，《金匮要略·呕吐哕下利病脉证并治》说："脾伤则不磨"。脾气受伤，郁而下陷，故大便泄利五、六次，且时为白色黏沫而泄利不爽，其显为气机滞涩使然。病为食滞，脐周痛胀拒按而腹部柔软，且上不见噫腐吞酸，下则泄利大便无臭气，是则脾阳虚衰而食滞不甚，治之扶正则邪自去，温中阳则食滞自化也，方用理中汤加味，以人参、甘草补脾益气，白术培土健脾，干姜温中助阳，加广木香行气以利气机，合之以奏温暖脾胃、恢复气机升降、化除郁滞之效。此不治食滞而治食滞之法，正所谓"治病必求于本"也，故 1 剂而病愈。

20. 《素问·五藏生成》（十）

"足受血而能步"。

《素问·离合真邪论》（二十七）

"寒则血凝泣"。

治验案例 某某，男，42岁，湖北省枣阳市某区镇小学职工。1974年4月某日就诊。发病半年多，久治未效。左足疼痛，艰于行走，每行十几步则左足胫跗部即疼痛难忍，必须蹲下以手捏揉之始缓解，起而行走十几步又如是，且其足常感麻木，脉迟而涩。乃瘀血阻滞，经络不通，治宜活血化瘀，疏通经络，拟桃红四物汤加减：

当归15g　川芎10g　赤芍10g　制乳香10g　制没药10g　桂枝10g　红花10g　桃仁（去皮尖炒打）10g　制香附10g　穿山甲（炮）10g

以水煎服，日2次。

按：《素问·五藏生成》（十）说："足受血而能步"，又《素问·离合真邪论》（二十七）说："寒则血凝泣"。血中温气不足，血气瘀滞，阻塞经络不通，血气流行不畅，故见稍事行走则胫跗部即疼痛难忍。揉捏患部，则其血流稍畅，故又可起而行走，然瘀滞未除，稍行则又痛。血脉不能荣养于足，故其常感麻木。病乃血瘀所致，故其脉见迟而滑之象。桃红四物汤方加减，用当归、川芎、赤芍行血化瘀，红花、桃仁、穿山甲活络通经，没药、乳香祛陈瘀、止疼痛，桂枝入血分通阳散寒，香附行血分之气，以助诸药之除瘀。药服10多剂而行走复常，疼痛麻木皆消失。

《素问·脉要精微论》："胃脉实则胀，虚则泄"。

21. 《素问·脉要精微论》（十七）

"胃脉实则胀，虚则泄"。

治验案例 某某，女，66岁，枣阳市某小学退休教师。2004年9月22日来诊。素有胃病，时发饥饿性疼痛，今年三月发生大便带白色冻子，下坠，左少腹隐痛，易失眠，舌边缘有齿印，苔白，脉沉而无力，乃脾胃虚寒，气行郁滞，津液凝为白色冻子，随便而下，宜温补脾胃，佐以行气，治用理中汤加味：

党参12g　炒白术12g　干姜10g　炙甘草10g　广木香8g　当归12g　桂枝10g　红枣（擘）2枚　生姜3g

用水适量煎药，汤成去滓，取汁温分再服，一日服1剂。

二诊：10月20日，患者来电话称，上方服10剂。大便带白冻子已消失，唯停药后大便又带白冻子，仍拟理中汤加味：

党参10g　炒白术10g　干姜10g　炙甘草10g　茯苓10g　厚朴10g　陈皮10g　法半夏10g　当归12g　白芍10g　煨诃子10g

按：桂枝养血通阳以止肝害，红枣、生姜和其脾胃。药服10剂而下利白色冻子之症已止，唯病深而其根未拔，停药后则下利白色冻子又发，仍然以理中汤，党参、白术、干姜、炙甘草温补中阳，加厚朴、陈皮行气导滞，法半夏、茯苓渗湿而化痰浊，当归、白芍养血和肝以止脾害，煨诃子收涩以止其下利而助温补中阳之不逮。药服5剂而痊愈，至今未复发。

22. 《素问·平人气象论》（十八）

目黄者曰黄疸。

《素问·藏气法时论》（二十二）

"脾色黄"。

治验案例 患者某，女，4 岁，住武汉市武昌区阅马场。1963 年某日就诊。黄疸发病已 2 日，一身尽黄，色鲜明如橘子之色，两目珠色黄，腹满，大便干燥，小便黄而少，舌黄。乃湿热郁结，热重于湿，发为黄疸；治宜利湿泄热退黄，拟方茵陈蒿汤加味：

茵陈蒿 12g　大黄 6g　黄柏 6g　栀子仁 6g　黄芩 4g　茯苓 5g

上 6 味，以适量水先煎茵陈蒿，待水减去 1/3 时，下余药再煎，取汁温服，日 2 次。

按：《素问·藏气法时论》（二十二）说："脾色黄"，湿热内郁，熏蒸于脾，脾色外现，则一身面目尽黄，且舌亦为之变黄。脾失转输之职，故腹满。湿热熏蒸而热甚于湿，故大便干燥，小便短少而色黄。茵陈蒿汤加味，用茵陈蒿、黄柏退黄疸，大黄通便调中，且大黄、黄柏与栀子、黄芩皆为大苦大寒之品，用之以泄热燥湿，茯苓利小便，以助其黄从小便而出。药服 2 剂，黄疸退而腹满消，其病渐愈。

23. 《素问·平人气象论》（十八）

面肿曰风。

治验案例 患者某，男，42 岁，湖北省来凤县农民，1967 年夏月某日就诊。发病已 3 天，初起头面部浮肿，延及四肢，继而全身肿胀，皮肤颜色无异常，肿胀之处皆发痒，搔之则皮肤现红痕，苔薄，脉浮。乃风邪壅遏于肌肤使然；治以疏风散邪；拟荆防败毒散方：

荆芥 10g　防风 10g　茯苓 10g　川芎 8g　羌活 10g　独活 10g　柴胡 10g　前胡 10g　炒枳壳 10g　桔梗 10g　炙甘草 8g

上 11 味，以适量水煎药，汤成去渣取汁温服，日 2 次。

按：《素问·平人气象论》（十八）说："面肿曰风"，风邪壅于肌肤，肌肤气机不利，故身体为之肿胀。《伤寒论·平脉法》说："风强则……身体为痒"。故其肌肤肿胀而瘙痒。治用荆防败毒散方，以荆芥、防风、羌活、独活、川芎祛风，取柴胡、前胡入肝胆，一升一降以散周身之邪，枳壳、桔梗疏利气机，以助宣散风邪，茯苓、甘草健脾和中，且甘草调和诸药。患者服药 1 剂，其病告愈。

《素问·阴阳应象大论》（五）："风气通于肝"。

《素问·生气通天论》（三）："因于气，为肿"。

24. 《素问·平人气象论》（十八）

"结阴者，便血一升，再结二升，三结三升"。

治验案例 患者某，女，33 岁，住湖北省江陵县农村，教师。1971 年 10 月某日就诊。发病半月，大便下血，血色鲜红，全身乏力，少气，口唇淡，面色㿠白，脉虚弱。乃络脉损伤，血出后阴；治宜养血行血止血，佐以益气；借用胶艾汤加味：

生地 18g　当归 10g　炙甘草 10g　川芎 10g　白芍 10g　炒白术 10g　党参 10g　干艾叶 10g　炙黄芪 10g　阿胶 10g（烊化）

上 10 味，以适量水先煎前 9 味，汤成去渣取汁，纳阿胶于药汁中烊化，搅匀温服，日 2 次。

按：《灵枢·百病始生》（六十六）说："起居不节，用力过度，则络脉伤……阴络伤则血内溢，血内溢则后血"。阴络损伤，血溢络外，自后阴漏泄而出，是为大便下血。血虚少则无以华色，故口唇淡而面色㿠白。血为气之府，有载气之用，血虚则气失其载，亦为之不足，故见少气而全身乏力。气血不足，则脉见虚弱。借用胶艾汤方滋阴补血，止血活络，导血复行于经络。

《素问·生气通天论》（三）说："阴者藏精而起亟也，阳者卫外而为固也"，加党参、黄芪、白术益气而固血，以血为阴而气为阳也。

《素问·平人气象论》："结阴者，便血一升，再结二升，三结三升"。

《素问·生气通天论》（三）："阴者藏精而起亟也，阳者卫外而为固也"。

《素问·平人气象论》："已食如饥者，胃疸（当作瘅）"。

25.《素问·平人气象论》（十八）

"已食如饥者，胃疸（当作瘅）"。

治验案例　某某，男，36 岁，住湖北省枣阳市农村，干部。1973 年 5 月就诊，胃病已两年，每于饥饿时发生疼痛，且有灼热感，喜按，稍进饮食则缓解，大便干，小便黄，口咽干燥，苔薄黄，脉细数。病乃虚热胃痛，治宜甘寒养阴，拟方如下：

生地 15g　山药 10g　石斛 10g　玉竹 10g　沙参 10g　麦冬 10g　薏苡仁 10g　莲子肉 10g
芡实 10g　生甘草 8g

以水煎服，日 2 次。

按：胃阴不足，阳失所和，则生虚热。虚热灼胃，饥则转甚，故胃饥饿则疼痛而感灼热。胃中无滞，故按之不痛。饮食有益于虚，故稍进饮食则疼痛即缓解。阴虚有热，则见大便干、小便黄、口咽干燥而舌苔薄黄、脉细数。方用生地、山药、石斛、玉竹、沙参、麦冬以养胃阴，芡实、薏苡仁补益脾胃，莲子肉、生甘草以清解心胃虚热，共奏养阴清热之效。药服 10 多剂而病遂已。

《素问·三部九候论》（二十）王冰注。"位无常居，物极则反也"。

26.《素问·三部九候论》（二十）

王冰注："位无常居，物极则反也"。

治验案例　某某，男，4 岁，住湖北省枣阳市农村，1951 年 3 月某日就诊。3 天前患儿两耳下方开始出现红色小疹点，继而面颊、胸背以致全身出现麻疹，咳嗽，身热，口渴，中午突然发生全身麻疹隐没不见，色变紫黑，烦躁，气息喘急，鼻翼煽动，神识不清，口鼻干燥，舌苔黑黄，指纹紫黑前达命关。乃热毒盛极，麻疹内隐，治之宜急泻热解毒，促疹外现，拟方黄连解毒汤加味：

黄连 6g　黄柏 6g　黄芩 6g　栀子（打）6g　升麻 5g　芦根 15g

以水煎服，日 2 次。

按：麻疹为热毒发于肺胃，症及血分，故症见发热、口渴、咳嗽，全身皮肤出现红色疹点如麻粒，是则称之曰"麻疹"。麻疹见之于皮肤，乃热毒外出之象。其常于三日内，循耳下、面颊、胸背、全身之内陆续出全，疹色以红活为顺，而后又于三日依次逐渐消退。其热毒极盛，气血不清，无以导邪毒外出于皮肤，则麻疹隐没，色变紫黑。热毒内盛，则口鼻干燥，舌苔黑黄，且指纹紫黑达命关。热扰心神，故烦躁不安而神识不清。热毒伤肺，肺气欲绝，故气息喘急而鼻翼煽动。其病势已危，宜急以大剂，泻火热之邪毒，促麻疹之外现。黄连解毒汤加味，黄连、黄柏、黄芩、栀子大苦大寒以泻其火热盛之邪，加升麻、芦根解毒清热，且复肺气。药服一次后，麻疹旋即尽出于皮肤，色红疹全，气平神清。麻疹遂应期消退而病痊愈。

27.《素问·藏气法时论》（二十二）

"肝苦急，急食甘以缓之"，又："肝欲散，急食辛以散之"。

治验案例　某某，男，1 岁半，湖北省随州市某镇小学教师之小孩。1952 年 9 月某日就诊。

发病已数天，两眼胞肿大如桃，尤以上眼胞为甚，色泽光亮，呈水样肿，两眼睁开困难，疼痛，哭叫不止，服眼科药未效。乃肝郁乘脾，水湿不化，治宜条达肝木，健脾祛湿，借用逍遥散方以治之：

当归6g　白芍6g　柴胡6g　炒白术6g　茯苓6g　生姜2g　薄荷2g　炙甘草5g

以水煎服，日2次。

按：《灵枢·脉度》（十七）说："肝气通于目"，又《五阅五使》（三十七）说："目者，肝之官也"，是目为肝之窍。然目之眼胞则为"肉轮"而为脾所主。肝气郁结，失其条达之性，乘侮脾土，则脾不能运化津液，致水湿结聚，而症见肝窍为脾所主之眼胞水肿光亮。阴湿壅塞，气机不通，故睁眼困难而疼痛。逍遥散方，用当归养血和和肝，白芍除痹平肝，柴胡疏肝以利气机。《素问·藏气法时论》（二十二）说："肝苦急，急食甘以缓之"，又说："肝欲散，急食辛以散之"，用甘草之甘以缓肝之急迫，用少许生姜、薄荷之辛散以遂肝条达之性，《金匮要略·藏府经络先后病脉证》说："见肝之病，知肝传脾，当先实脾"，用白术、茯苓实脾利水，一以止肝邪之犯，一以除水湿之邪。药服1剂而眼肿消退，疾病获愈。

《素问·藏气法时论》："肺病者，喘咳上气……"

28. 《素问·藏气法时论》（二十二）

"肺病者，喘咳上气"。

治验案例　某某，男，65岁，住武汉市珞珈山，某大学教授。1994年1月6日就诊。1个月前发生感冒，经某医院治疗，寒热等症退而咳嗽至今不已，且唾白色稠痰，咽喉痒，汗出，微渴，大便干，苔白薄，脉沉。乃痰结肺逆，郁而化热，治宜化痰止咳，清泻燥热，拟款菀二陈汤加味：

款冬花10g　紫菀10g　陈皮10g　法半夏10g　炙甘草10g　茯苓10g　天门冬10g　黄芩10g　桔梗10g　大贝母10g　枇杷叶（去毛炙）10g

以水煎服，日2次。

按：肺合皮毛，在变动为咳。风寒侵袭于皮毛，从其所合而内入于肺，则皮毛之寒热等症退，而肺气上逆之咳嗽不已。其无形之寒气入肺，致肺气郁结，遂化生有形之稠痰随咳而出，故其咳唾白色稠痰。肺气逆上，不布于皮毛，皮毛不固，则咳而汗出。肺失清肃之用，阳气郁而不行，遂化生燥热，以致症见咽喉发痒，微渴而大便干。病邪入里，故脉见沉象。款菀二陈汤方加味，用半夏、陈皮、大贝、桔梗化痰止咳，茯苓渗湿健脾以除生痰之源，紫菀、款冬花、枇杷叶下降肺逆，以复肺气之肃降，而增半夏、陈皮等止咳之效，天门冬、黄芩清泻燥热，炙甘草调和诸药。药服5剂而病痊愈。

29. 《素问·藏气法时论》（二十二）

"肺欲收，急食酸以收之，用酸补之，辛泻之"。

治验案例　某某，女，66岁，枣阳市某小学退休教师。2004年12月26日就诊。发病已3个月，咳嗽，唾白色泡沫痰，躺下则喉中有痰鸣声，坐起则消失，经某医院检查，诊断为"慢性气管炎伴轻度肺气肿"，用"先锋霉素"等消炎未效，且引起胃不舒、食欲不振。乃寒饮侵肺，肺失和降，治宜散寒逐饮，降逆止咳，以款菀二陈汤加味：

款冬花12g　紫菀12g　茯苓10g　法半夏12g　陈皮10g　干姜10g　炙甘草10g　五味子8g　细辛6g

用水适量煎药，汤成去滓，取汁温分再服，一日服1剂，药服3剂病愈。

按：肺居胸中，主肃降之令，外合皮毛，在变动为咳。《灵枢·邪气藏府病形》（四）说：

"形寒寒饮则伤肺"，寒饮侵肺则肺伤而气逆，上为咳嗽，唾出白色泡沫痰。入卧则肺叶不能正常布护而息道转狭，喉咙遂闻痰鸣之音，坐起则肺布叶举而息道转舒，喉间痰鸣音消失。用"二陈汤"法半夏、陈皮、茯苓、炙甘草逐饮邪，加款冬花、紫菀降肺逆，《素问·藏气法时论》（二十二）说："肺欲收，急食酸以收之，用酸补之，辛泻之"，干姜、细辛辛温散寒，配以五味子逐"肺之饮"，酸收而止咳嗽。共奏散寒逐饮、降逆止咳之功效。故药服 3 剂而病愈。

30. 《素问·宣明五气》（二十三）

膀胱不利为癃，不约为遗溺。

治验案例 患者某，男，36 岁，住湖北省江陵县农村，农民。1971 年 2 月就诊。发病 1 年余，小便黄，次数多，排尿常中断，尿中偶有细砂粒排出，小腹满，口渴，苔薄白，脉数。病属石淋，或曰砂淋，治宜利水排石，拟五苓散加味：

炒白术 10g　茯苓 12g　猪苓 10g　海金砂 30g　泽泻 10g　桂枝 10g　金钱草 30g　滑石 10g　瞿麦 10g　车前仁 15g

上 10 味，以适量水煎药，汤成去渣取汁温服，日 2 次。

按：《素问·灵兰秘典论》说："三焦者，决渎之官，水道出焉。膀胱者，州都之官，津液藏焉，气化则能出矣"。三焦决渎失职，水道不利，而水蓄结于膀胱，阳气受阻，郁而化热，气化无能，证见小便黄，口渴而脉数。郁热煎熬水中渣质结为砂石，贮之膀胱，小便时膀胱中砂石随尿而下，其细小砂粒则或随尿排出体外，故尿中偶有细砂粒排出；稍大砂石随尿下至膀胱出口处则堵塞其尿窍，故小便常中断。因每次排尿皆不尽，故见小腹满而小便次数多。治用五苓散加味化气行水以排砂石，以白术培土制水，茯苓、泽泻、猪苓利小便行蓄水，然非气化则膀胱蓄水不能行，故用桂枝通阳以助气化。加金钱草、海金沙、车前仁、滑石利水而排砂石，加瞿麦之利窍，更有助于砂石之排出。药服 6 剂，砂石出于尿道下端，能见面未出，茎端胀痛难忍，至某医院外科，以镊子夹出四五粒约黄豆大砂石，病遂愈。

《素问·灵兰秘典论》："三焦者，决渎之官，水道出焉。膀胱者，州都之官，津液藏焉，气化则能出矣"。

31. 《素问·宣明五气》（二十三）

"肾恶燥"。

《素问·藏气法时论》（二十二）

"肾苦燥，急食辛以润之"。

治验案例 某某，女，38 岁，住湖北省枝江县农村，农民。1971 年 10 月某日就诊。发病 1 个月余，口渴引饮，随饮随小便，一日夜饮十五六次开水，小便频数而尿长色清，心烦，脉虚数，某医院诊断为"尿崩症"，服中西药多日均未获愈。乃津液不化，发为"消渴"之病，治宜滋阴助阳，化生肾气，拟肾气丸加味：

生地 20g　山药 20g　枣皮 10g　茯苓 10g　丹皮 10g　泽泻 8g　肉桂 3g　附片 3g　天花粉 20g

以水煎服，日 2 次。

三日后复诊。服上方 3 剂，未见效，诸症依然如故。改拟《千金》治渴利之方，以滋燥除热为治：

地骨皮 15g　麦门冬 12g　小麦 15g　淡竹叶 10g　茯苓 12g　天花粉 20g　甘草 10g　红枣（擘）10 枚　生姜 10g

以水煎服，日 2 次。

按：《金匮要略·消渴小便不利淋病脉证并治》说："男子消渴，小便反多，以饮一斗，小便一斗，肾气丸主之"。彼首揭"男子"二字，其为房劳伤肾所致之消渴无疑。房劳伤肾者，则当见腰痛一症，此未见腰痛，则非肾气丸之治，故服之三剂而无效。考《素问·宣明五气》（二十三）说："肾恶燥"。燥热伤肾而肾居下焦，其下焦之虚热传注于脾胃，又从脾传注于肺，则肺、脾、肾三藏俱为燥热所伤矣。肾伤则失其主水液之职，脾伤则不能转输于四旁，肺伤则失其敷布津液之用，故症见渴引水浆；而脾胃燥热则中土坚干，水入不濡则尽下趋于前阴为尿。如以水投石，水去而石自若，故症见《诸病源候论·消渴病诸候·渴利候》所谓"随饮随小便"也。热气通于心，虚热为病，故心为之烦而脉为之虚数。治本《备急千金要方》卷二十一第一所载"治下焦虚热注脾胃，从脾注肺，好渴利"之方，用地骨皮之甘寒，以除肾之虚热，《素问·藏气法时论》（二十二）说："肾苦燥，急食辛以润之"，用生姜之辛润佐之；甘草、红枣、天花粉、茯苓补脾胃，安中土，生津液，润枯燥，且天花粉《本草》谓其"主消渴"、"止小便利"，茯苓《本草》谓其能使"小便结者通，多者止"；麦门冬滋肺液，养肺阴，以清肺之虚热；淡竹叶、小麦宁心除烦。九味合之共奏滋燥除热之效。药服 10 余剂而病渐愈。

32.《素问·宣明五气》（二十三）

"肺恶寒"；又："肺为涕"。

治验案例 某某，女，2 岁，住武汉市武昌区，某学校职工之小孩。1973 年 3 月 30 日就诊。其母代诉：患儿于两周前发病，开始鼻流清涕，喷嚏、咳嗽。数日后，其流涕、喷嚏之症退，而咳嗽则日益加甚，频频咳嗽而痰少，咳有回声，眼胞浮肿，且见发热、鼻干、口渴欲饮水、小便黄、汗出、食欲减退、舌红、少苔、指纹稍紫。乃肺郁化热，气逆咳嗽，治宜宣肺清热，降逆止咳，佐以调中和胃，拟方越婢加半夏汤：

炙麻黄 5g　炙甘草 5g　石膏 9g　法半夏 6g　红枣（擘）2 枚　生姜 3g

以水煎服，日 2 次。

4 月 1 日复诊，服上方 1 剂，热退咳止，肿消食进，唯仍口渴、鼻干，仍拟上方以天花粉易半夏续服：

炙麻黄 5g　炙甘草 5g　石膏 9g　红枣（擘）2 枚　生姜 3g　天花粉 6g

以水煎服，日 2 次。

按：《素问·宣明五气》（二十三）说："肺恶寒"，又说："肺为涕"，且肺开窍于鼻，在变动为咳。风寒袭肺，肺气上逆，失去收摄津液之用，故症见咳嗽而鼻流清涕。风寒束肺，阳气内郁而欲外奋，其气发于肺之外窍而喷鼻以出，故其频频喷嚏。数日后，寒邪化热，则清涕、喷嚏等症自去而咳嗽为之加甚。肺气不利，其咳稍有回声。肺不敷布，则水津上壅于眼睑，故眼胞水肿。肺有郁热，则身热、鼻干、舌红、口渴欲饮水而指纹见紫色。肺热不能外主皮毛，皮毛不固则汗出；不能通调水道、下输膀胱则小便黄，所谓源浊则流不清也。肺气不降，则脾胃功能失调，故食欲减退。越婢加半夏汤方，用麻黄、石膏宣肺气而清郁热，半夏降逆以止咳，生姜、红枣、甘草和中以理脾胃。药服 1 剂，即热退咳止、肿消食进，唯口渴鼻干未已，遂于方中去半夏之燥，而加天花粉生津止渴，且以助方中清热之效，故又服 1 剂而病愈。

33.《素问·宣明五气》（二十三）

"肾主骨"。

治验案例 患者某，男，56 岁，干部，住武汉市，于 1991 年 12 月下旬某日就诊。发病已 2 年，咽喉不舒，有微痛感，左下大齿松动微痛，齿龈不红，小便清长，两足较冷，脉浮虚。病乃肾虚阳浮，上热下寒；治宜温补肾气，引火归元；拟方肾气丸加味，改丸为汤：

熟地 20g　山药 12g　枣皮 12g　茯苓 10g　丹皮 10g　泽泻 10g　炮附片 3g　上油桂 3g　淡大云 10g　地骨皮 10g

以水煎服，日 2 次。

药服 5 剂而病愈。

按：《灵枢·经脉》（十）说："肾足少阴之脉，起于小指之下，斜走足心，出于然谷之下，下循内踝之后，别入跟中，以上腨内……其直者，从肾上贯肝膈，入肺中，循喉咙，夹舌本"。肾气亏虚，肾阳不藏而浮越于上，郁于肾脉循行之喉咙，下无阳气以温养，故见咽喉不舒而微痛，下则两足不温而寒冷。《素问·宣明五气》（二十三）说："肾主骨"，《灵枢·五味论》（六十三）说："齿者，骨之所终也"。是齿乃肾之所主，肾阳上浮，故其齿不固而松动，脉亦浮虚。病因虚热而非实火，故齿虽松动而齿龈不红。阳浮于上而下无阳热之化，故小便清长。此所谓"上热下寒"之证也。肾气丸方加味，用熟地、山药、枣皮、茯苓、泽泻、丹皮六味地黄汤滋补肾阴，附片、肉桂引火归元，助肾阳蒸动肾阴以化生肾气，加大云（肉苁蓉）补精以益肾，地骨皮补肾以清虚热，从而增强肾气丸方温补肾气以收敛浮阳之效，故药服 5 剂而病愈。

《仓颉篇》卷中："唉，咽也"。

34.《素问·宣明五气》（二十三）

"脾恶湿"。

治验案例 某某，女，67 岁，退休职工，住武汉市武昌区，于 2002 年 10 月某日就诊。因饮冷发病已 3 天，肠鸣，大便泻出水样便，日泻 5 ~ 6 次，带腥气，小便短少色黄，口舌干燥，舌苔白，脉濡缓，乃寒湿伤脾，津液不输，尽趋大肠而为泄利，拟五苓散方加味改散为汤：

炒白术 15g　茯苓 12g　桂枝 12g　泽泻 10g　猪苓 10g　陈皮 10g

上 6 味，加水适量煎汁，汤成去滓，温分再服。一日服尽。1 日 1 剂。服药 2 剂，病愈。

按：《灵枢·本输》（二）说："脾合胃。胃者，五谷之府"。脾胃同居中焦。脾在胃的后下方，二者以膜相连，故脾能为胃行其津液。即通过脾的转输津液作用，将胃所受纳水谷化生之精微输送至身体各部。《素问·宣明五气》（二十三）说："脾恶湿"。今因饮冷而寒湿伤脾，阳气郁遏，脾失其转输津液之职，水道不利，水湿尽趋于大肠而出于后阴之窍，故大便泻出水样便而日泻五、六次，且带腥气。水湿不行于故道而小便短少色黄，水津不布于口舌而见口舌干燥。其尿黄口干非有热郁，故舌苔为白。《灵枢·口问》（二十八）说："中气不足，肠为之苦鸣"。寒湿伤脾，脾居中宫，故肠鸣。脉濡缓，亦为水湿之象。五苓散方加味，以白术、陈皮健脾和胃燥湿，茯苓、猪苓、泽泻渗湿利水，桂枝通阳化气，合茯苓、猪苓、泽泻以复水行之故道。水道利，清浊分，不止泄利而泄利自止，故药服 2 剂而病愈。

35.《素问·离合真邪论》（二十七）

"寒则血凝泣"。

《素问·五藏生成》（十）

"诸血者皆属于心"。

《素问·脉要精微论》（十七）

"夫脉者，血之府也"。

治验案例 某某，男，27岁，随州市某中学教师。2003年6月1日就诊。今年1月骑摩托车摔倒致左腿股骨下端骨折，经用石膏绷带固定75天后，膝关节中有物塞感，活动受阻，肿大如砣，局部发热而有青筋（络脉）暴露，肌肤麻木，左腿不能站立，心烦，脉结。曾先后在武汉两大医院就医，皆主张以"膝关节融合术"为治，患者不愿接受这种治疗，遂来就治于中医。乃瘀血凝结，阳气阻滞不通，法宜破血攻瘀，佐以行气，治以桃红四物汤加减：

当归15g　川芎10g　赤芍12g　桃仁（炒）12g　红花12g　制香附10g　制乳香12g　制没药12g　炮甲10g　川牛膝12g　制䗪虫8g　炒枳实10g　酒炒大黄10g

上13味，加水适量煎药，汤成去滓，取汁温分再服，1日服1剂。

8月26日二诊，服上方10剂，病情大有好转。

方：当归12g　川芎10g　赤芍12g　桃仁（炒）12g　红花12g　炮甲10g　制乳香12g　制没药12g　制䗪虫10g　川牛膝12g　制香附10g　丹皮12g　制地龙12g　伸筋草10g

上14味，用水适量煎药，汤成去滓，取汁温分再服，1日服1剂。

10月11日三诊，服上方10剂，未见明显好转，改用初诊原方：

方：当归15g　川芎10g　赤芍12g　炒桃仁12g　红花12g　制香附10g　制乳香12g　制没药12g　炮甲10g　制䗪虫8g　川牛膝12g　炒枳实10g　酒炒大黄10g

上13味，加水适量煎药，汤成去滓，取汁温分再服，1日服1剂。

方：当归150g　川芎100g　赤芍120g　炒桃仁120g　红花120g　制香附100g　制乳香120g　制没药120g　炮甲100g　川牛膝120g　制䗪虫80g　炒枳实100g　酒炒大黄100g

共研细末，过筛，炼蜜和丸如豆大，每服二钱许，开水送下。待汤药10剂服完后，即开始服此丸药。缓缓图治。

按：《灵枢·邪气藏府病形》（四）说："有所堕坠，恶有留内"。患者从摩托车上摔下，致骨折筋绝，血脉不通，又因固定骨折而上石膏绷带75天，石膏性寒；《素问·离合真邪论》（二十七）说："寒则血凝泣"。血液瘀结于膝，故其内感有物堵塞而外见关节肿大如砣状，且有青筋暴露；瘀血阻滞，阳气不能通行，郁而发热，故发热独见于左膝；阳不运行气血于肌肤，则肌肤缺乏气血濡养而见左膝麻木；《素问·五藏生成》（十）说："诸血者皆属于心"，血瘀于膝而上应于心，故心为之烦；《素问·脉要精微论》（十七）说："夫脉者，血之府也"，血行脉中，血瘀甚则血行不相连续而时有歇止，故脉为之结。特选用桃红四物汤加减以破血攻瘀，当归、川芎、赤芍养肝活血；红花、桃仁、乳香、没药破血攻瘀，通经活络；乳香、炮甲、䗪虫窜行内外，搜剔积血而消肿；加香附、枳实行气以助血行，更有号曰"将军"之"大黄"，荡涤瘀浊，推陈出新，加川牛膝导诸药达于病所而收功。二诊去枳实、大黄，加丹皮、地龙、伸筋草，药服10剂，收效甚微，乃知左膝发热与屈伸不利非清热舒筋药所能治也。遂仍改为6月1日初拟之原方续服10剂后，即以其方10倍药量研末蜜丸服，以缓缓图治，巩固疗效。2008年2月访问，药丸服半年后病愈药停，至今未复发。

36. 《素问·通评虚实论》（二十八）

帝曰：肠澼下脓血，何如？岐伯曰：脉悬绝则死，滑大则生。

《素问·六元正纪大论》

"厥阳所至为里急"。

治验案例 某某，男，17岁，住武汉市武昌区，1992年8月某日来诊。昨日突发大便下痢，日达七、八次，每次则先小腹拘急疼痛而欲大便，下痢则又滞下而不得利，肛门后重不舒，利出则为红白冻子，呈痛苦面容，苔白，脉濡。乃湿热痢疾，湿甚于热，治宜调气治血，用芍药汤以为治：

白芍12g　当归10g　槟榔10g　黄芩10g　黄连10g　桂枝10g　干姜10g　大黄10g　甘草10g　广木香6g　枳壳10g　桔梗10g

加水适量煎药，汤成去滓。取汁温分再服，一日服尽。

按：《释名·释疾病》说："下重而赤白曰胅，言厉胅而难也"。胅，又作"㿗"。《玉篇·疒部》说："㿗，竹声切，赤白痢也"，即《素问·通评虚实论》中所谓"肠澼下脓血"也，今名之曰"痢疾"。脾居中土，时司长夏。农历六、七月之交的长夏，湿热蕴积于脾土，腐败气血，脾气下陷，失其升清之用，其血气之腐败者，随脾气之下陷而下出于后阴之窍，泄出红白冻子而为之便脓血。人身气血，气主于肺而肺主收敛，血藏于肝而肝主疏泄。血郁气滞，则肝失其疏泄之用，而肺失其收敛之能，故肺欲收敛而不能收敛，肝欲疏泄而不能疏泄，以致大便频频欲利而又不能利，即肛门时时坠胀欲泄而又难以泄出，症见所谓"后重"也。《素问·六元正纪大论》说："厥阴所至为里急"。厥阴之经为肝脉，肝脉不和则腹里拘急，故每次欲行泄利，则先见小腹急痛，旋即肛门坠胀而泄利脓血瘀滞难出。患者痛苦不堪，常致困惫。遂本"活血则便脓自愈，调气则后重自除"之旨，用芍药汤广木香、槟榔、干姜行气，当归、白芍活血，桂枝通经助血行，黄连、黄芩之寒以清热，苦以燥湿，病发二日，邪虽盛而正未衰，故加大黄攻结而荡涤其病邪，所谓"通因通用"也，更加枳壳助肝、桔梗理肺以疏理气机，甘草调和诸药，共奏清热燥湿，活血行气之效，药服1剂而愈。

37. 《素问·通评虚实论》（二十八）

帝曰：肠澼便血，何如？岐伯曰：身热则死，寒则生。

《素问·大奇论》

"肾脉小搏沉，为肠澼下血，血温身热者死。心肝澼亦下血，二藏同病者，可治。其脉小沉涩为肠澼，其身热者死，热见七日死。……脉至而搏，血衄身热者死。"

按：此证阳浮根断，阴精消亡，主死。然清人陈念祖用"二加龙骨汤加阿胶"曾治愈多人，亦仁之用心也。（《说文水部》，"消尽也，从水，肖声"，段注："未尽而将尽也"）

《小品》二加龙骨汤加阿胶

附子　白薇　龙骨　牡蛎　芍药　甘草　生姜　红枣　阿胶烊化

以适量水煎药，汤成去滓，分温二服。

38. 《素问·太阴阳明论》（二十九）

"脾者，土也，治中央"。

《素问·玉机真藏论》（十九）

"脾为孤藏，中央土以灌四旁"。

《素问·宣明五气》（二十三）

"心神藏"。

《素问·阴阳应象大论》（五）

"风胜则动"；又"神在天为风，在地为木……在藏为肝在色为苍"。

《素问·五藏生成》（十）

"脾之合肉也，其荣唇也"。

《素问·五常政大论》（七十一）

"备化之纪……其藏脾，脾其畏风，其主口"。

治验案例　某某，男，2岁，住湖北省枣阳市某区镇，某干部之子，1965年8月某日就诊。患儿发病1周余，因抽搐在其区镇卫生院住院治疗，检查为缺钙，以静脉滴注加入钙剂则抽搐遂已，不加钙剂则抽搐又作。见患儿卧床，昏迷不省人事，气息微弱，目中无神，时而唇周肌肉发生抽掣，指纹微青而达命关。乃正气衰微，痰浊阻滞，木陷风生，治宜补气强神，利窍化痰，拟涤痰汤加味：

制南星6g　法半夏6g　竹茹6g　炒枳实6g　炙甘草6g　陈皮6g　茯苓6g　石菖蒲6g　党参8g　远志6g　僵蚕5g

以水煎服，日3次。

按：《素问·太阴阳明论》（二十九）说："脾者，土也，治中央"，《素问·玉机真藏论》说："脾为孤藏，中央土以灌四旁"。是脾居中土，主运化津液于周身。脾气衰微，失其运化津液之用，则津液聚而为痰。痰气郁滞，阻遏气机，则脾气益衰，故症见其卧床不起而气息微弱。脾属土，为心火之子，脾气衰微，则盗其母气以自济，致心气亦衰，所谓"子病累母"也。《素问·宣明五气》（二十三）说："心藏神"，而神赖气以存，《脾胃论·省言箴》说："气乃神之祖……气者，精之根蒂也"，《医说·养生修养调摄·神气》说："神者气之子，气者神之母……气清则神畅，气浊则神昏，气乱则神劳，气衰则神去"，今心气微弱，则心神衰败，失其常用而不守其位，故见昏迷不省人事，目少精光而无神。《素问·阴阳应象大论》（五）说："风胜则动"，又说："神在天为风，在地为木……在藏为肝，在色为苍"。是肝属木而气通于风，外应青色，《素问·五藏生成》（十）说："脾之合肉也，其荣唇也"，《素问·五常政大论》（七十）说："备化之纪……其藏脾，脾其畏风，其主口"，脾气衰微，致肝木郁陷而生风，风生则物动，风木乘脾土，故于脾主之口唇部位而见风动之抽掣，且指纹亦为之见青色。指纹达于命关者，乃病情之危重也。涤痰汤方，用法半夏、制南星、竹茹化痰祛浊，枳实、陈皮行气以助祛痰，石菖蒲利窍以助祛痰，茯苓渗湿健脾以去生痰之源，党参、甘草补益脾气，以复其运化之机，且脾气旺则肝木之气自升而风自息。加远志补心强神，且以助脾气，《难经·六十九难》所谓"虚则补其母"也，加僵蚕以化风痰，增强化痰息风之效。药服2剂，抽掣已，神志清，精神好转，调整数日而康复。此方诸药不含钙，服之而缺钙之病愈，乃在于调整患儿藏府组织功能使然，不补钙而钙自补也。

39.《素问·热论》（三十二）

"少阴脉贯肾络于肺系舌本"。

治验案例　某某，男，61岁，住武汉市汉口天津路，干部，因肺癌住某医院治疗已半年余，1976年9月23日会诊：身热，神昏，喉中有痰，小便黄，口干，舌卷缩，其质焦红，脉细数。医院谓其舌缩为肺癌发展之必然结果，无法使其舌部再为伸展，活不过十月一日，乃热邪伤阴，阴气将竭，治宜育阴利水，清热化痰，拟猪苓汤加味。

方：滑石15g　茯苓10g　猪苓10g　泽泻10g　阿胶（烊化）12g　猴枣（分两次以药汤冲服）0.6g　竹沥（分两次另服）20g

以水煎前四物，待水减半，去滓，纳阿胶烊化，温分二服，冲猴枣吞下。另服竹沥。

按：肺主敷布津液，肺气郁结，津液不布，则聚而生痰。肺为水之上源，源不清则流为之浊，郁热下灼，真阴被耗，故尿黄而口干。所谓"五藏所伤，穷必及肾"也。肾水将竭，无以上制心火，心主一身血脉而藏神，舌乃心之苗，心火内燔，故身热、神昏、舌卷缩而焦红，脉亦见细数。猪苓汤方，用阿胶育养真阴，滑石清肺热，且与茯苓、猪苓、泽泻利小便。一以去生痰之源，一以导邪热下出。猴枣、竹沥清热化痰，以补猪苓汤药效之不及。共奏育阴清热、化痰醒神之功。药服两剂，则热退神清，其舌舒展，顺利度过十月一日。惜肺癌之病根未拔，故延活至十二月份逝世。

40.《素问·评热病论》（三十三）

月事不来者，胞脉闭也。胞脉者，属心而络于胞中。今气上迫肺，心气不得下通，故月事不来也。帝曰：善！

治验案例 患者某，女，16 岁，住湖北省随县某镇，学生，未婚，1952 年冬就诊。3 年前患麻疹后，月经初潮，涉水被浸，旋即咳嗽，唾泡沫浊痰，时而带血，下午微热，心慌，少气，咽喉干燥，有时有半声咳，月经一直未再来潮，苔薄，脉虚数。病乃肺虚气逆，津液不布；治宜补肺降逆，佐以养血化痰；拟以麦门冬汤加味：

麦门冬 20g 法半夏 10g 党参 10g 红枣 4 枚（擘） 粳米 15g 炒 当归 10g 炙甘草 10g
款冬花 10g 紫菀 10g 大贝 8g

以上 10 药，用水适量，煎汤，取汁去渣，日 1 剂，分 3 次温服。

按： 麻疹乃温热为病。温热之邪，损伤肺阴，致肺失其清肃下行之用，肺气上逆，不能敷布津液，故咳嗽，唾泡沫痰，或时为半声咳而咽喉干燥。咳久则肺络受伤，则见时而痰中带血。阴虚则潮热脉数。痰多津伤而无以化气，以致肺气不足，故少气心慌而脉见虚象，肺气不能清肃下行，则心气不能下通，胞脉闭塞，其月经则停止而不来潮，《素问·评热病论》（三十三）说：“月事不来者，胞脉闭也。胞脉者，属心而络于胞中，今气上迫肺，心气不得下通，故月事不来也”。彼虽为水气迫肺，与此温热伤肺而肺虚者有异，然皆为肺失下行之职，心气不能下通于胞中而月经不来则一。病乃肺虚心逆，治以麦门冬汤方，用麦门冬生津润燥以滋肺阴，半夏止咳化痰，且麦门冬、半夏配方为伍，一以半夏制麦门冬之腻，一以麦门冬制半夏之燥，二者同用，善降逆气，而无偏腻偏燥之弊。观《伤寒论》之“竹叶石膏汤”、《金匮要略》之“温经汤”两方中麦门冬、半夏同用，即可见其义。

《难经·六十九难》说：“虚则补其母”。以党参、炙甘草、红枣、炒粳米补土生金，以复肺气。方中加大贝，以助半夏之降逆止咳。诸药共奏益肺止咳，心气下通之效。其加当归者，则为养血活血养心宁心，以助麦门冬汤止逆下气而促心气之下通。药服 7 剂，咳止经通，其病遂愈，至今未复发。

41.《素问·评热病论》（三十三）

“胞脉者，属心而络于胞中”。

治验案例 患者某，女，35 岁，住武汉市武昌区，大学教师，已婚，1971 年 5 月就诊。13 岁月经初潮，每次潮前小腹疼痛，近 3 年来常发生心悸，胸满，乍间乍甚，时发时已，发则心悸如捣，胸中满闷难受，脉则 3 至而停跳歇止 1 次，呈所谓“三联率”脉象，面色如常，病为络脉血瘀，心神不安，治宜活血破瘀，拟以桃红四物汤加减：

当归 12g 川芎 10g 制乳香 10g 赤芍 10g 红花 10g 制没药 10g 茯苓 10g 丹参 10g 五灵脂 10g 桃仁 10g（去皮尖打） 制香附 10g

上 11 味，以适量水煎药，汤成去渣取汁温服，日 2 次。

按： 宿患痛经，且为月经潮前腹痛，乃血瘀胞中而然。《素问·评热病论》（三十三）说：“胞脉者，属心而络于胞中”，是胞脉上通于心也。心藏神，其手少阴脉之别络起腕后入于心中，胞中瘀血波及心经别络，络血瘀积，心神不宁，则心为之悸；血为气之府，血瘀则气滞，气机不利，则胸中满闷。络脉有邪，而经脉涩滞，故见脉至而有定数歇止，是之为“代脉”也。桃红四物汤加减，以当归、川芎、赤芍、丹参养血活血，红花、桃仁、乳香、没药、五灵脂通络破瘀。气为血之帅，用香附行血中之气，以利气机而助血行，用茯苓以宁神。

《素问·三部九候论》：“其脉代而钩者，病在络脉。”

42. 《素问·评热病论》（三十三）

"月事不来者，胞脉闭也。胞脉者，属心而络于胞中，今气上迫肺，心气不得下通，故月事不来也"。

治验案例 某某，女，19 岁，住湖北省洪湖市农村，农民。1991 年 10 月 14 日就诊。月经数月一潮，每潮则经血淋漓不断十多天，甚至一月始净，今又三月未潮，肌肤常出现紫癜而按之无痛感，天稍热则鼻孔出血，面色黯黄，唇口周围色青，肢体乏力，口干，心烦，睡眠多梦，苔薄白，脉细弱。乃气虚肺燥，血不循经，治宜益气滋燥，佐以养血活血，拟借用《金匮要略》麦门冬汤加味：

麦门冬 20g　制半夏 10g　党参 10g　炒粳米 15g　炙甘草 10g　生地 10g　当归 10g　红枣（擘）4 枚　白芍 10g

以水煎服，日 2 次。

按：《素问·评热病论》（三十三）说："月事不来者，胞脉闭也。胞脉者，属心而络于胞中，今气上迫肺，心气不得下通，故月事不来也。"虽彼为风水，此属燥热，二者有异，然皆为邪气迫肺，肺失和降，致心气不得下通，而月事不来则一。肺主气而合皮毛，气为血之帅，肺气虚弱，失其治节之令，不能帅血正常运行，故血出皮下而为紫癜。肺窍于开鼻，阴液不足，天热则燥甚，燥热伤络，并迫血妄行，出于肺窍之鼻孔而为鼻衄。气虚则失其矫健之性而肢体乏力，液少则无以濡润口舌而口中干燥。气、液两虚，血行郁滞，不华于色，则面色黯黄而唇周色青。心主血藏神，血液逆而外失，不能养心，心神不宁，故心烦而睡眠多梦。血气衰少，故脉见细弱。麦门冬汤方加味，用麦门冬、党参益气养阴，滋液润燥，以复肺之和降；半夏降逆，以增强麦门冬恢复肺之和降作用；甘草、粳米、红枣补中焦之汁以养肺，此所谓"虚则补其母"也。加生地、当归补血养心，且当归同白芍活血除血痹，以行血液之郁滞。三者补血行滞，以助麦门冬汤之止逆下气，而导心气之下通。药服 7 剂而月经来潮，经色经量均正常，6 天经血干净，紫癜等症亦消失。遂于原方中加丹参 10g 以巩固疗效，防其复发。

43. 《素问·逆调论》（三十四）

"肾者，水藏，主津液"。

治验案例 某某，男，22 岁，住湖北省枣阳市某乡镇，农民。1950 年 10 月某日就诊。久疟后发生两脚浮肿，腰酸脚弱，小便黄少，大便干燥，口干不欲饮，面色无华，脉细而无力。乃疟后伤肾，阴虚热郁，治宜滋补肾阴，利水渗湿，拟方六味地黄汤加味：

熟地 20g　山药 12g　枣皮 12g　茯苓 10g　丹皮 10g　泽泻 10g　大云 10g

以水煎服，日 2 次。

按：《素问·逆调论》（三十四）说："肾者水藏，主津液"，疟后伤肾，肾阳不能主宰水液正常流行，则两脚浮肿。《诸病源候论·腰背病诸候·腰痛候》说："肾主腰脚"，肾病则阴精不足，无以濡养腰脚，故腰酸脚弱。肾开窍于二阴，肾阴不足，虚热郁结，则小便黄少而大便干燥。肾足少阴之脉，入肺中，循喉咙，挟舌本。阴液不能循经上布于口舌，故口舌干燥。病无实热，故虽口舌干燥而仍不欲饮水。阴精亏少，无以华色充脉，故其面色无华、脉细而无力。六味地黄汤方加味，用熟地、山药、枣皮、大云填补肾之阴精。丹皮清解虚热，茯苓、泽泻利水渗湿。共奏滋补肾阴，主宰水液之效。药服三剂，尿利肿消，逐渐康复。

44. 《素问·疟论》（三十五）

帝曰：疟先寒而后热者，何也？岐伯曰：夏伤于大暑，其汗大出，腠理开发，因遇夏气凄怆之水寒，藏于腠理皮肤之中，秋伤于风，则病成矣。夫寒者，阴气也；风者，阳气也。先伤于寒而后伤于风，故先寒而后热也，病以时作，名曰寒疟。

治验案例 患者某，男，49 岁，住武汉市武昌区，某高等学校教师。1975 年 9 月某日就诊。发病已 6 日，每日下午发生欠伸，寒慄，体痛，继之则寒去身热口渴而头痛，然后汗出热解有如常人，唯渐肢体乏力。乃秋伤风凉，邪居风府，卫气应而病作，是则名曰"疟疾"，治宜散其风寒，调其阴阳；拟方柴胡桂枝干姜汤加味：

柴胡 15g　黄芩 10g　干姜 10g　桂枝 10g　牡蛎 10g　花粉 10g　炙甘草 10g　常山 10g　乌梅 10g

上 9 味，以适量水煎药，汤成去渣取汁温服，日 2 次。

按：《素问·疟论》说："夫痎疟皆生于风……疟之始发也，先起于毫毛，欠伸乃作，寒慄鼓颔，腰脊俱痛，寒去则外内皆热，头痛如破，渴欲冷饮。帝曰：何气使然？愿闻其道。岐伯曰：阴阳上下交争，虚实更作，阴阳相移也"。邪居风府，卫气应之则病作，故疟病蓄作有时，其气上下并居，并于阴则阴盛而阳虚，阴盛则内寒，阳虚则外寒，内外皆寒，故欠伸，寒慄，体痛；并于阳则阳盛而阴虚，阳盛则外热，阴虚则内热，外内皆热，故身热，口渴，头痛。《素问·疟论》说："疟气者，必更胜更虚，当气之所在也。病在阳，则热而脉燥；在阴，则寒而脉静。极则阴阳衰，卫气相离，故病得休……"，物极必反，其邪正相搏至极，则阴阳俱衰，卫气相离，故汗出热解有如常人，邪久不去正气日伤，故渐肢体乏力。柴胡桂枝干姜汤方加味，用柴胡、桂枝、干姜祛风散寒以和阳；黄芩、花粉清热以和阴，常山、乌梅劫疟，甘草和中，牡蛎入肝软坚散结，以防气血之著肝坚结而成肝积。共奏散风寒，和阴阳，愈疟病，防坚结之效，药服 2 剂而疟解。

《素问·疟论》："疟气者，必更胜更虚……故病得休……"。

45.《灵枢·津液五别》（三十六）

阴阳气道不通，四海闭塞，三焦不泻，津液不化，水谷并行肠胃之中，别于回肠，留于下焦，不得渗膀胱，则下焦胀，水溢则为水胀。

治验案例 患者某，男，19 岁，住湖北省枣阳市农村，农民。1972 年 10 月某日就诊。发病 10 余天。全身浮肿，以下肢为甚，小便短少色黄，有灼热感，口渴，苔薄黄，脉细数。乃阳热内郁，不能化气行水，水窜皮肤，发为浮肿。治宜清热利水。拟方：

冬瓜皮 20g　茯苓皮 10g　芦根 20g　白茅根 15g　薏苡仁 15g　石韦 10g　车前仁 10g　灯心草 10g　滑石 10g　泽泻 10g　西瓜翠衣 20g

上 11 味，以适量水煎药，汤成去渣取汁温服，日 2 次。

按：《素问·灵兰秘典论》（八）说："三焦者，决渎之官，水道出焉；膀胱者，州都之官，津液藏焉，气化则能出矣"。三焦阳气郁结，失其决渎之职，则膀胱气化不利，而小便为之不利，证见尿少色黄。小便不行，水无下出之路，则必横溢于皮肤之中，发为浮肿之病。阳郁则生热，热生于上则口渴苔黄，热生于下则尿黄而感灼热。水邪阻滞则脉细，阳热内郁则脉数。自拟清热利水汤，用冬瓜皮、茯苓皮、西瓜翠衣行皮肤之水以消浮肿，芦根、滑石、灯心草利水以清上焦，石韦、泽泻、车前仁利水以清下热，白茅根凉血利水而清血分之热，薏苡仁祛水湿而顾脾胃。药服 7 剂而热除肿消，其病遂愈。

《素问·灵兰秘典论》："三焦者，决渎之官，水道出焉；膀胱者，州都之官，津液藏焉，气化则能出矣"。

46.《素问·咳论》（三十八）

皮毛者，肺之合也；皮毛先受邪气，邪气以从其合也。其寒饮食入胃，从肺脉上至于肺则肺寒，肺寒则外内合邪，因而客之，则为肺咳。

治验案例　患者某，男，45岁，武汉市江岸区某单位职工。1990年3月某日就诊。数日前因受凉发生咳嗽，至今不已，唾白色泡沫痰，微有喘气，舌苔白，脉缓。乃寒邪犯肺，气逆咳喘。治宜散寒逐饮，降逆利气，拟款菀二陈汤加味：

款冬花10g　紫菀10g　陈皮10g　法半夏10g　炙甘草10g　茯苓10g　五味子8g　细辛6g　干姜10g　厚朴10g　杏仁10g（去皮尖炒打）

以水煎服，日1剂，分2次，温服。

结果药服3剂而病愈。

按：《素问·五藏生成》说："肺之合皮也，其荣毛也"。《素问·阴阳应象大论》说："肺主皮毛，……在变动为咳"。此案因数日前感受寒凉之邪，寒凉从其所合而内入犯肺，肺气逆上，则发为咳嗽，且见微喘之象。无形之寒气入肺，遂化为有形之泡沫，故咳唾白色泡沫痰，其病乃寒邪犯肺所致，故舌苔白而脉缓。方用款冬花、紫菀下降逆气，以复肺之肃降之用；半夏、陈皮燥湿祛饮，且陈皮理气，气顺则痰饮自消；茯苓渗湿，消除痰饮之本源；加干姜、细辛、五味子温寒散饮，敛肺止咳；加厚朴、杏仁利气平喘；炙甘草健脾以转输津液，使水饮自化。

《素问·五藏生成》："肺之合皮也，其荣毛也"。

《素问·阴阳应象大论》："肺主皮毛，……在变动为颏"。

47.《素问·举痛论》（三十九）

"经脉流行不止，环周不休"。

《素问·六元正纪大论》（七十一）

"厥阴所至为里急"。

《素问·宣明五气》（二十三）

"肝藏魂"。

治验案例　某某，女，35岁，住武汉市，某专科学校教师，1991年10月21日就诊。发病已两年，月事提前，量多，经色紫暗，右少腹掣痛，白带多，带色黄，有时夹有红色，口干喜饮水，睡眠差，舌苔微黄，脉迟涩，某医院妇科检查，子宫明显增大，形态失常。B超检查，子宫大小为9.7cm×5.1cm×8.4cm，宫体可见3.8cm×4.0cm等回声光团，宫底可见到3.1cm×3.1cm回声稍低光团，诊断为"多发性子宫肌瘤"。乃血气瘀结，兼有湿热，治宜活瘀散结，佐以清热除湿，方用桃红四物汤加减：

生地15g　当归12g　川芎10g　赤芍10g　红花10g　制香附10g　制乳香10g　制没药10g　天花粉10g　冬瓜仁10g　炒扁豆10g

上十一味，以水适量煎药，汤成去滓，取汁，温分再服。一日服1剂。

29日复诊，服上方七剂，腹痛减轻，余症无明显变化，仍口干苔黄，治宜上方加减，以破血攻瘀，行气散结，佐以扶正。

方：当归12g　川芎8g　赤芍10g　红花8g　制三棱10g　制莪术10g　桃仁（去皮尖炒打）10g　青皮10g　制香附10g　党参10g　炒白术10g

上十一味，以水适量煎药，汤成去滓，取汁，温分再服。一日服1剂。

11月6日三诊，服上方七剂，精神好转，白带色已正常，腹痛轻微，仍拟上方稍事加减续服：

当归12g　川芎8g　赤芍10g　红花8g　制三棱10g　制莪术10g　桃仁（去皮尖炒打）10g　制香附10g　丹参10g　天花粉10g　党参10g　炒白术10g

上十二味，以水适量煎药，汤成去滓，取汁，温分再服。一日服1剂。

11月14日四诊，服上方七剂，腹痛消失，月经已正常，续用上方出入变化又服药一月余，B超复查，子宫较前明显缩小。患者无明显不适感，自动停药。

按：《素问·举痛论》（三十九）说："经脉流行不止，环周不休"。即血液在经脉中循环流行而无休止，以滋养人体藏府经络、百骸九窍。如失其流行之性，则停而为瘀血。《灵枢·本神》（八）说："肝藏血"，肝主血海而司月经，血瘀不行，肝失去藏血之用，致冲脉下陷而无能调经，月事失常；血为气之府，血行则气行，血瘀则气滞，瘀血停滞，则气滞阳郁而化热，故舌苔微黄而口干欲饮水。热迫血行，则月事提前而量多，且经色紫暗。《素问·六元正纪大论》（七十一）说："厥阴所至为里急"，少腹属肝，肝血瘀滞，无以为养，故右少腹挛急而痛，即所谓掣痛。带脉束人腰腹一周，居人身之中界，内属于脾，冲脉下陷，致带脉松弛，脾湿内生，湿热相合，腐蒸瘀积，化为浊物绵绵而下出于前阴，故其白带量多色黄而时夹杂少许红色。《素问·宣明五气》（二十三）说："肝藏魂"，肝血瘀滞则魂不守舍，故其睡眠差。血瘀则经脉流行不利，故脉象见迟涩。桃红四物汤加减，用生地、当归、川芎、赤芍四物汤养血行血；红花、乳香、没药、冬瓜仁活瘀化浊；气为血之帅，气行则血行，香附行气散结，以助诸药之行瘀；天花粉清热生津液，扁豆除湿。共奏活瘀散结，清热除湿之效。药服七剂，复诊见腹痛稍减而余症仍旧，是药证合而药力不足，遂于方中去乳香、没药、生地、冬瓜仁、天花粉、扁豆等，而加入三棱、莪术，且加桃仁以配红花，增强其活瘀之力而为破血攻瘀；加青皮入肝，以增强香附行气散结之效；加党参、白术以防三棱、莪术、红花、桃仁之破血攻瘀而伤正。药再服七剂，精神好转，白带色正常，腹痛转轻微，于上方稍事加减，去行气之青皮，加丹参、天花粉以清热调经。药又服七剂，腹痛消失，月经已正常，本古人"去疾莫如尽"之论，仍于上方出入变化让其继续服药一月余，B超检查子宫较前明显缩小。患者全身无任何不适感而自动停药。

48.《素问·腹中论》（四十）

黄帝问曰：有病心腹满，旦食则不能暮食，此为何病？岐伯对曰：名为鼓胀。帝曰：治之奈何？岐伯曰：治之以鸡矢醴，一剂知，二剂已。帝曰：其时有复发者，何也？岐伯曰：此饮食不节，故时有病也。虽然其病且已，时故当病，气聚于腹也。

治验案例 患者某，女，28岁，住湖北省枣阳市农村，农民。1952年4月某日就诊。发病1月余，腹部膨胀如鼓，按之不舒有痛感，嗳气，食欲差，稍食之则感腹胀难受，小便不利，尿色黄，脉缓，苔白腻。乃腹内气机滞塞，气化失职，发为"臌胀"，治宜宽中行气，化气渗湿，拟胃苓汤加减，另服鸡屎醴方：

厚朴10g　陈皮10g　苍术10g（漂）　　茯苓10g　槟榔10g　炒白术10g　桂枝10g　猪苓10g　广木香6g　泽泻10g　炒枳实10g

上11味，以适量水煎药，汤成去渣取汁温服，日2次。

鸡屎醴：

雄鸡屎6g（炒黄）米酒汁1小碗

上2味，将雄鸡屎盛于一干净小布袋内，同米酒汁一起，放入罐或小锅内于火上煮汁，去渣，顿服之。二三日1服。取雄鸡屎法：大雄鸡1只，关于大鸟笼内，或选室内一角，将地扫干净，圈定其鸡。不使外行，每日饲之以米、水，不得杂食污饮，将每日鸡屎收起，贮于清洁容器内，加盖，备用。

按：腹内之气机郁滞阻塞，壅逆不行，则腹部膨胀如鼓，按之痛而脉见缓象。气不下行而上逆，故嗳气。气机不利，壅遏中焦脾胃，则不欲饮食，强食之则感腹胀难受。气行则水不能流，气水相结，则证见小便不利而尿色变黄。胃苓汤方加减，用厚朴、陈皮、枳实、槟榔、广木香破气除满；苍术气味辛烈，善开解气之郁结，用之以助破气除满之效；桂枝通阳化气，白术、茯苓、猪苓、泽泻健脾渗湿利水。《素问·腹中论》说："黄帝问曰：有病心腹满，旦食则不能暮食，此为何病？岐伯对曰：名曰膨胀。帝曰：治之奈何？岐伯曰：治亡以鸡屎醴，一剂知，二剂已"。鸡屎醴方，用雄鸡屎通利大小便，下气消积，米酒行药势且以养体。

49.《素问·痹论》（四十三）

痹……其热者，阳气多，阴气少，病气胜，阳遭阴，故为痹热。

治验案例 患者某，女，23岁，湖北武昌某工厂工人。1977年9月某日就诊。发病1年余，肢体大小关节疼痛肿大，每于天气变化时发作，小便色黄而有灼热感，口渴，脉濡数。病为热痹，治宜燥湿清热，祛风解毒；借用三妙散加味：

苍术10g 黄柏10g 川牛膝10g 薏苡仁15g 老鹳草10g 桑枝15g 木瓜15g 升麻10g 射干10g 威灵仙10g

以水煎服，日2次。

药服20余剂，病愈。

按：《金匮要略·藏府经络先后病脉证治篇》说："湿流关节"。风寒湿邪杂至，随湿流于关节，阻塞经络，气血郁滞，则肢体关节出现疼痛肿大。人体与自然环境息息相关，天气变化，则人体关节疼痛即应之而发作。素禀阳藏，经络阻塞不通，阳气郁遏，风寒化热，证见口渴，而小便黄，且感灼热。脉濡为湿，数为热，病乃今之"热痹"，唐以前之所谓"风毒"也。借用三妙散加味治之，祛风除湿，清热解毒，通络止痛。药服20余剂病愈。

50.《素问·痿论》（四十四）

"前阴者，宗筋之所聚，太阴阳明之所合也"；又："阳明者，五藏六府之海，主闰宗筋"。

治验案例 某某，男，27岁，住湖北省枣阳市某乡镇，农民。1956年10月某日就诊。突发前阴茎垂上缩，疼痛难忍，叫呼不已，痛苦不堪，四肢不温，苔白，脉伏。乃阴寒侵袭，阳气欲绝，治宜急护真阳，通经散寒，拟针刺以治之。

方：左右归来穴，刺入1寸，留针10分钟。

按：《诸病源候论·小便病诸候·遗尿候》说："肾主水，肾气下通于阴"，《灵枢·刺节真邪》（七十五）说："茎垂者，身中之机，阴精之候，津液之道也"。是前阴乃人身之重要部位，所谓"身中之机"，而为肾所主，并为"阴精之候"，以反映肾之藏精状况。肾为寒水之藏，阴寒侵袭，肾阳欲绝，阴阳气不能相顺接，故其手足不温而苔白、脉伏。寒主收引，则肾所主之前阴茎垂向上缩入。寒则经脉凝涩不通，气血不通则发生疼痛，疼痛太甚则情不自禁而叫呼，故其前阴疼痛难忍而叫呼不已。《素问·痿论》（四十四）说："前阴者，宗筋之所聚，太阴阳明之所合也"，又说："阳阴者，五藏六府之海，主闰宗筋"，故取胃足阳明经脉之"归来"二穴以刺之，通阳散寒，流畅气血。针入即愈。

51.《素问·厥论》（四十五）

少阳厥逆，机关不利，机关不利者，腰不可以行，项不可以顾，发肠痈，不可治，惊者死。

治验案例 患者某，男，22岁，湖北咸宁县农民。1967年8月某日就诊。2日来突发寒热，右下腹近腹股沟部疼痛，按之则痛甚，右腿不能伸直。某医院诊为"急性阑尾炎"。因不愿手术，转求中医治疗。诊时除腹痛外，尚有大便干燥，舌苔黄厚，脉数。证乃血气瘀滞，蓄结痈脓，发为肠痈之病。治宜清热通下，破血排脓，方用大黄牡丹汤加味：

大黄12g 丹皮10g 赤芍10g 冬瓜仁15g 桃仁10g（去皮尖炒打） 当归10g 芒硝10g（后下烊化）

前6味，加水适量，煎汤，取汁，去渣，后加芒硝烊化，温服，日1剂，分2次服。

第3日复诊，服上方2剂，大便脓血、患部疼痛转轻，疼痛范围缩小。继服上方，因冬瓜仁缺如，加金银花、没药清热解毒活瘀止痛：

大黄12g　丹皮10g　赤芍10g　当归10g　芒硝10g（后下烊化）　金银花15g　制没药10g
桃仁10g（去皮尖炒打）

上7味，加水适量，煎汤，取汁，去渣，后加芒硝烊化，温。日1剂，分2次服。

隔日复诊，服上方2剂，疼痛转甚，范围亦扩大。时值冬瓜仁已备，仍用第1次方续服。

大黄12g　冬瓜仁15g　丹皮10g　赤芍10g　桃仁10g（去皮尖炒打）　当归10g　芒硝10g（后下烊化）

前6味，加水适量，煎汤，取汁，去渣，后加芒硝烊化，温服。日1剂，分2服。

又服3剂，告愈。

按：本方以丹皮、桃仁、当归、赤芍破血活瘀，冬瓜仁活瘀排脓，大黄、芒硝清热通下，使脓血从大便中排出，故初服即便脓血病情转轻。然因缺少冬瓜仁，改用清热解毒之金银花与活瘀止痛之没药，服之不仅未效且病情趋重。后仍用第1方治之，再服3剂而愈。据此可知冬瓜仁之效，不可忽视。

52. 《素问·厥论》（四十五）

少阳厥逆，机关不利，机关不利者，腰不可以行，项不可以顾，发肠痈，不可治，惊者死。

治验案例　患者某，男，70岁，教师，1972年4月某日就诊。宿有吐血病史，形容消瘦。昨日突然发生恶寒，右少腹近鼠蹊部疼痛、拒按，恶心呕吐，右腿不能伸直，脉浮数。乃血凝气滞，蓄结发痈，是所谓"肠痈"也。治宜清热解毒，凉血活瘀，佐以排脓，拟用清肠饮方：

金银花30g　玄参10g　地榆20g　麦门冬10g　当归15g　黄芩10g　薏苡仁10g　生甘草10g

上8味，加水适量，煎汤，取汁，去渣，温服。日1剂，分2次服。

药服3剂而愈。

按：《金匮要略·疮痈肠痈浸淫疮病脉证并治篇》说："诸浮数脉，应当发热，反而洒然恶寒，若有痛处，当发其痈"。病者脉浮数而恶寒，右少腹疼痛不可按，是乃为肠痈之病。其血凝气滞，蓄结发肠痈，治本宜下其结血以消痈，奈病者年高体弱，而不耐攻下，故拟清肠饮之方，以清热解毒，凉血活瘀。病者热清毒解瘀除，肠痈自消。本方实为体弱而患肠痈者之良剂。

53. 《素问·奇病论》（四十七）

帝曰：人有病头痛以数岁不已，此安得之，名为何病？岐伯曰：当有所犯大寒，内至骨髓，髓者以脑为主，脑逆，故令头痛，齿亦痛，病名曰厥逆。帝曰：善。

治验案例　患者，女，45岁，武汉市某高校职工家属。1954年4月发病，右侧牙齿疼痛，上连头角，下及右颈，势不可忍。经针刺治疗，止痛一天而复发如故，服二乌豆腐方无效，就诊于余，其肢体恶寒，面黄无华，苔白，脉弦，乃痰浊内阻，经气不通，法宜化痰通阳，方用"温胆汤"加味：

竹茹15g　枳实10g　陈皮10g　法半夏10g　炙甘草10g　茯苓10g　白术10g

加水适量煎药，汤成去滓，取汁分温再服，一日服1剂，2剂。

二诊，服上方其痛减轻，而感右半身微麻如虫行，遂于方中加党参、防风续服。

竹茹15g　枳实10g　陈皮10g　法半夏10g　炙甘草10g　茯苓10g　白术10g　党参10g

防风 3g

加水适量煎服,汤成去滓,取汁分温再服,一日服 1 剂,药服 2 剂,痛止病愈。

按：胆足少阳脉,起于目锐眦,上抵头角,下加颊车,下颈而行身之侧。痰浊内阻,经气不利,故齿痛上连头角,下及颈部疼痛不可忍。痰湿阻滞,阳郁不伸,则肢体恶寒、面黄无华而苔白、脉弦。病乃痰阻阳郁,而非寒邪,故服二乌豆腐方药大热散寒而无效。温胆汤温化痰浊,加白术健脾燥湿以除痰湿之源。服后痛稍减而身半微麻如虫行者,乃正气不足,其方逐痰湿欲去而未得耳,故于方中加党参补正气,稍加防风祛风邪,本标兼顾之。

54.《素问·奇病论》（四十七）主水注：“肝与胆合,气性相通”。

治验案例 患者某,女,41 岁,江浙人,保姆。1975 年 4 月就诊。经常失眠,不能入寐,寐则多噩梦,易惊醒,心烦,舌苔黄腻。乃痰浊阻胆,肝魂不藏;治宜清化痰浊,佐以安神;拟黄连温胆汤加味：

竹茹 15g　炒枳实 10g　茯苓 10g　制半夏 10g　炙甘草 10g　陈皮 10g　黄连 8g　生地 10g
当归 10g　酸枣仁 10g（炒打）

以水煎服,日 2 次。

上药服 3 剂而愈,旋归江浙而去。

按：《灵枢·本输》（二）说：“肝合胆,胆者中精之府”,《素问·苛病论篇》（四十七）王冰注说：“肝与胆合,气性相通”。痰浊郁滞胆府,肝魂失于含藏,则证见经常失眠,不能入寐,而寐则多噩梦,痰浊郁滞,邪实则正衰,胆气不足,故睡眠易惊醒。胆气通于心,胆有邪则心为之烦。痰浊郁结生热,则见舌苔黄腻。黄连温胆汤清化热痰;肝藏血,心主血,而血则为神之物质基础,然神在肝曰魂,在心曰神,神魂不安,故方中加入生地、当归、酸枣仁养血安神。患者服 3 剂而愈。

55.《素问·奇病论》（四十七）

帝曰：人生而有病巅疾者,病名曰何? 安所得之? 岐伯曰：病名为胎病,此得之在母腹中时,其母有所大惊,气上而不下,精气并居,故令子发为巅疾也。

《素问·阴阳应象大论》

“风气通于肝”,肝“在声为呼”。

治验案例 患者某,女,16 岁,住武汉市武昌珞珈山,学生。1978 年 11 月某日就诊。患者自幼病癫痫,数月一发,每发则呼叫一声而倒地,不省人事,继之口流白沫,手足抽掣,移时苏醒,一切如常,唯感头昏,脉细弦。治宜养心血,宁神志,开郁结,除风痰,拟温胆汤加味：

炒枳实 10g　竹茹 15g　茯苓 10g　法半夏 10g　陈皮 10g　大贝 10g　炙甘草 8g　川芎 10g
远志 10g　石菖蒲 10g　当归 10g　僵蚕 10g　郁金 10g

上 13 味,以适量水煎药,汤成去渣取汁温服,日 2 次。

1979 年 6 月某日复诊。服上方半年多,病未再发．改拟验方为丸缓治,巩固疗效,并善其后：

当归 60g　川芎 60g　明矾 60g　石菖蒲 60g　远志 60g（去骨）　陈细茶叶 120g

上 6 味,共研为极细末,炼蜜为丸如绿豆大,每服 3g,每日 3 次,温开水送下。

按：《诸病源候论·风病诸候下·风癫候》说：“人有血气少,则心虚而精神离散,魂魄妄行,因为风邪所伤,故邪入于阴,则为癫疾。……其发则仆地,吐涎沫,无所觉是也”,同书《五癫病候》说：“三曰风癫,发时眼目相引,牵纵,反强,羊鸣,食顷方解”,又同书《小儿杂病诸候一·痫候》说：“痫者,小儿病也。十岁以上为癫,十岁以下为痫”,是癫痫之病,其一乃血气虚少，风邪乘之使然。风邪乘于血气，则血气郁滞化为痰浊，风痰阻窍，神识蔽蒙，故卒倒无知觉而口流白沫，且脉见细弦。痰郁生风，风痰相扰，则手足为之抽掣，殆所谓"风淫末疾"也。《素问·阴阳应象大论》说："风气通于肝"，肝"在声为呼"，故癫痫发作，则先必叫呼而作羊鸣声，移时阳通气回，浊降风止，神识转苏，唯清阳未能一时复常，故始苏醒后仍有头昏感。温胆汤方加味，用当归、川芎养血活血；郁金解郁逐死血；远志补心宁神志；石菖蒲、大贝、竹茹、半夏、僵蚕通窍开结，蠲除风痰；枳实、陈皮行气，以促风痰之速去；甘草、茯苓补中渗湿，以清其生痰之源。药服半年余，病未再发，遂改为验方为丸缓治，巩固疗效。用当归、川芎养血活血以止风，远志、石菖蒲补心开窍以豁痰，明矾燥湿祛痰，陈细茶叶清神祛痰，且大利小便以除生痰之源，共奏养血补心、除痰止风之效。丸药又服 1 年余，其病告愈，至今未复发。

56.《素问·大奇论》（四十八）

肾、肝并沉为石水，并浮为风水。

治验案例 患者某，女，57 岁，1971 年 12 月初就诊。发病 10 余日，面部浮肿，目下微肿如卧蚕，小便黄赤，微恶风寒，发热，头痛，腰疼，鼻塞，流清涕，口渴欲饮冷，心下硬满，按之不舒，然不碍饮食，心悸，微咳，脉浮。

拟越婢加半夏汤主之：

麻黄 10g　炙甘草 10g　生姜 10g　石膏 20g　法半夏 10g　大枣 3 枚（擘）

上 6 味，以适量水煎药，汤成去渣取汁温服，日 2 次。

服药 2 剂后，恶寒、鼻塞、流清涕及咳嗽等症均消失，浮肿、小便黄赤亦好转，唯昨天出现大便带黄色黏液。守原方加减继进。

麻黄 10g　石膏 20g　炙甘草 10g　生姜 10g　黄芩 10g　炒白术 6g　大枣 3 枚（擘）　炒枳实 10g

上 8 味，以适量水煎药，汤成去渣取汁温服，日 2 次。服上药 3 剂后，诸症悉退，其病即愈。

按：风寒侵袭于肌肤，则证见微恶风寒，发热，头痛，腰疼，鼻塞，流清涕，脉呈浮象。风邪扰动内水而上泛于头面，故面目浮肿。水邪滞结心下且上犯于心、肺，故心下痞硬而按之不舒，并伴见心悸、微咳等症。阳气受阻，内郁化热，则小便黄赤而口渴欲饮冷。其病外有表邪，内有郁热，属风水为患。《金匮要略·水气病脉证治篇》说："腰以上肿，当发汗乃愈"。用发汗清热之越婢加半夏汤，麻黄发汗散邪，生姜、红枣、甘草和胃补中以助之，石膏清里热，加半夏蠲饮降逆。服药 2 剂后，恶寒、鼻塞、清涕、咳嗽等症悉退，口渴、尿赤亦减轻，然面目浮肿未去而大便忽带黄色黏液，是内结之湿热欲去而不能。遂于原方中去半夏而合枳术汤为方，发汗清热、燥湿磨痞，服药后肿消而病愈。

57.《素问·大奇论》（四十八）

肾、肝并沉为石水，并浮为风水。

治验案例 患者某，男，35 岁，武汉地区某大学教工。1976 年 5 月就诊。3 日前右下肢髀部生一小疖，前天忽然发生恶寒，头面四肢微浮肿，小便黄，舌苔白，脉浮。某医院检查尿中有蛋白，诊断为"急性肾炎"。乃风寒侵袭，风激水上；治宜辛温散邪；拟香苏饮加减：

紫苏叶 10g　防风 10g　荆芥 10g　陈皮 10g　桔梗 10g　生姜 8g　葱白 2 茎　杏仁 10g（去皮尖炒打）

上 8 味，以适量水煎药，汤成去渣取汁温服，日 2 次。

按：下肢生一小疖，乃血气郁滞所致。血气不和，易为外邪侵袭。风寒侵袭于袭，故恶寒而苔白脉浮。风激水上壅逆于头面四肢及皮肤，故头面四肢微肿。《灵枢·本藏》说："三焦膀胱者，腠理毫毛其应"。邪在腠理毫毛之皮肤，内应于三焦膀胱，三焦主水道，膀胱为水府，故其小便为之黄。香苏饮方加减，用紫苏叶、防风、荆芥、生姜、葱白等通阳发表以散风寒，杏仁宣肺，桔梗开提，陈皮行气利气机，以助紫苏叶、防风、荆芥等药之表散。风邪去，水无所激，则自不逆壅于上，而复其下行之性矣。药服 3 剂，肿消寒已而尿中蛋白亦失。

58. 《素问·调经论》（六十二）

"神不足则悲"。

《素问·脉要精微论》（十七）

"言而微，终乃复言者，此夺气也"。

治验案例　某某，女，45 岁，住湖北省枣阳市农村，家庭妇女。1951 年 2 月某日就诊。发病半月，易悲伤，说话则欲哭，语音低微，多重语，善忘，有时欠伸，且失眠，苔薄，脉虚。乃心气不足，神失守持，发为"藏躁"。治宜补心安神，拟方甘麦大枣汤加味：

小麦 15g　炙甘草 10g　党参 10g　红枣（擘）4 枚　远志 10g　茯神 10g　熟地 12g　当归 10g　丹参 10g　酸枣仁（炒打）10g

以水煎服，日 2 次。

按：子藏，亦曰"胞宫"。胞宫之脉上通于心，引心血入胞中而应期下出于前阴，是为"月经"。胞中血气枯少，致心气亦虚，《灵枢·本神》（八）说："心藏脉，脉舍神。心气虚则悲……"《素问·调经论》（六十二）说："神不足则悲"。其病胞精枯涸致心神衰弱，失其守持，故易悲伤而说话则欲哭，且又善忘。《素问·脉要精微论》（十七）说："言而微，终乃复言者，此夺气也"，心气亏虚，故其脉见虚而证见语音低微且多重语。重语，即"复方"也，《伤寒论·辨阳明病脉证并治法》利之为"郑声"，其所谓"虚则郑声。郑声，重语也"。人虚则易倦，阴阳相引，故时有欠伸，郑玄注《礼记·士相见礼》："志倦则欠，体倦则伸"。心在五行属火，以肝木为母，虚则子盗母气，致肝亦不足，肝藏魂，悲哀动中则伤魂，肝魂不能归藏则外扰而失眠。甘麦大枣汤方加味，用小麦、党参、远志以补心，《备急千金要方》卷十三第三说："心劳病者，补脾气以益之，脾五则感于心矣"，用甘草、红枣之甘以补脾，使脾旺则气感于心，补脾即所以补心；《灵枢·本神》（八）说："肝藏血，血舍魂"，用当归、丹参、熟地黄养血补精，和肝藏魂，并润胞枯；茯神、酸枣仁宁神安魂，复其神守。药服十余剂诸症渐退，又将原方研末炼蜜为丸服一月余，巩固疗效。

59. 《素问·调经论》（六十二）

血气者，喜温而恶寒，寒则泣不能流，温则消而去之。

治验案例　患者某，女，38 岁，住湖北省随县某镇，家庭妇女。1953 年春月某日就诊。1 年前开始发生月经错后，每次月经来潮皆愆期，或愆期数天，或愆期 10 余天，经色乌黑，半年后月经停止来潮。现月经停止半年，小腹部不温，四肢厥冷，苔薄白，脉沉涩细缓。乃肝寒脉凝，血行不通，导致月经停止，而病"闭经"；治宜养血通脉，温经散寒；拟当归四逆加吴茱萸生姜汤：

当归 12g　桂枝 10g　白芍 10g　红枣 4 枚（擘）　细辛 6g　木通 10g　炙甘草 10g　吴茱萸 10g　生姜 10g

以上煎服，日 2 次。药服 5 剂病愈。

按：《素问·上古天真论》（一）说："女子……天癸至，任脉通，太冲脉盛，月事以时下"。王冰注："所以谓之月事者，平和之气，常以三旬而一见也。故愆期者，谓之有病"。今月经愆期至六七个月而未一潮，其为闭经之病矣。《灵枢·五音五味》（六十五）说："冲脉、任脉、皆起于胞中"。冲为血海而为肝所主，肝居下焦，肝寒则所主之血海失其温养。《素问·举痛论》（三十九）说："寒气入经则稽迟，泣而不行"，故其小腹不温而月经始而愆期，继而闭止。阴血虚寒，不与阳气相顺接，故手足为之厥冷。血中阳气不足，血行不利，不能鼓脉外出，则脉见沉涩而细缓。当归四逆加吴茱萸生姜汤方，用当归、白芍、红枣活血养血，细辛温经散寒，桂枝通血分之阳，木通通经络之滞，甘草补中以益血气生化之源，吴茱萸、生姜以逐陈寒，共奏养血通脉之效。方中桂枝、白芍、甘草、生姜、红枣为桂枝汤，善和营卫，调和血气，复其阴阳顺接之常，使寒去脉通，厥回经潮，故服药5剂病愈。

《素问·上古天真论》："女子……天癸至，任脉通，太冲脉盛，月事以时下"。

《素问·举痛论》："寒气入经则稽留，泣而不行"。

60.《素问·调经论》（六十二）

气有余则喘咳上气。

治验案例 患者某，女，23岁，某学校教工家属。1958年8月某日就诊。患者自幼病哮喘，每冬夏两季发作。今怀孕3月，2天前哮喘复发，胸中满闷，呼吸气塞，倚物布息，不能平卧，喉中喘鸣，咳唾白色泡沫，烦躁，心下有水浸泡感，心窝部时贮少许汗水，苔白，脉浮。治宜外散表寒，内降水饮，佐以清热除烦，拟小青龙加石膏汤：

麻黄10g　桂枝10g　白芍10g　五味子8g　细辛6g　干姜10g　制半夏10g　甘草10g　石膏15g

上9味，以水煎服，日2次。

3日后复诊，服上方3剂，哮喘减轻，改拟厚朴麻黄汤：

厚朴12g　麻黄10g　干姜10g　五味子8g　细辛6g　石膏15g　半夏10g　杏仁10g（去皮尖炒打）　小麦20g

上9味，以水煎服，日2次。

又服3剂而诸症尽退，至春节后顺利分娩。唯产后偶感寒邪，哮喘又复发。仍以小青龙汤外散寒邪，内降水饮，加当归10g、川芎10g，以养血活血为治。药服10余剂病愈，至今未复发。

按：《素问·调经论》（六十二）说："气有余则喘咳上气"。肺居胸中，主气，司呼吸，外合皮毛。水饮之邪蓄积在胸，遇外寒则牵动水饮上逆犯肺，阻塞气道，肺气壅遏而肺叶不布，故胸闷，呼吸气塞而倚物布息，不能平卧。息道狭窄，则呼吸不利而喉中喘鸣。《素问·阴阳应象大论》（五）说："肺……在变动为咳"。外寒、内饮交相犯肺，致肺气不降，故咳嗽而唾白色泡沫。水饮阻于心胸，阳气郁结不伸，则心下有水气浸泡感，且见烦躁。心在液为汗，心液外泄，则见心窝部时贮有汗水。病由外寒引动内饮而发，故脉见浮象。《金匮要略·肺痿肺痈咳嗽上气病脉证治篇》说："肺胀，咳而上气，烦躁而喘，脉浮者，心下有水（气），小青龙加石膏汤主之"。小青龙加石膏汤方，用麻黄、桂枝发表散寒，半夏逐饮，白芍《神农本草经》卷二谓其"利小便"，用之以导水饮之下出，干姜、细辛、五味子止嗽，且干姜、细辛温里散寒以助半夏之逐饮，甘草调和诸药，共成小青龙汤，为"外散寒邪，内降水饮"之名方。加石膏者，以其清热除烦躁也。有谓半夏落胎，然有病则病当之，无碍于胎也。药服3剂，病情好转，改拟厚朴麻黄汤方，用麻黄、杏仁、厚朴发散外邪和利气止喘，半夏逐饮，干姜、细辛、五味子止咳，且干姜、细辛温里散寒以助半夏之逐饮，小麦、石膏宁心清热而除烦躁。又服3剂而诸症尽退，至春节后则顺利分娩。唯在产后偶感寒邪哮喘又复发，遂以小青龙汤外散寒邪，内降水饮，加当归10g，川芎10g以养血活血为治，药服10多剂病愈，至今未复发。

《素问·阴阳应象大论》："肺……在变动为咳"。

61. 《素问·调经论》（六十二）

神不足则悲。

治验案例　患者某，女，55岁，住湖北省襄樊市，家庭妇女。1972年5月某日就诊。儿子溺死，又家中失火被焚，3天前发病，神识不聪，烦躁欲走，多言语，善悲哭，舌苔白，脉虚。某医院诊断为"精神分裂症"，乃心神虚馁，痰浊扰心；治宜补心神而化痰浊；拟涤痰汤：

法半夏10g　炒枳实12g　竹茹15g　胆南星10g　石菖蒲10g　陈皮10g　远志肉10g　炙甘草8g　党参10g　茯苓10g

上10味，以适量水煎药，汤成去渣取汁温服，日2次。

按：忧思过甚则气结聚液为痰，痰浊上扰，则心神虚馁而失守。《素问·调经论》（六十二）说："神不足则悲"，故其发病则善悲哭而脉见虚象。《难经·三十四难》说："心色赤……其声言"，神明失聪，则精神恍惚而烦躁欲走，且多言语。涤痰汤方，用半夏、南星、竹茹、陈皮燥湿化痰，且陈皮同枳实行气以佐之，茯苓、甘草渗湿和中，以绝其生痰之源，党参、远志、石菖蒲补心安神，通窍益智。药服6剂，家中亦得到适当安慰而病遂愈。

62. 《素问·调经论》（六十二）

神有余则笑不休，

治验案例　患者某，男，40岁，住湖北省枣阳市某区镇，干部。1975年4月某日就诊。患高血压病已多年，忽于2周前发生时而无故微笑，自己明白而不能控制，形体胖，头部昏闷，口干，舌苔厚腻而黑，脉象弦数。乃痰涎沃心，神明失守；治宜化痰涎，泻心火；拟导痰汤加味：

胆南星10g　炒枳实10g　茯苓10g　法半夏10g　炙甘草6g　陈皮10g　大贝母10g　石菖蒲10g　黄芩10g　黄连10g　玄参10g

上11味，以适量水煎药，汤成去渣取汁温服，日2次。

按：《灵枢·九针论》（七十八）说："心藏神"，《素问·调经论》说："神有余则笑不休"。心邪盛，则见时而无故发笑而不能自控。形体肥胖多属痰盛体质。痰浊郁结，清阳不升，津液不布，则头部昏闷，舌苔厚腻而口干，脉弦。痰郁化火，火极似水，故脉兼数象而舌苔兼黑色。《灵枢·癫狂》（二十二）说："狂者多食，善见鬼神，善笑而不发于外者，得之有所大喜"。喜则气缓，津聚为痰，痰涎沃心，发为狂证善笑。导痰汤方加味。用导痰汤化痰行气。加大贝母、石菖蒲开郁通窍，黄连、黄芩泻心火，以平心神之有余。《素问·藏气法时论》（二十二）说："心欲软，急食咸以软之"，加玄参咸软，以遂心欲而滋水以制火。药服7剂，痰消火退，善笑遂已。

《素问·藏气法时论》："心欲软，急食咸以软之"。

63. 《素问·调经论》（六十二）

"血之与气，并走于上，则为大厥。厥则暴死，气复反则生，不反则死"。

《素问·阴阳应象大论》（五）

"心主舌"；又："心在窍为舌"。

治验案例　患者某，女，55岁，住武汉市武昌区，某商店售货员。1977年10月某日就诊。数月前突然中风卒倒，昏不知人，移时苏醒后，即见右半身活动失灵，不能运动，口部向左歪斜，言语不清晰，苔白腻，脉沉弦。乃风痰壅阻于身半，气血不养，为"偏枯"之病，治宜利窍祛壅，化解风痰，拟导痰汤加味：

胆南星10g　防风10g　茯苓10g　法半夏10g　炙甘草10g　陈皮10g　炒枳实10g　石菖蒲10g　白附子10g　白僵蚕10g　远志8g（去骨）

上11味，以适量水煎药，汤成去渣取汁温服，日2次。

按：《素问·调经论》（六十二）说："血之与气，并走于上，则为大厥。厥则暴死，气复反则生，不反则死"。风痰阻窍，气血逆乱，神识昏蒙，不能自持，则见突然中风昏倒，不省人事，是乃古之所谓"痰中"也。移时藏府气复，故苏醒。其神志虽已清醒有知，然风痰仍阻塞于身之右半，经脉不通，失其血气之濡养，故患者右侧半身不遂，右颊邪伤而皮肉筋脉缓纵，左颊无邪则皮肉筋脉相引而见急，故口颊喝戾而向左侧歪斜。《素问·阴阳应象大论》（五）说："心主舌"，又说："心在窍为舌"，且心手少阴之别络系于舌本，风痰壅窍，心脉受阻，则语言为之不利。风痰内郁为病，故苔见白腻而脉见沉弦，导痰汤方加味，用南星、半夏、白附子、僵蚕、防风化痰祛风，菖蒲、远志开窍祛痰，甘草、茯苓健脾渗湿，以净生痰之源，枳实、陈皮行气，以佐南星、半夏等药之化痰，断断续续服药数十剂，时经半年多而病愈。

64. 《素问·调经论》（六十二）

"视其血络，刺出其血"。

治验案例　某某，女，38岁，住湖北省嘉鱼县某集镇，市民。1978年3月就诊。发病一年多，背、腹及四肢肌肤常见不规则约蚕豆大青紫色斑块，按之有压痛感，此起彼伏，长年不断。口干，牙龈易出血，月经红，每月潮前小腹痛，手心热，脉涩。病乃络脉损伤，血气凝滞而为紫癜，治宜活血化瘀，拟桃红四物汤加味：

当归12g　川芎10g　赤芍10g　制乳香10g　制没药10g　红花10g　制香附10g　凌霄花8g　丹皮10g　桃仁（去皮尖炒打）10g　生地10g

以水煎服，日2次。

按：络脉损伤，血溢络外，瘀滞不行，致皮下常见青紫斑块且无故出血。血瘀则气滞，故月经潮前小腹痛。血瘀气滞，郁而生热，则口干、手心热。其脉涩者，为血气瘀滞使然。方用当归、川芎、红花、桃仁、乳香、没药通络行瘀，生地、丹皮、赤芍、凌霄花以清血分之热，气为血之帅，气行则血行，用香附行血中之气，以促瘀血之速除。药服14剂而病愈。

65. 《素问·调经论》（六十二）

"阴虚则内热"。

治验案例　某某，男，4岁，住武汉市武昌某大学宿舍。1978年7月17日就诊。肌肤经常出现紫癜，按之无压痛，鼻孔、齿龈均易出血，口干，手足心发热，小便色黄，腹软，食欲差。乃血虚津少，虚热迫血妄行于脉外，发为"紫癜"，治宜养血清热，佐以生津，拟地骨皮饮加味：

地骨皮9g　丹皮9g　熟地9g　当归9g　白芍9g　川芎3g　阿胶（烊化）9g　麦门冬9g　党参6g

以水煎服，日2次。

按：阴血虚少，不能相配于阳，则阳偏盛而为虚热，虚热伤络，且迫血妄行，其出于肌肤则为紫癜，出于鼻孔则为鼻衄，出于齿龈则为齿衄。血出久则津液少，津液少则胃纳呆，故见口干而食欲亦差。《素问·调经论》（六十二）说："阴虚则内热"。阴血虚少，内热便生，故其手足心发热、小便色黄。地骨皮饮方加味，用四物汤、阿胶滋养阴血，活血止血；党参、麦门冬生津液，和脾胃，以启气血生化之源；地骨皮、丹皮清虚热而和阴血。药服五剂而病愈，至今未复发。

66.《素问·调经论》(六十二)

"血气者,喜温而恶寒,寒则泣不能流……"。

治验案例 某某,男,11 岁,住湖北省枣阳市农村,学生。1978 年 9 月某日就诊。小腹疼痛一年余,近来加重,下腹部近曲骨上缘偏左约二横指处有一包块,按之不移动,质较硬,有压痛,小便排尿不畅,常突然中断。某医院拍片检查,"见膀胱前下方有充盈缺损,边缘不光滑,考虑有恶性肿瘤可能,结核不能完全排除"。乃下焦瘀血凝滞,结为癥积,治宜破血攻瘀,拟方抵当汤加味。

方:当归 10g 川芎 8g 赤芍 10g 水蛭(炒)8g 虻虫 8g 大黄 8g 桂枝 8g 桃仁(去皮尖炒打)8g

以水煎服,日 2 次。

按:《素问·调经论》(六十二)说:"血气者,喜温而恶寒,寒则泣不能流……"寒气伤于膀胱血脉,血脉不能流行,遂凝滞瘀积。血属阴,阴主静,阴血乃有形之物,凝滞瘀积,则结为包块,形成"癥积",质硬而按之不移动。病乃血瘀气滞,经脉阻遏不通,按之则血气不通尤甚,故有压痛。小便时,包块随尿液之下泄而压迫于尿窍,故其排尿不畅而常突然中断。抵当汤方加味,用水蛭、虻虫、桃仁破血攻瘀,大黄推陈出新、猛夺瘀血从大便以出,桂枝温经通阳散寒以佐之,当归、川芎、赤芍养血活血,一以助攻瘀血之力,一以防经脉血之伤。药服六十余剂而癥消痛止,小便复常,至今未复发。

67.《素问·调经论》(六十二)

"气有余则喘咳上气"。

治验案例 某某,男,1 岁,住武汉市武昌区。1985 年 8 月 15 日就诊。两月前发病,呼吸喘促,咳嗽有痰,发热,口渴,烦躁不安,哭叫不已,数夜未眠,不食,形体消瘦,大便泄利,小便次数多而量少色黄,舌苔白,指纹粗大紫黑而伸出命关。乃痰浊壅遏,肺气逆上,法宜清化热痰,降逆平喘,治用"二陈汤"加味:

法半夏 6g 陈皮 6g 茯苓 6g 炙甘草 5g 厚朴 5g 杏仁 5g 前胡 5g 天花粉 6g

加水适量煎药,汤成去滓,取汁温分再服,一日服一剂。药服三剂后,喘平安睡,大小便亦正常,指纹色转浅淡,尚微有咳嗽、发热、食欲不振。遂于方中去厚朴、杏仁加白术续服:

法半夏 6g 陈皮 6g 茯苓 6g 炙甘草 5g 前胡 5g 天花粉 6g 炒白术 5g

加水适量煎药,汤成去滓,取汁温分再服,一日服一剂。药服 3 剂,诸症悉退,其病痊愈。

按:痰浊壅遏,肺失肃降之令,则见呼吸喘促、咳嗽有痰。唯其喘促之重,不能平卧,故烦躁不安,数夜未眠而哭叫不已。肺与大肠相表里,肺气上逆而不能统摄大肠,则大便泄利。肺失其通调水道之用,则小便次数多而量少色黄。痰壅热郁,故其不食、发热、口渴、指纹粗大紫黑。指纹伸出命关,为病情危重之症。二陈汤化痰降逆,加厚朴、杏仁利气平喘,加前胡、花粉清化热痰,且以生津止渴。服后喘平利止而仍不食,故于方中减去利气平喘之厚朴、杏仁,而加入培土健脾之白术,方虽简单,但药中病机,故药仅六剂而病愈。

68.《素问·调经论》(六十二)

"血气者,喜温而恶寒,寒则泣不能流,温则消而去之"。

治验案例 某某,男,30 岁,住湖北省神农架林区某镇,干部。1990 年 10 月 3 日就诊。发病一年余,热季轻,冷季重。每遇冷风或冷水,则全身肌肤发生乌红色不规则酒杯口大块状紫癜，瘙痒，天暖则好转，舌苔白，脉浮而弦紧。某医院诊断为"过敏性紫癜"。乃风寒外袭，血气凝郁，治宜表散风寒，活血解凝，拟荆防败毒散：

防风 12g　荆芥 10g　茯苓 10g　川芎 10g　羌活 10g　独活 10g　柴胡 10g　前胡 10g　桔梗 10g　炒枳壳 10g　炙甘草 10g　生姜 8g

以水煎服，日 2 次。

按：《素问·调经论》（六十二）说："血气者，喜温而恶寒，寒则泣不能流，温则消而去之"。风寒外袭，血脉凝滞，则肌肤见乌红色块状紫癜，天暖好转。风寒侵袭于肌肤，故舌苔白、脉浮而弦紧。风性善动，故紫癜皮肤瘙痒。《灵枢·终始》（九）说："痒者，阳也"，《灵枢·寿夭刚柔》（六）说："在外者，筋骨为阴，皮肤为阳"。可见此病之邪是在皮肤也。《释名·释疾病》说："痒，扬也，其气在皮中欲得发扬，使人搔之而扬出也"。紫癜瘙痒，是其风寒之邪在皮肤，且有发扬外出之机，治之宜因势利导而以辛温之剂发散之。荆防败毒散方，用防风、生姜、羌活、独活温散风寒，川芎、荆芥活血、祛血分之风，柴胡、前胡一升一降，以搜周身上下之邪，桔梗、枳壳疏利气机，有助于邪气之外散，茯苓、甘草健脾和中，且甘草调和诸药，合奏散邪解凝之效。药服三剂而病减，嘱其续服，惜余离开神农架林区而未能见到其最后效果。

69.《素问·调经论》（六十二）

"血有余则写其盛经出其血"。

治验案例　某某，女，39 岁，住武汉市武昌区，某大学教师。1992 年 10 月 19 日就诊。患者末次月经为 10 月 10 日来潮。其发病已两年余，每次月经来潮前口渴、大便干，潮时经行不畅，小腹微痛，有坠胀感，月经量多，七天始净，经血色红，有血块，苔白薄，脉弦滑。乃血气瘀滞，经行失常，治宜活血破瘀，佐以行气、护正，方拟桃红四物汤加减：

当归 10g　川芎 10g　赤芍 10g　制三棱 10g　制莪术 10g　红花 10g　制香附 10g　桃仁（去皮尖炒打）10g　天花粉 15g　白术 10g（炒）　党参 10g

以水煎服，日 2 次。

11 月 2 日复诊。月经周期尚未至。服上方 7 剂，未见明显变化，仍拟上方加丹皮、益母草续服：

当归 10g　川芎 10g　赤芍 10g　制三棱 10g　制莪术 10g　红花 10g　制香附 10g　桃仁（去皮尖炒打）10g　丹皮 10g　益母草 12g　天花粉 15g　党参 10g　炒白术 10g

以水煎服，日 2 次。

按：肝藏血而主月经，在五行属木而有疏泄之用。肝气不和，失于疏泄，则血气瘀滞而脉见弦象。经行不畅，小腹坠胀微痛，且经血结块而下，是乃为瘀血为病之明征。其瘀血停积体内，则正常血液不能循经而流行，以致其随月经而下出，故见月经之量过多，有血块，小腹坠胀而微痛。血瘀则气滞而化热，血热则经血色红而不见乌黑，脉亦见滑象，且潮前即预见口渴和大便干之症。治之不去瘀则无以减少其月经之过多。破瘀正所以减其过多之血出也。桃红四物汤方加减，用当归、川芎、赤芍养血活血以调肝；红花、桃仁、三棱、莪术行血破瘀；气为血之帅，气行则血行，香附行血中之气，以助瘀血之化除；天花粉清热生津止渴，且亦活血调经；党参、白术补益脾胃，以防三棱、莪术之克伐而伤正。药服七剂未见明显变化，遂于原方加丹皮、益母草以增加其凉血活瘀之效。药服两剂，月经于 11 月 4 日来潮，经量明显减，四天干净，月经之血块亦只有少许。药又服 10 剂，月经应期来潮，经量已正常，大便通畅，食欲甚佳，唯唇上发生小红疙瘩而感口干，故仍拟原方加凌霄花 10g 更增强其凉血之功，以清其血分之郁热而巩固其疗效。前后共服药二十六剂而经调病愈。

70.《素问·谬刺论》（六十三）

人有所堕坠，恶血留内，腹中满胀，不得前后，先饮利药。此上伤厥阴之脉，下伤少阴之络。刺足内踝之下、然骨之前血脉出血，刺足跗上动脉；不已，刺三毛上各一痏，见血立已，左刺右，右刺左。

经验方：

当归12g　川芎10g　白芍10g　制香附10g　桃仁（去皮炒打）10g　红花10g　枳实（炒）10g　厚朴10g　大黄10g　芒硝（烊化）10g　乳香（制）10g　没药（制）10g　䗪虫

加汤少许，以水煎服。

71.《素问·天元纪大论》（六十六）

"少阴之上，热气主之"。

治验案例　患者某，女，50岁，住湖北省枣阳市某乡镇，家庭妇女，1950年12月某日就诊。发病已数日，卧床不起，但欲眠睡，而又烦躁不得安卧，神昏，呼之则应，妄言胡语而作郑声，口舌干燥，小便黄，舌苔黑色而少津，脉微细数。乃热入少阴，水火未济，治宜滋水泻火，交通心肾，拟黄连阿胶汤：

黄连12g　黄芩10g　鸡子黄2枚　白芍10g　阿胶10g（烊化）

上5味，以适量水先煎3味，汤成去渣取汁，纳阿胶于药汁中烊化，待温加入鸡子黄烊化，搅匀温服，日二次。另用犀角磨水取汁一小杯顿服（现犀角已禁用）。

按：《素问·天元纪大论》（六十六）说："少阴之上，热气主之"，《素问·阴阳应象大论》（五）水火者，阴阳之征兆也；阴阳者，万物之能始也。故曰：阴在内，阳之守也；阳在外，阴之使也。邪入少阴，病势已深，故其卧床不起，神昏但欲寐，且妄为言语，然呼之则应。少阴热化，真阴受灼，水火不相济，故心中烦，不得卧而小便色黄。少阴水亏，无以上布，则口舌干燥；少阴热盛，火极似水，则脉微细数，舌苔色黑而少津。《伤寒论·辨少阴病脉证并治》说："少阴病得之二、三日以上，心中烦，不得卧，黄连阿胶汤主之"。黄连阿胶汤方，用黄连泻心火，使之下交肾水，以黄芩清热助之；用阿胶补肾水，使之上交心火，以白芍和阴佐之；鸡子黄入中宫，运转上下，以达心肾相交、坎离交媾、水火既济而成"泰"。另用犀角磨水服者，以其入心解热毒，凉血清神也。药服一剂而邪退神清，遂专事调理而病渐愈。

72.《素问·天元纪大论》（六十六）

"少阴之上，热气主之"。

治验案例　某某，女，3岁，住湖北省咸宁县农村。1967年8月某日就诊。发病5天，发热，昏睡，偶尔太息，心烦，时见右腿抬起欲小便，尿短少色黄，口渴欲饮水，舌苔黄。乃病邪入里，化热伤阴，治宜养育真阴，利水泻热，拟猪苓汤加味：

猪苓6g　茯苓6g　泽泻6g　滑石6g　阿胶（烊化）6g　浙贝5g　麦门冬6g

以水煎服，日2次。

按：《素问·天元纪大论》（六十六）说："少阴之上，热气主之"。邪气入里，从少阴之热化，则见发热、口渴、心烦、舌苔黄。热盛阴伤，肾水不济，心神失聪，则小便短少色黄而昏睡。此"昏睡"者，正是《伤寒论》中所述"少阴病"之"但欲寐"也。其正气郁结，故偶尔见一太息。猪苓汤方加味，用猪苓、茯苓、泽泻、滑石利小便以泻热邪，阿胶育养肾之真阴，加麦门冬生津清热除烦，从高源以滋肾水，促真阴之早复，浙贝解郁开结，有助于正气流行。药服一剂，邪热去而真阴复，神气清，病即告愈。

73. 《素问·五常政大论》（七十）

其病癃闷，邪伤肾也。

治验案例 患者某，男，40 岁，住湖北省石首县农村，农民。1954 年 7 月某日就诊。当天下午突然发病，小便闭塞，点滴不通，小腹满急，意欲小便而不能，痛苦不堪，脉象沉实有力。乃命门相火郁结，肾气不化，是则所谓"癃闭"之证。治宜泻火滋阴，化气通关，拟方通关丸，改丸为汤：

　　黄柏 30g　知母 30g　肉桂 3g

　　上 3 味，以适量水煎药，汤成去渣取汁温服，日 2 次。

按：癃闭，古亦作"癃闷"，又作"淋秘"。《素问·五常政大论》（七十）说："涸流之纪，是谓反阳……其病癃闷，邪伤肾也"，《金匮要略·五藏风寒积聚病脉证并治篇》说："热在下焦者……亦令淋泌不通"，肾阴不足，命门相火偏亢，火热之气偏盛于下，故脉象见沉实有力，相火郁结，气化失职，膀胱之气化不利，则小便点滴不通，但意欲小便而不能，成为"癃闭"之证，唯其小便点滴不通，则尿无泄出之路，贮停于膀胱，膀胱居小腹之内，故小腹满急而痛苦不堪。通关丸方，重用知母、黄柏滋肾阴，泻命门相火，并本《素问·六元正纪大论》（七十一）"火郁发之"之旨，少用肉桂之辛温散郁而复肾阳化气之职。此热因热用，是为"反佐法"。药服后小便旋即通畅，癃闭之证去而病遂已。

《素问·六元正纪大论》："火郁发之"。

74. 《素问·五常政大论》（七十）

"皮痛肉苛，筋脉不利？"

治验案例 患者某，女，43 岁，住湖北省江陵县农村，干部。1971 年 11 月某日就诊。发病已数月，左肩臂疼痛不能举，活动受阻，左手有麻木感，苔白腻，脉弦实。乃痰浊阻滞，经脉不通；治宜祛痰化浊，活血通经；拟方二陈汤加味：

　　法半夏 10g　茯苓 10g　陈皮 10g　炙甘草 8g　当归 10g　川芎 10g　片姜黄 10g　僵蚕 10g

　　上 8 味，以适量水煎药，汤成去渣取汁温服，日 2 次。

按：病由痰浊郁结所引起，故其舌苔白腻，脉象弦实。痰浊郁过于左侧之肩臂部，其经脉阻滞，气血不得畅流，则其肩臂疼痛而活动不便。气血不能正常流行于手臂，则左手失其濡养，故感麻木。二陈汤化痰祛浊，加当归、川芎、片姜黄活血以通经脉，僵蚕祛风痰而活络，药服 6 剂而病愈。

75. 《素问·六元正纪大论》（七十一）

寒胜则浮，……湿胜则濡泄，甚则水闭胕肿，

《素问·平人气象论》

"足胫肿曰水"。

治验案例 患者某，女，7 岁，1970 年 11 月 10 日初诊。发病 1 月余，近日加剧。诊见全身浮肿，腹满按之软，大便时溏，小便短少色黄；手足冷，不渴，偶欲热饮，食欲差。舌苔白润，脉沉小迟，昨晚微咳，流清涕。拟以真武汤加减：

　　制附片 6g　茯苓 8g　生姜 6g　炒白术 8g　炙甘草 6g

　　上 5 味，以适量水煎药，汤成去渣取汁温服，日 2 服。服药 2 剂后，病好转；服药 4 剂，病即痊愈。

按：患儿水湿内阻，阳气抑遏而不得伸。水湿浸于外而全身浮肿，水湿渍于内而大便时溏。

阳气郁遏而不化膀胱之气，则小便短少色黄；不能达于四肢，则手足为之冷；不能正常运行血气，则脉沉小迟；不能温暖于脾胃，则食欲较差。舌苔白润，亦为湿盛阳郁之象。其湿邪内盛于中焦，故证见腹部膨满；然腹满究为湿邪内滞所致，终非燥热实邪，故腹部虽满而按之仍软。阳气被抑，失其主外之能，稍遇风寒即感而加病；后增微咳且流清涕者，乃微感外寒使然。治用真武汤以温阳化气，利水祛湿。因其病中虚便溏，故去动胃之芍药而加补中之甘草。服后水利湿去，阳通正复，而肿病旋愈，其外感之微寒亦自散。

76. 《素问·六元正纪大论》（七十一）

"厥阴之至为里急"。

治验案例 某某，女，30 岁，山西省太原市某医院一护士长的女儿。怀孕约二个月，每天前阴有少量血液漏下，自以其病与太原某个银行工作人员同，取其《金匮要略》胶艾汤加白术方连服 3 剂未效，遂于 2006 年 10 月 14 日来电话相询。余问及患者"怀孕 2 个月，每天有少量血液自前阴下出；小腹绞痛"，与前例患者"无小腹绞痛"者有异。《素问·六元正纪大论》（七十一）说："厥阴之至为里急"，小腹绞痛，正是厥阴肝脉拘急而痛，故嘱其将原方中白芍 10g 加至 15g，继续服之。其方中白芍又加 5g 者，以其平肝邪而缓肝脉之拘挛也。故其后 5 日即 19 日来电话称：患者服加白芍方 3 剂后，前阴出血止而小腹绞痛愈，并又续服药 2 剂，余即嘱其可停药。

77. 《素问·至真要大论》（七十四）

"帝曰：厥阴何也？岐伯曰：两阴交尽也"。
《素问·六微旨大论》（六十八）
"厥阴之上，风气治之，中见少阳"。
《素问·阴应应象大论》（五）
"酸生甘"。
《素问·藏气法时论》（二十二）
"肝苦急，急食甘以缓之"。

治验案例 某某，女，38 岁，住湖北省枣阳市农村，农民，1950 年 10 月某日就诊。发病十余日，开始恶寒发热，旋即恶寒已而发热 3 天，则转为手足厥冷 3 天，今又转为发热已 4 天，心中烦闷不舒，舌苔白，脉数。乃病人厥阴，厥热胜复，治宜寒热互投，拟乌梅丸方，改丸为汤服。

方：乌梅 12g　黄连 10g　黄柏 10g　炮附片 8g　干姜 8g　桂枝 8g　细辛 6g　炙甘草 8g　党参 10g　当归 10g

以水煎服，日 2 次。

按：病入厥阴，则随其厥阴之化，《素问·至真要大论》（七十四）说："帝曰：厥阴何也？岐伯曰：两阴交尽也"，两阴交尽谓之厥阴。是厥阴为阴气将尽，阳气初生。然阴气将尽而未尽，阳气初生而未壮，居于阴阳进退之界，进则阳胜，退则阴胜。故厥阴为病，进则阳胜而发热，退则阴胜而手足厥冷，阴阳进退，则证见厥热胜复。《素问·六微旨大论》（六十八）说："厥阴之上，风气治之，中见少阳"。是厥阴本风而标阴，中见少阳相火。今厥阴风火循手厥阴心包络经脉上扰心神，故心中烦闷不舒。寒热错杂，故舌苔白而脉数。乌梅丸方，寒热互投，以治其阴阳错杂。《灵枢·经脉》（十）说："厥阴者，肝脉也"。《素问·阴阳应象大论》（五）说："酸生肝"，故用乌梅之酸以补肝体为君，当归养血以和肝；《素问·藏气法时论》（二十二）说："肝苦急，急食甘以缓之"，用党参、甘草之甘以缓肝经之急迫，黄连、黄柏以泻阳热之邪，桂枝、干姜、附片、细辛以祛阴寒之邪。寒以泻热，温以祛寒，各自为功，两不相妨。改丸为汤者，丸缓而汤速也。药服一剂而病愈。

78.《素问·至真要大论》（七十四）

诸躁狂越，皆属于火。

治验案例 患者某，女，25 岁，住湖北省随州市某镇，家庭妇女。1953 年 2 月某日就诊。1 周前因夫妻一次口角而发病。卧床不语，不食不饮，时而两目发赤则起身欲奔，亲人将其按倒在床即又卧下，旋而又如是。乃肝胆气郁，风火上扰，神明失聪；治宜去热泻火，重镇安神；借用风引汤以治之。拟方：

大黄 10g　干姜 6g　桂枝 6g　炙甘草 10g　龙骨 10g　牡蛎 10g　赤石脂 15g　白石脂 15g　石膏 15g　寒水石 15g　紫石英 15g　滑石 15g

上 12 味，以适量水煎药，汤成去渣取汁温服，日 2 次。

按： 肝胆郁结，则卧床不语，且不食不饮。肝开窍于目，胆气通于心。郁而化火生风，风有作止，火性急数，其风火上扰心神，故时而两目发赤则起身欲奔。《素问·藏气法时论》说："肝欲散，急食辛以散之"。风引汤方，用桂枝、干姜之辛以散郁开结，大黄、石膏、滑石、寒水石除热泻火，且石膏、滑石、寒水石与紫石英、赤石脂、白石脂、龙骨、牡蛎等重镇以安神，甘草和中。药服 2 剂而神清，饮食起居如常，唯心脉尚未通于舌则哑而不能说话，余嘱以"勿治之，待其心脉通则当自愈"。后果然。

《素问·藏气法时论》："肝欲散，急食辛以散之"。

79.《素问·至真要大论》（七十四）

诸风掉眩，皆属于肝。

治验案例 患者某，女，40 岁，住湖北省随州市某镇，家庭妇女。1953 年秋末某日就诊。3 日前，在月经期间入河水中洗衣被，从而发病，开始恶寒发热，月经亦止而停潮。经治疗未效，3 日后其寒热自罢，旋即转为头目眩晕，不能起床，目合不语，时而睁眼暂视周围而遂闭合，目光如常，脉细沉涩。乃正虚血瘀，风木上扰；治宜滋水涵木，祛瘀熄风；方拟左归饮加味：

熟地 15g　山药 12g　山茱萸 12g　茯苓 12g　炙甘草 9g　枸杞子 12g　车前子 9g　五味子 6g

以水煎服，日 2 次。

第 2 天复诊。服上方 1 剂，即大便下血而诸症遂失，神清入慧。仍拟上方 1 剂续服，以巩固疗效。

按：《素问·至真要大论》说："诸风掉眩，皆属于肝"。肝在五行属木而主风，有疏泄之用，藏血而司月经。经为血，喜温而恶寒。患者月经期间，于秋凉时入河水中洗衣被，水寒外浸，《素问·离合真邪论》说："寒则血凝泣"，血气因寒而凝泣不流，则月经停止；寒邪外伤而营卫不和，则恶寒发热。患者正气素虚，3 日后邪气乘虚入深，外则营卫自调而寒热退，内则血气凝瘀而肝不疏泄，且失其藏血之用，遂致木郁生风，风邪上扰清窍而头目眩晕。晕甚则不能起床，目瞑不欲语。肝肾虚弱，则脉见沉细；血气凝瘀，故沉细脉中又兼涩象。其血瘀未久，尚未坚结，且正气衰弱，不耐攻破，故治宜扶正以祛邪，助肝气以复其疏泄之用，则血活瘀行，风歇止而眩晕自愈。然肝木乃生于肾水，肝气盛常有赖于肾气旺，故治本于"虚则补其母"之法，用左归饮方加五味子、车前仁滋水涵木，补肾以养肝。服药后，肝旺而疏泄之权复，瘀不能留，故从大便下出而诸症咸退，病遂告愈。

《素问·离合真邪论》："寒则血凝泣"。

80. 《素问·至真要大论》（七十四）

"诸呕吐酸……皆属于热"。

患者某，男，40岁，住湖北省枣阳市农村，农民。1955年4月某日就诊。呕吐10余日，吐出物有酸味，近3日来呕吐淡红色血水，口舌干燥，乃胃逆呕吐，血脉损伤，治宜和胃降逆，清热益气，佐以养血，借用干姜黄连黄芩人参汤，以生姜汁易干姜加味：

黄连9g　黄芩9g　生姜汁1杯　党参12g　当归12g

上5味，以适量水煎药，汤成去渣取汁温服，日2次。

按：《素问·至真要大论》说："诸呕吐酸，暴注下迫，皆属于热"。胃热气逆，则呕吐而有酸味；呕吐不已，胃中血脉损伤，致少量血液渗入胃液中，故近日吐出淡红色血水；津液因吐而受伤，则口舌干燥。干姜黄芩黄连人参汤方，去干姜之大温，易之以生姜汁和胃止吐，用黄连黄芩泄热、坚胃，党参益气、生津液，当归养血活血，以防血脉之渗漏。药服1剂而吐止。

81. 《素问·至真要大论》（七十四）

诸气膹郁，皆属于肺。

治验案例　患者某，女，54岁，家庭妇女，1966年5月就诊。

患肺痈多年，前不久因母子不和，而服敌敌畏欲自尽，被邻人发现送某医院洗胃抢救。脱离危险后，腹部胀大如鼓，遂来就诊。诊时见咳嗽，微引胸中疼痛，唾脓液痰，气味腥臭，口中干燥，小便黄，脉微数。病乃肺部痈脓，失于主气，治宜清肺解毒，排泄痈脓，拟苇茎汤合桔梗汤加味：

苇茎30g　薏苡仁10g　冬瓜仁15g　桔梗10g　甘草10g　鱼腥草15g　大贝母10g　桃仁10g（去皮尖炒打）

上8味，加水适量，煎汤，取汁，去渣，日1剂，分2次温服。药服3剂后，腹胀消失，咳嗽减轻。继服6剂而病愈。

按：风热邪毒伤肺，血脉瘀滞，蓄结痈脓，则咳引胸中痛而唾腥臭脓液痰，且脉微数。邪毒伤于血脉，不在气分，故口中干燥而不饮水。肺为水之上源，水源不清，则小便为之变黄。肺主一身之气，蓄结痈脓，则失其主气之用，其所服之敌敌畏虽洗除，然被药毒所伤之气机难复，气机壅塞，故腹部胀大如鼓。此时如宽中利气消腹胀，其药温燥之性必有害于蓄结痈脓之肺藏，遂本《素问·至真要大论》"诸气膹郁，皆属于肺"之旨，仍拟苇茎汤合桔梗汤加味以治肺痈且消腹胀。方以苇茎为君，佐以鱼腥草、甘草清热解毒；薏苡仁、冬瓜仁、桃仁、桔梗活瘀排脓；大贝母化痰开郁结。共奏清热解毒、排脓开结之效。

82. 《素问·至真要大论》（七十四）

厥阴之胜……少腹痛，注下赤白。

治验案例　患者某，女，35岁。1969年8月9日就诊。1969年8月5日发病，发热，下痢红白黏冻，且时伴以鲜血，1日达20～30次，里急后重，痛苦不堪，口渴欲饮水，恶心欲吐，食欲不振。经他医治疗未效于8月9日就诊于余。诊见形体消瘦，精神困惫，舌苔黄，脉细数。此乃湿热郁遏肠道，气血郁滞，拟白头翁汤加味：

白头翁12g　黄连10g　黄柏10g　广木香6g　秦皮10g　当归12g　炒枳壳10g　桔梗10g

上8味，以适量水煎药，汤成去渣取汁温服，日2次。服2剂未效，此乃气滞不重，而热甚血伤尤深，故于上方中去疏利气机之桔梗、枳壳；加槐花12g、地榆15g凉血止血：

白头翁12g　黄连10g　黄柏10g　广木香6g　秦皮10g　当归10g　槐花12g　地榆15g

上 8 味，以适量水煎药，汤成去渣取汁温服，日 2 次。服药 1 剂，发热、口渴、恶心等症消失，食欲好转，表明热邪稍退，胃气渐顺。然仍下痢红白黏冻，1 日夜 20～30 次，里急后重，困惫异常。仍以原方加减：

　　白头翁 12g　黄连 10g　黄柏 10g　广木香 6g　秦皮 10g　当归 12g　炙甘草 10g　地榆 30g
阿胶 12g（烊化）

　　上 9 味，以适量水先煎前 8 物，去渣取汁，纳阿胶于药汁中烊化，温服。药服 1 剂，大便转为正常，红白黏冻全无，里急后重消失，痢疾已愈。再以其方 1 剂巩固疗效。

　　按： 湿热郁遏，熏蒸于肠胃，腐败气血，奔迫于后阴，而为下痢红白黏冻，且时伴以鲜血。血气瘀滞，气机不畅，故里急后重，下痢 1 日夜达数十次。胃气失降，故恶心欲呕，且食欲不振。热盛于身则发热，口渴欲饮水，舌苔黄，脉细数，其病为湿热痢而热重于湿，治本《伤寒论·厥阴病篇》"热痢下重者，白头翁汤主之"，"下痢欲饮水者，以有热故也，白头翁汤主之"之法，以白头翁汤泄热燥湿，凉血解毒为主，加当归行血以愈便脓，加广木香调气，枳壳、桔梗疏利气机以除后重。服药 2 剂未见稍效，遂以其邪热过甚而减去疏利气机之桔梗、枳壳，加入槐花、地榆以增强凉血泄热之力。服药后，发热、口渴、恶心等症消失，食欲亦好转；但下痢红白黏冻伴鲜血之证不减轻，1 日夜仍为数十次，里急后重，困惫不堪；舌苔黄，脉细数。此乃劳累体弱之故，遂本《金匮要略·妇人产后病篇》"产后下痢虚极白头翁加甘草阿胶汤主之"之法，于上方减凉血之槐花，加入阿胶以养阴止血，炙甘草资汁补中，助正气以除湿热。患者虽非产后，但其痢前身体衰弱，与"下痢虚极"实为相似，故服药 1 剂，即正复邪退大便转为正常，红白黏冻全无，里急后重消失，痢疾告愈。

83.《素问·至真要大论》（七十四）

　　诸禁鼓栗，如丧神守，皆属于火。

　　治验案例　某某，男，68 岁，住武汉市武昌区，某高等学校教工。1970 年 7 月某日就诊。素体虚弱，咳嗽唾痰。今输液，于半小时前突然发生卧床全身剧烈振动战栗，如丧神守，失于自持，不能语言，喉中痰鸣如拽锯，唯神志尚清。乃痰浊内扰，心神失守。治宜祛痰安神，因煎药不及，遂以针刺之法治之。

　　方：内关穴，刺入 5 分，留针 5 分；丰隆穴，刺入 8 分，留针 5 分。

　　立即行针。

　　按： 痰邪内盛，故素有咳嗽唾痰而今喉中痰鸣如拽锯。痰浊阻滞，阳欲行而不能通，不通而又欲行，心神失其守持，以致症见全身剧烈振动战栗而不能自持。《难经·三十四难》说："心色赤……其声言"，心气不通于舌，则不能言语。未碍神志，故神志尚清。针刺内关穴以安神，刺丰隆穴以祛痰。针到病除，一次治疗获愈。

84.《素问·至真要大论》（七十四）

　　诸湿肿满，皆属于脾。

《素问·平人气象论》（十八）

　　"颈脉动，喘疾咳日水"。

　　治验案例　患者某，男，63 岁，住湖北省荆州城某工地，工人。1972 年 1 月 15 日就诊。发病月余，全身浮肿，以下肢为甚，阴囊亦肿，微咳，腹部胀满，饭后加重，拒按，肠鸣，小便短少色黄，苔白，脉弦。乃气滞水停，阳郁不化；治宜宽中利气，通阳行水；拟五苓散加味：

　　桂枝 10g　茯苓 12g　炒白术 10g　猪苓 12g　陈皮 12g　苍术 6g（漂）　　槟榔 12g　干姜 6g
厚朴 12g　泽泻 12g

上 10 味，以适量水煎药，汤成去渣取汁温服，日 2 次。

26 日复诊，上方服 11 剂，浮肿消失，诸症亦退，唯感下肢酸软无力，微咳有痰，食欲甚差，改用六君子汤健脾益气化痰为治：

党参 10g　茯苓 10g　炒白术 10g　陈皮 12g　生姜 9g　制半夏 10g　炙甘草 9g

上 7 味，以适量水煎药，汤成去渣取汁温服，日 2 次。

28 日三诊，服药 3 剂，复发胀满，下肢浮肿，小便不利等证，仍拟五苓散加味：

桂枝 10g　茯苓 10g　炒白术 10g　猪苓 12g　泽泻 12g　苍术 6g（漂）　厚朴 12g　陈皮 12g　制半夏 10g　槟榔 12g　干姜 6g　莱菔子 12g

上 12 味，以适量水煎药，汤成去渣取汁温服，日 2 次。

按：水为阴，赖阳气以运化，故气滞则水停。气滞于中，则腹部胀满而按之不舒，且饭后加重。气机壅遏，膀胱气化不行，故小便不利，量少而色黄。水湿无下出之路而停滞于中，则为肠鸣，逆射于上，则为咳嗽，浸渍于外，则为全身浮肿。水性就下，无风以激上，故其浮肿以下肢为甚。阴囊皆属肾，肾主水，水湿犯肾，故阴囊亦见肿。水为阴邪，其病无热，故舌苔白而脉弦。五苓散方加味，用厚朴、陈皮、槟榔宽中行气，白术、苍术健脾燥湿，茯苓、猪苓、泽泻利水祛湿，桂枝通阳化气，以复膀胱之气化而行水。服后胀消肿退，正气一时未复而腿软食少，因用六君子汤党参、甘草误补，气机壅滞，以至浮肿、腹胀等症复起，再用上加味五苓散方宽中消胀，利气行水，并加莱菔子增强导滞消胀之效，法半夏降逆蠲饮以止咳嗽。药又服 6 剂，肿消症退而病渐愈。

85.《素问·至真要大论》（七十四）

诸痉项强，皆属于湿。

治验案例　患者某，男，27 岁，湖北中医学院学生，1973 年春某日就诊。发病 3 天，后项强急不舒，头项转动困难，不能后顾，遇风吹之则加甚，苔白，脉浮而濡。病为湿邪留滞颈项，太阳筋脉不利；治宜燥湿散邪；拟九味羌活汤治之：

羌活 10g　苍术 10g　防风 10g　白芷 10g　细辛 6g　川芎 10g　生地 10g　黄芩 10g　炙甘草 8g

上 9 味，以适量水煎药，汤成去渣取汁温服，日 2 次。

按：湿邪伤于颈项，则后项强急不灵。湿为阴邪，阻遏阳气，阳气失其所用，故遇风则项强加重。后项乃太阳经所过，而太阳又主一身之表，邪在太阳经脉，治宜温散，以九味羌活汤方，用羌活、苍术燥湿，防风、白芷、川芎祛风，细辛通阳，生地、黄芩护阴，炙甘草和中且调和诸药，共奏燥湿祛风、散邪而不伤阴之效。药服 2 剂而愈。

86.《素问·至真要大论》（七十四）

诸痛痒疮，皆属于心。

治验案例　患者某，女，34 岁，住武汉市武昌区，某高等学校职工。1974 年夏月，上唇部生一疔疮，麻木而肿，经用青霉素注射治疗，其疮即消，旋又生一疔疮于口唇，再用青霉素注射治疗，又消；继而口唇又生一疔疮。口唇肿起，或麻木，遂就诊于余，拟黄连解毒汤加味治之：

黄连 10g　黄芩 10g　黄柏 10g　栀子 10g　生地 12g　当归 10g　赤芍 10g

上 7 味，以适量水煎药，汤成去渣，取汁温服，日 2 次。

按：《素问·至真要大论》说：“诸痛痒疮，皆属于心”。心主血，属火，心火炽盛而成火毒。而脾则藏营，其华在唇，火毒灼营，故疔疮生于脾华之口唇，形成“唇疔”，治以泻火解毒。黄连解毒汤方，用黄连、栀子泻心火；其心为君火，三焦为相火，相火代君火行令，用黄芩泻三焦之相火，泻相火即所以泻君火；用黄柏泻肾火以护肾水，水火相济，肾水旺则可以制心火；脾属土，以肺金为子，而栀子亦泻肺火，实则泻其子，泻肺火即所以泻脾火。且连、柏、芩、栀四者皆苦寒，苦入心而寒胜热，合用之则大泻火毒。加生地、赤芍、当归凉血活血，助黄连解毒汤解毒清营以愈疔疮。药服3剂，疔疮消而至今未再发生。

87. 《素问·至真要大论篇》(七十四)

"厥阴之至为里急"。

治验案例 患者某，女，42岁，住武汉市武昌区，工人。1977年4月某日就诊。胃痛10余年，时发时止。曾呕出黑色血1次。饮食稍有不慎即进食稍多或稍硬或不易消化之物则胃痛立即发作。每发则胃部绞急胀痛，气逆上冲而时发噫气，其噫气之声响而长，呕吐食物和黏涎，甚则呕吐青黄色苦汁，小便短少色黄，口干，苔薄，脉虚弱，吃药则痛止。今又胃痛复发，某医院钡餐透视检查，诊断为"胃下垂"和"浅表性胃炎"。乃胃虚气弱，逆而上冲，导致呕胆伤津；治宜补中益胃，降逆行气；拟方橘皮竹茹汤加减：

竹茹15g 陈皮10g 生姜6g 党参10g 炙甘草10g 白芍10g 茯苓10g 麦冬10g 当归10g 枇杷叶10g（去毛炙）

上10味，以水适量煎药，汤成去渣取汁温服，日2次。

按：《灵枢·玉版》(六十) 说："谷之所注者，胃也"。《难经·三十五难》说："胃者，水谷之府也"。胃主受纳和熟腐水谷，其气以下行为顺。胃气虚弱，经脉易伤，失其正常容受和熟腐水谷之用，故饮食稍有不慎则胃伤而胃痛即发。胃气不降，逆于中则胃部胀痛，上逆则呕吐食物和黏涎，吐甚则夹胆气一并上逆而呕出胆汁。胃气逆而上冲则证见噫气。胃脉损伤，血滞而瘀，故吐出物见乌黑色血。血为肝所藏，而肝脉为厥阴，夹胃而行；《素问·至真要大论》(七十四) 说："厥阴之至为里急"，血气不和，经脉拘急，故其胃病之发则感绞急胀痛。吐伤津液，故上为口干而下为小便短少色黄。病乃胃虚气弱，故脉亦为之虚弱。橘皮竹茹汤方加减，用竹茹、枇杷叶、生姜降逆和胃；陈皮行气消胀；党参、茯苓、麦冬、炙甘草益气补中，养胃润干；当归、白芍调血和肝，以止胃之急痛，且炙甘草、白芍相合，为芍药甘草汤，善治筋脉拘挛也。嘱其切慎饮食调节，药服2剂而痛止，又续服15剂而停药，至今胃痛未复发。

《灵枢》与临床

1. 《灵枢·本输》（二）

肺合大肠，大肠者，传道之府。

治验案例 患者某，男，29 岁，住湖北省枣阳市农村，农民。1950 年 10 月就诊。发病 2 天，大便秘结。时欲大便而不得，左少腹有块状物移动疼痛，时向左侧眇腰部冲击，痛苦万状，小便黄，口舌干燥，脉缓。此乃肠胃燥结，传导失职；治本"通则不痛"之理；拟大承气汤方：

炒厚朴 12g　炒枳实 10g　芒硝 10g　大黄 10g（酒洗）

上 4 味，以适量水先煎前 2 味，待水减半加大黄微煎，去渣取汁，加芒硝于药汁中烊化，搅匀温服，日 2 次。

第二天复诊，服上方 1 剂，未见稍效，大便仍秘结不通，细审之则见其脉有涩象，改拟清燥救肺汤：

黑芝麻 10g　党参 10g　麦冬 10g　霜桑叶 10g　炙甘草 10g　石膏 10g　炙枇杷叶 10g（去毛尖）　杏仁 10g（去皮尖炒打）　阿胶 10g（烊化）

上 9 味，以水先煎 8 味，汤成去渣取汁，纳阿胶于药汁中烊化温服，日 2 次。

按：《素问·灵兰秘典论》说："大肠者，传导之官，变化出焉"。大肠燥甚，津液亏少，无以濡润肠道，则大便坚干不得出，而为大便闭塞不通，气结滞于内，不能下行，不能行而欲行。欲行而又不能行，故左少腹有块状物移动疼痛。气不下通则向后，故其疼痛时冲击眇腰之部。津液不足，则见尿黄、口舌干燥而脉见缓涩。唯其大便闭塞不通，故患者痛苦万状。治初本"通则不痛"之理，径与大承气汤以通便攻下，奈其津液枯少，徒事攻下无益也，遂改为清燥救肺汤方，用黑芝麻、阿胶、麦冬养阴救液，党参益气补肺生津，石膏、霜桑叶清燥滋干，杏仁、枇杷叶以复肺之清肃下降功用，甘草调和诸药。共奏养阴、增液、补肺、清燥之效，以复肺藏敷布津液和肃降之职。《灵枢·本输》说："肺合大肠"《华氏中藏经》卷上第二十九说："大肠者，肺之府也"。肺与大肠相表里，同主燥金，此治肺即所以治大肠，乃府病治藏之一例也。药服 1 剂则便通痛止而病愈。

2. 《灵枢·本输》（二）

入于下陵，下陵，膝下三寸，胻骨外三里也，为合；复下三里三寸为巨虚上廉，复下上廉三寸为巨虚下廉也，大肠属上，小肠属下，足阳明胃脉也，大肠小肠，皆属于胃，是足阳明也。

治验案例 患者某，男，40 岁，农民。1951 年 4 月某日就诊。家属代诉，患者以前时有肛脱，均轻微，以手送之即入。然昨日下午大便时肛门脱出，送之不能入。先以枳壳 30g 煎汤温服无效，遂往诊。见患者跪伏床榻，不能站立坐卧，肛门脱出约半寸，其色紫黑，干燥无津液，有欲溃之势，频频呼叫，痛苦万状。拟当归建中汤内服，外用甘草洗方。当归建中汤：

饴糖 30g　桂枝 10g　白芍 20g　当归 12g　生姜 10g　红枣 4 枚（擘）炙甘草 6g

上 7 味，加水适量，煎汤，去渣，入饴糖烊化，温服，每日 1 剂，服 2 次。

甘草洗方：

生甘草 30g

用水浓煎，取汁，趁热熏洗患处，每日 1 剂。

患者用药 1 日后，病势转轻，2 日后则告病愈，后再未复发。

按：大肠隶属中焦脾胃，脾胃不足，气虚下陷而肛门脱出。又受风寒邪气之侵袭，致血脉凝滞，气血不通。肛肠失其濡养，遂干燥难收，疼痛难忍。病不因气滞，故服枳壳方无效。病乃肛肠脱出而被风袭，是中虚而兼邪风，借用当归建中汤，重用饴糖 30g 建立中气，以桂枝汤驱风散邪，再加白芍 1 倍除血痹、通经络、止疼痛，加当归养血活血，润肠除燥，以助肛门上收。外用生甘草煎汤熏洗，以增润肠除燥之效，且甘能缓之，可收缓解疼痛之功。

3.《灵枢·本输》（二）

入于下陵，下陵，膝下三寸，胻骨外三里也，为合；复下三里三寸为巨虚上廉，复下上廉三寸为巨虚下廉也，大肠属上，小肠属下，足阳明胃脉也，大肠小肠，皆属于胃，是足阳明也。

治验案例 患者某，男，36 岁，住湖北省枣阳市农村，干部。1973 年 5 月就诊。胃病已 2 年，每于饥饿时发生疼痛，且有灼热感，喜按，稍进饮食则缓解，大便干，小便黄，口咽干燥，苔薄黄，脉细数，病乃虚热胃痛，治宜甘淡养阴，拟方：

生地 15g　山药 10g　薏苡仁 10g　石斛 10g　沙参 10g　麦门冬 10g　玉竹 10g　芡实 10g　莲子肉 10g　生甘草 8g

上 10 味，以适量水煎药，汤成去渣取汁温服，日 2 次。

按：胃阴不足，阳失所和，则生虚热。虚热灼胃，饥则转甚，故胃饥饿则疼痛而感灼热，胃中无滞，故按之不痛。饮食有益于虚，故稍进饮食则疼痛即缓解。阴虚有热，则见大便干，小便黄，口咽干燥而舌苔薄黄，脉细数。方用生地、山药、石斛、玉竹、沙参、麦冬以养胃阴，芡实、薏苡仁补益脾胃；莲子肉、生甘草以清解脾胃虚热，共奏养阴清热之效。药服 10 多剂而病遂已。

4.《灵枢·本输》（二）

"脾合胃。胃者，五谷之府"。

《灵枢·口问》（二十八）

"中气不足，肠为之苦鸣"。

治验案例 某某，女，67 岁，退休职工，住武汉市武昌区，于 2002 年 10 月某日就诊。因饮冷发病已三天，肠鸣，大便泻出水样便，日泻五、六次，带腥气，小便短少色黄，口舌干燥，舌苔白，脉濡缓，乃寒湿伤脾，津液不输，尽趋大肠而为泄利，拟五苓散方加味改散为汤：

方：炒白术 15g　茯苓 12g　桂枝 12g　泽泻 10g　猪苓 10g　陈皮 10g

上 6 味，加水适量煎汁，汤成去滓，温分再服，一日服尽。一日 1 剂。服药 2 剂，病愈。

按：《灵枢·本输》（二）说："脾合胃。胃者，五谷之府"。脾胃同居中焦。脾在胃的后下方，二者以膜相连，故脾能为胃行其津液。即通过脾的转输津液作用，将胃所受纳水谷化生之精微输送至身体各部。《素问·宣明五气》（二十三）说："脾恶湿"。今因饮冷而寒湿伤脾，阳气郁遏，脾失其传输津液之职，水道不利，水湿尽趋于大肠而出于后阴之窍，故大便泻出水样便而日泻五、六次，且带腥气。水湿不行于故道而小便短少色黄，水津不布于口舌而见口舌干燥。其尿黄口干非有热郁，故舌苔为白。《灵枢·口问》（二十八）说："中气不足，肠为之苦鸣"。寒湿伤脾，脾居中宫，故肠鸣。脉濡缓，亦为水湿之象。五苓散方加味，以白术、陈皮健脾和胃燥湿，茯苓、猪苓、泽泻渗湿利水，桂枝通阳化气，合茯苓、猪苓、泽泻以复水行之故道。水道利，清浊分，不止泄利而泄利自止，故药服 2 剂而病愈。

5. 《灵枢·邪气藏府病形》（四）

"有所堕坠，恶血留内"。

治验案例 某某，男，27 岁，随州市某中学教师。2003 年 6 月 1 日就诊。今年 1 月骑摩托车摔倒致左腿股骨下端骨折，经用石膏绷带固定 75 天后，膝关节中有物塞感，活动受阻，肿大如砣，局部发热而有青筋（络脉）暴露，肌肤麻木，左腿不能站立，心烦，脉结。曾先后在武汉两大医院就医，皆主张以"膝关节融合术"为治，患者不愿接受这种治疗，遂来就治于中医。乃瘀血凝结，阳气阻滞不通，法宜破血攻瘀，佐以行气，治以桃红四物汤加减：

方：当归 15g 川芎 10g 赤芍 12g 桃仁（炒）12g 红花 12g 制香附 10g 制乳香 12g 制没药 12g 炮甲 10g 川牛膝 12g 制䗪虫 8g 炒枳实 10g 酒炒大黄 10g

上 13 味，加水适量煎药，汤成去滓，取汁温分再服，一日服 1 剂。

8 月 26 日二诊，服上方 10 剂，病情大有好转。方：

当归 12g 川芎 10g 赤芍 12g 桃仁（炒）12g 红花 12g 炮甲 10g 制乳香 12g 制没药 12g 制䗪虫 10g 川牛膝 12g 制香附 10g 丹皮 12g 制地龙 12g 伸筋草 10g

上 14 味，用水适量煎药，汤成去滓，取汁温分再服，一日服 1 剂。

10 月 11 日三诊，服上方 10 剂，未见明显好转，改用初诊原方：

当归 15g 川芎 10g 赤芍 12g 炒桃仁 12g 红花 12g 制香附 10g 制乳香 12g 制没药 12g 炮甲 10g 制䗪虫 8g 川牛膝 12g 炒枳实 10g 酒炒大黄 10g

上 13 味，加水适量煎药，汤成去滓，取汁温分再服，一日服 1 剂。方：

当归 150g 川芎 100g 赤芍 120g 炒桃仁 120g 红花 120g 制香附 100g 制乳香 120g 制没药 120g 炮甲 100g 川牛膝 120g 制䗪虫 80g 炒枳实 100g 酒炒大黄 100g

共研细末，过筛，炼蜜和丸如豆大，每服二钱许，开水送下。待汤药 10 剂服完后，即开始服此丸药。缓缓图治。

按：《灵枢·邪气藏府病形》（四）说："有所堕坠，恶血留内"。患者从摩托车上摔下，致骨折筋绝，血脉不通，又因固定骨折而上石膏绷带 75 天，石膏性寒，《素问·离合真邪论》（二十七）说："寒则血凝泣"。血液瘀结于膝，故其内感有物堵塞而外见关节肿大如砣状，且有青筋暴露；瘀血阻滞，阳气不能通行，郁而发热，故发热独见于左膝；阳不运行气血于肌肤，则肌肤缺乏气血濡养而见左膝麻木；《素问·五藏生成》（十）说："诸血者皆属于心"，血瘀于膝而上应于心，故心为之烦；《素问·脉要精微论》（十七）说："夫脉者，血之府也"，血行脉中，血瘀甚则血行不相连续而时有歇止，故脉为之结。特选用桃红四物汤加减以破血攻瘀，当归、川芎、赤芍养肝活血；红花、桃仁、乳香、没药破血攻瘀，通经活络；乳香、炮甲、䗪虫窜行内外，搜剔积血而消肿；加香附、枳实行气以助血行，更有号曰"将军"之"大黄"，荡涤瘀浊，推陈出新，加川牛膝导诸药达于病所而收功。二诊去枳实、大黄，加丹皮、地龙、伸筋草，药服 10 剂，收效甚微，乃知左膝发热与屈伸不利非清热舒筋药所能治也。遂仍改为 6 月 1 日初拟之原方续服 10 剂后，即以其方 10 倍药量研末蜜丸服，以缓缓图治，巩固疗效。2008 年 2 月访问，药丸服半年后病愈药停，至今未复发。

6. 《灵枢·邪气藏府病形篇》（四）

"形寒寒饮则伤肺"。

治验案例 某某，女，66 岁，枣阳市某小学退休教师。2004 年 12 月 26 日就诊。发病已三月，咳嗽，唾白色泡沫痰，躺下则喉中有痰鸣声，坐起则消失，经某医院检查，诊断为"慢性气管炎伴轻度肺气肿"，用"先锋霉素"等消炎未效，且引起胃不舒、食欲不振。乃寒饮侵肺，肺失和降，治宜散寒逐饮，降逆止咳，以款菀二陈汤加味。

方：款冬花 12g　紫菀 12g　茯苓 10g　法半夏 12g　陈皮 10g　干姜 10g　炙甘草 10g　五味子 8g　细辛 6g

用水适量煎药，汤成去滓，取汁温分再服，一日服 1 剂，药服 3 剂病愈。

按：肺居胸中，主肃降之令，外合皮毛，在变动为咳。《灵枢·邪气藏府病形》（四）说："形寒寒饮则伤肺"，寒饮侵肺则肺伤而气逆，上为咳嗽，唾出白色泡沫痰。入卧则肺叶不能正常布护而息道转狭，喉咙遂闻痰鸣之音，坐起则肺布叶举而息道转舒，喉间痰鸣音消失。用"二陈汤"法半夏、陈皮、茯苓、炙甘草逐饮邪，加款冬花、紫菀降肺逆，《素问·藏气法时论》（二十二）说："肺欲收，急食酸以收之，用酸补之，辛泻之"，干姜、细辛辛温散寒，配以五味子逐"肺之饮"，酸收而止咳嗽。共奏散寒逐饮、降逆止咳之功效。故药服 3 剂而病愈。

7.《灵枢·本神》（八）

"心藏脉，脉舍神。……心气虚则悲……"。

《灵枢·本神》（八）

"肝藏血，血舍魂"。

治验案例　某某，女，45 岁，住湖北省枣阳市农村，家庭妇女。1951 年 2 月某日就诊。发病半月，易悲伤，说话则欲哭，语音低微，多重语，善忘，有时欠伸，且失眠，苔薄，脉虚。乃心气不足，神失守持，发为"藏躁"。治宜补心安神，拟方甘麦大枣汤加味：

小麦 15g　炙甘草 10g　党参 10g　红枣（擘）4 枚　远志 10g　茯神 10g　熟地 12g　当归 10g　丹参 10g　酸枣仁（炒打）10g

以水煎服，日二次。

按：子藏，亦曰"胞宫"。胞宫之脉上通于心，引心血入胞中而应期下出于前阴，是为"月经"。胞中血气枯少，致心气亦虚，《灵枢·本神》（八）说："心藏脉，脉舍神。心气虚则悲……"《素问·调经论》（六十二）说："神不足则悲"。其病胞精枯涸致心神衰弱，失其守持，故易悲伤而说话则欲哭，且又善忘。《素问·脉要精微论》（十七）说："言而微，终乃复言者，此夺气也"，心气亏虚，故其脉见虚而证见语音低微且多重语。重语，即"复言"也，《伤寒论·辨阳明病脉证并治法》称之为"郑声"，其所谓"虚则郑声。郑声，重语也"。人虚则易倦，阴阳相引，故时有欠伸，郑玄注《礼记·士相见礼》："志倦则欠，体倦则伸"。心在五行属火，以肝木为母，虚则子盗母气，致肝亦不足，肝藏魂，悲哀动中则伤魂，肝魂不能归藏则外扰而失眠。甘麦大枣汤方加味，用小麦、党参、远志以补心，《备急千金要方》卷十三第三说："心劳病者，补脾气以益之，脾王则感于心矣"，用甘草、红枣之甘以补脾，使脾旺则气感于心，补脾即所以补心；《灵枢·本神》（八）说："肝藏血，血舍魂"，用当归、丹参、熟地黄养血补精，和肝藏魂，并润胞枯；茯神、酸枣仁宁神安魂，复其神守。药服十余剂诸症渐退，又将原方研末炼蜜为丸服一月余，巩固疗效。

8.《灵枢·本神》（八）

"肺藏气，气舍魄"。

治验案例　患者某，男，35 岁，住湖北省枣阳市某集镇，市民。1956 年 5 月就诊。发病 2 月余，咳嗽，引胸中隐隐疼痛，频频唾出脓痰腥臭，甚则呕吐脓痰，口干不欲饮水，面目微肿，不能平卧，坐床头倚物布息，脉数。病乃肺部蓄结痈脓，治宜清肺解毒，化瘀排脓，拟苇茎汤合桔梗汤加味：

苇茎 30g　冬瓜仁 10g　薏苡仁 10g　鱼腥草 30g　桔梗 10g　甘草 10g　川贝母 6g　桃仁 10g（去皮尖炒打）

以水煎服，日 2 次。

第 3 关复诊，服药 2 剂，病稍减，改拟以毒攻毒法，方用：

大蟾蜍 1 只，剖腹去内藏及头部，切成小条状，以白糖搅拌，随意食之。

初食蟾蜍 3 只，未感觉其腥味，然食至第四五只时，觉腥臭之甚难以下咽，旋即停用，咳唾脓血等症消失而病愈。

按：风热邪毒伤肺，肺中血脉蓄结痈脓而发为肺痈，咳唾脓血腥臭，且引胸中痛。邪毒壅肺，肺失和降及主气之用，气机逆乱，故面目微肿，不得平卧而依物布息。脉数而口干不欲饮水者，乃热毒在血脉使然。治用苇茎汤合桔梗汤加味以清肺解毒、化瘀排脓。服药后本已奏效，奈患者艰于服药，故改用民间验方：白糖拌蟾蜍食之，以毒攻毒。《神农本草经》卷三说："虾蟆，味辛寒，主邪气，破症坚，血痈肿，阴创，服之不患热病"。《千金翼方·本草下·虫鱼部》说："虾蟆，味辛寒有毒……疗阴蚀，疽疬恶疮，猘犬疮伤，能合玉石，一名蟾蜍"。是蟾蜍亦名虾蟆，可治疮痈。《灵枢·本神》（八）说："肺藏气，气舍魄"，肺中蓄结痈脓，肺魄失灵，故初食蟾蜍 3 只，未觉其腥，然食之已收效，故待食第四五只时则觉其腥臭而难以下咽，其病亦愈。

9.《灵枢·本藏》(八)

"三焦膀胱者，腠理毫毛其应"。

治验案例　患者某，男，35 岁，武汉地区某大学教工。1976 年 5 月就诊。3 日前右下肢腘部生一小疖，前天忽然发生恶寒，头面四肢微浮肿，小便黄，舌苔白，脉浮。某医院检查尿中有蛋白，诊断为"急性肾炎"。乃风寒侵袭，风激水上；治宜辛温散邪；拟香苏饮加减：

紫苏叶 10g　防风 10g　荆芥 10g　陈皮 10g　桔梗 10g　生姜 8g　葱白 2 茎　杏仁 10g（去皮尖炒打）

上 8 味，以适量水煎药，汤成去渣取汁温服，日 2 次。

按：下肢生一小疖，乃血气郁滞所致。血气不和，易为外邪侵袭。风寒侵袭于表，故恶寒而苔白脉浮。风激水上壅逆于头面四肢及皮肤，故头面四肢微肿。《灵枢·本藏》（八）说："三焦膀胱者，腠理毫毛其应"。邪在腠理毫毛之皮肤，内应于三焦膀胱，三焦主水道，膀胱为水府，故其小便为之黄。香苏饮方加减，用紫苏叶、防风、荆芥、生姜、葱白等通阳发表以散风寒，杏仁宣肺，桔梗开提，陈皮行气利气机，以助紫苏叶、防风、荆芥等药之表散。风邪去，水无所激，则自不逆壅于上，而复其下行之性矣。药服 3 剂，肿消寒已而尿中蛋白亦失。

10.《灵枢·本神》(八)

"肝藏血"。

治验案例　某某，女，35 岁，住武汉市，某专科学校教师，1991 年 10 月 21 日就诊。发病已两年，月事提前，量多，经色紫暗，右少腹掣痛，白带多，带色黄，有时夹有红色，口干喜饮水，睡眠差，舌苔微黄，脉迟涩，某医院妇科检查，子宫明显增大，形态失常。B 超检查，子宫大小为 9.7cm×5.1cm×8.4cm，宫体可见 3.8cm×4.0cm 等回声光团，宫底可见到 3.1cm×3.1cm 回声稍低光团，诊断为"多发性子宫肌瘤"。乃血气瘀结，兼有湿热，治宜活瘀散结，佐以清热除湿，方用桃红四物汤加减：

生地 15g　当归 12g　川芎 10g　赤芍 10g　红花 10g　制香附 10g　制乳香 10g　制没药 10g　天花粉 10g　冬瓜仁 10g　炒扁豆 10g

上 11 味，以水适量煎药，汤成去滓，取汁，温分再服。一日服 1 剂。

29 日复诊，服上方 7 剂，腹痛减轻，余症无明显变化，仍口干苔黄，治宜上方加减，以破血攻瘀，行气散结，佐以扶正。

方：当归 12g　川芎 8g　赤芍 10g　红花 8g　制三棱 10g　制莪术 10g　桃仁（去皮尖炒打）10g　青皮 10g　制香附 10g　党参 10g　炒白术 10g

上 11 味，以水适量煎药，汤成去滓，取汁，温分再服。一日服 1 剂。

11 月 6 日三诊，服上方 7 剂，精神好转，白带色已正常，腹痛轻微，仍拟上方稍事加减续服：

当归 12g　川芎 8g　赤芍 10g　红花 8g　制三棱 10g　制莪术 10g　桃仁（去皮尖炒打）10g　制香附 10g　丹参 10g　天花粉 10g　党参 10g　炒白术 10g

上 12 味，以水适量煎药，汤成去滓，取汁，温分再服。一日服 1 剂。

11 月 14 日四诊，服上方 7 剂，腹痛消失，月经已正常，续用上方出入变化又服药一月余，B 超复查，子宫较前明显缩小。患者无明显不适感，自动停药。

按：《素问·举痛论》（三十九）说："经脉流行不止，环周不休"。即血液在经脉中循环流行而无休止，以滋养人体藏府经络、百骸九窍。如失其流行之性，则停而为瘀血。《灵枢·本神》（八）说："肝藏血"，肝主血海而司月经，血瘀不行，肝失去藏血之用，致冲脉下陷而无能调经，月事失常；血为气之府，血行则气行，血瘀则气滞，瘀血停滞，则气滞阳郁而化热，故舌苔微黄而口干欲饮水。热迫血行，则月事提前而量多，且经色紫暗。《素问·六元正纪大论篇》（七十一）说："厥阴所至为里急"少腹属肝，肝血瘀滞，无以为养，故右少腹挛急而痛，即所谓掣痛。带脉束人腰腹一周，居人身之中界，内属于脾，冲脉下陷，致带脉松弛，脾湿内生，湿热相合，腐蒸瘀积，化为浊物绵绵而下出于前阴，故其白带量多色黄而时夹杂少许红色。《素问·宣明五气》（二十三）说："肝藏魂"，肝血瘀滞则魂不守舍，故其睡眠差。血瘀则经脉流行不利，故脉象见迟涩。桃红四物汤方加减，用生地、当归、川芎、赤芍四物汤养血行血；红花、乳香、没药、冬瓜仁活瘀化浊；气为血之帅，气行则血行，香附行气散结，以助诸药之行瘀；天花粉清热生津液，扁豆除湿。共奏活瘀散结，清热除湿之效。药服七剂，复诊见腹痛稍减而余症仍旧，是药证合而药力不足，遂于方中去乳香、没药、生地、冬瓜仁、天花粉、扁豆等，而加入三棱、莪术，且加桃仁以配红花，增强其活瘀之力而为破血攻瘀；加青皮入肝，以增强香附行气散结之效；加党参、白术以防三棱、莪术、红花、桃仁之破血攻瘀而伤正。药再服七剂，精神好转，白带色正常，腹痛转轻微，于上方稍事加减，去行气之青皮，加丹参、天花粉以清热调经。药又服 7 剂，腹痛消失，月经已正常，本古人"去疾莫如尽"之论，仍于上方出入变化让其继续服药一月余，B 超检查子宫较前明显缩小。患者全身无任何不适感而自动停药。

11.《灵枢·终始》（九）

"痹者，阳也"。

《灵枢·寿夭刚柔》（六）

"在外者，筋骨为阴，皮肤为阳"。

治验案例　某某，男，30 岁，住湖北省神农架林区某镇，干部。1990 年 10 月 3 日就诊。发病一年余，热季轻，冷季重。每遇冷风或冷水，则全身肌肤发生乌红色不规则酒杯口大块状紫癜，瘙痒，天暖则好转，舌苔白，脉浮而弦紧。某医院诊断为"过敏性紫癜"。乃风寒外袭，血气凝郁，治宜表散风寒，活血解凝，拟荆防败毒散：

防风 12g　荆芥 10g　茯苓 10g　川芎 10g　羌活 10g　独活 10g　柴胡 10g　前胡 10g　桔梗 10g　炒枳壳 10g　炙甘草 10g　生姜 8g

以水煎服，日2次。

按：《素问·调经论》（六十二）说："血气者，喜温而恶寒，寒则泣不能流，温则消而去之"。风寒外袭，血脉凝滞，则肌肤见马红色块状紫癜，天暖好转。风寒侵袭于肌肤，故舌苔白、脉浮而弦紧。风性善动，故紫癜皮肤瘙痒。《灵枢·始终》（九）说："痒者，阳也"。《灵枢·寿夭刚柔》（六）说："在外者，筋骨为阴，皮肤为阳"。可见此病之邪是在皮肤也。《释名·释疾病》说："痒，扬也，其气在皮中欲得发扬，使人搔之而扬出也"。紫癜瘙痒，是其风寒之邪在皮肤，且有发扬外出之机，治之宜因势利导而以辛温之剂发散之。荆防败毒散方，用防风、生姜、羌活、独活温散风寒，川芎、荆芥活血、祛血分之风，柴胡、前胡一升一降，以搜周身上下之邪，桔梗、枳壳疏利气机，有助于邪气之外散，茯苓、甘草健脾和中，且甘草调和诸药，合奏散邪解凝之效。药服3剂而病减，嘱其续服，惜余离开神农架林区而未能见到其最后效果。

12.《灵枢·终始》（九）

"痒者，捞也，浅刺之"。

《秘名·释疾病》

"痒，捞也，长气在皮中欲将发扬，使人搔便之而扬出也"。

治验案例　患者某，女，17岁，住武汉市武昌区，学生，1992年4月某日就诊。发病3天，全身散在性起脂麻样红色小丘疹，发痒，苔薄，脉虚。为风邪外袭，结于皮肤，治宜活血祛风，拟方：

防风10g　荆芥10g　炒枳实10g　茯苓10g　川芎8g　桔梗10g　当归10g　赤芍10g　炙甘草10g　党参10g

上10味，以适量水煎药，汤成去渣，取汁温服，日2次。

按：治风先治血，血行风自灭，以当归、川芎、赤芍养血活血；荆芥、防风祛风散邪；枳实、桔梗疏利气机；茯苓宁神，甘草调和诸药。共奏活血祛风之效。加党参者，以其脉虚，故加之以助正气而去邪也。服药2剂而愈。

13.《灵枢·经脉》（十）

"厥阴者，肝脉也"。

治验案例　某某，女，38岁，住湖北省枣阳市农村，农民，1950年10月某日就诊。发病十余日，开始恶寒发热，旋即恶寒已而发热三天，则转为手足厥冷三天，今又转为发热已4天，心中烦闷不舒，舌苔白，脉数。乃病人厥阴，厥热胜复，治宜寒热互投，拟乌梅丸方，改丸为汤服：

乌梅12g　黄连10g　黄柏10g　炮附片8g　干姜8g　桂枝8g　细辛6g　炙甘草8g　党参10g　当归10g

以水煎服，日2次。

按：病入厥阴，则随其厥阴之化，《素问·至真要大论》（七十四）说："帝曰：厥阴何也？岐伯曰：两阴交尽也"，两阴交尽谓之厥阴。是厥阴为阴气将尽，阳气初生。然阴气将尽而未尽，阳气初生而未壮，居于阴阳进退之界，进则阳胜，退则阴胜。故厥阴为病，进则阳胜而发热，退则阴胜而手足厥冷，阴阳进退，则证见厥热胜复。《素问·六微旨大论》（六十八）说："厥阴之上，风气治之，中见少阳"。是厥阴本风而标阴，中见少阳相火。今厥阴风火循手厥阴心包络经脉上扰心神，故心中烦闷不舒。寒热错杂，故舌苔白而脉数。乌梅丸方，寒热互投，以治其阴阳错杂。《灵枢·经脉》（十）说："厥阴者，肝脉也"。《素问·阴阳应象大论》（五）

说："酸生肝"，故用乌梅之酸以补肝体为君，当归养血以和肝；《素问·藏气法时论》（二十二）说："肝苦急，急食甘以缓之"。用党参、甘草之甘以缓肝经之急迫，黄连、黄柏以泻阳热之邪，桂枝、干姜、附片、细辛以祛阴寒之邪。寒以泻热，温以祛寒，各自为功，两不相妨。改丸为汤者，丸缓而汤速也。药服1剂而病愈。

14.《灵枢·经脉》（十）

"气盛有余则肩臂痛"。

治验案例　某某，女，43岁，湖北省江陵县农村干部。1971年11月某日就诊。发病数月，左肩臂疼痛不能举，活动受阻，左手有麻木感，苔白腻，脉弦实。乃痰浊阻滞，经脉不通，治宜祛痰化浊，活血通经，拟方二陈汤加味：

法半夏10g　陈皮10g　茯苓10g　炙甘草8g　当归10g　川芎10g　片姜黄10g　僵蚕10g
以水煎服，日2次。

按：病由痰浊郁结所引起，故其舌苔白腻，脉象弦实。痰浊郁遏于左侧之肩臂部，其经脉阻滞，气血不得畅流，则其肩臂部疼痛而活动不便。气血不能正常流行于臂手，则左手失其濡养，故感麻木。二陈汤方加味，用二陈汤化除痰浊，加当归、川芎、片姜黄活血以通经脉，僵蚕祛风痰而活络。药服6剂而病愈。

15.《灵枢·经脉》（十）

足厥阴之别，名曰蠡沟，去内踝五寸，别走少阳；其别者，径胫上睾，结于茎。其病气逆则睾肿卒疝。

治验案例　患者某，男，30岁，住湖北省江陵县某乡镇，干部。1971年11月某日就诊。数月前，发生右侧睾丸肿大，坠胀，疼痛，至今未已，小便黄，苔白，脉弦。乃厥阴络伤气逆，痰浊阻滞；治宜化痰行气，以复厥阴之络；拟方二陈汤加味：

陈皮10g　茯苓10g　法半夏10g　谷茴10g　炙甘草8g　荔枝核10g　青皮10g　橘核仁10g　延胡索10g　桂枝10g
上10味，以适量水煎药，汤成去渣取汁温服，日2次。

按：《灵枢·经脉》说："足厥阴之别，名曰蠡沟……，其别者，径（循）胫上睾，结于茎。其病气逆则睾肿卒疝"。足厥阴别络气逆则病睾肿卒疝。足厥阴为肝之脉，痰浊阻滞，肝脉郁结，气逆于其别络循行之睾丸，故见睾丸疼痛肿大。肝属木，得少阳春生之气，其气主升，病则脉气逆陷，故睾丸胀痛且有下坠感。肝之经脉"过阴器"，其别络又"结于茎"，肝脉郁滞则失于疏泄，故见小便黄。痰浊阻滞于内，故苔白而脉弦。二陈汤方加味，用二陈汤祛痰化浊，橘核仁、荔枝核、谷茴、青皮、延胡索行下焦肝脉之滞气以止痛，桂枝温经通阳以助肝气之升散。药服6剂而其病若失。

16.《灵枢·经脉》（十）

肾足少阴之脉，起于小指之下，邪走足心，出于然谷之下，循内踝之后，……，入肺中，循喉咙，挟舌本。

治验案例　患者某，男，56岁，干部，住武汉市，于1991年12月下旬某日就诊。发病已2年，咽喉不舒，有微痛感，左下大齿松动微痛，齿龈不红，小便清长，两足较冷，脉浮虚。病乃肾虚阳浮，上热下寒；治宜温补肾气，引火归元；拟方肾气丸加味，改丸为汤：

熟地20g　山药12g　枣皮12g　茯苓10g　丹皮10g　泽泻10g　炮附片3g　上油桂3g　淡大云10g　地骨皮10g

以水煎服，日2次。药服5剂而病愈。

按：《灵枢·经脉》说："肾足少阴之脉，起于小指之下，斜走足心，出于然谷之下，下循内踝之后，别入跟中，以上腨内……其直者，从肾上贯肝膈，入肺中，循喉咙，夹舌本"。肾气亏虚，肾阳不藏而浮越于上，郁于肾脉循行之喉咙，下无阳气以温养，故见咽喉不舒而微痛，下则两足不温而寒冷。《素问·宣明五气》说："肾主骨"，《灵枢·五味论》说："齿者，骨之所终也"。是齿乃肾之所主，肾阳上浮，故其齿不固而松动，脉亦浮虚。病因虚热而非实火，故齿虽松动而齿龈不红。阳浮于上而下无阳热之化，故小便清长。此所谓"上热下寒"之症也。肾气丸方加味，用熟地、山药、枣皮、茯苓、泽泻、丹皮六味地黄汤滋补肾阴，附片、肉桂引火归元，助肾阳蒸动肾阴以化生肾气，加大云（肉苁蓉）补精以益肾，地骨皮补肾以清虚热，从而增强肾气丸方温补肾气以收敛浮阳之效，故药服5剂而病愈。

17.《灵枢·经筋》（十三）

足厥阴之筋……结于阴器，络诸筋。……阴器不用，伤于内则不起，伤于寒则阴缩入。

《灵枢·刺节真邪》

"茎垂者，身中之机，阴精之候，津液之道也"。

治验案例 某某，男，27岁，住湖北省枣阳市某乡镇，农民。1956年10月某日就诊。突发前阴茎垂上缩，疼痛难忍，叫呼不已，痛苦不堪，四肢不温，苔白，脉伏。乃阴寒侵袭，阳气欲绝，治宜急护真阳，通经散寒，拟针刺以治之。

方：左右归来穴，刺入一寸，留针10分钟。

按：《诸病源候论·小便病诸候·遗尿候》说："肾主水，肾气下通于阴"，《灵枢·刺节真邪》（七十五）说："茎垂者，身中之机，阴精之候，津液之道也"。是前阴乃人身之重要部位，所谓"身中之机"，而为肾所主，并为"阴精之候"，以反映肾之藏精状况。肾为寒水之藏，阴寒侵袭，肾阳欲绝，阴阳气不能相顺接，故其手足不温而苔白、脉伏。寒主收引，则肾所主之前阴茎垂向上缩。寒则经脉凝涩不通，气血不通则发生疼痛，疼痛太甚则情不自禁而叫呼，故其前阴疼痛难忍而叫呼不已。《素问·痿论》（四十四）说："前阴者，宗筋之所聚，太阴阳明之所合也"，又说："阳明者，五藏六府之海，主闰宗筋"，故取胃足阳明经脉之"归来"二穴以刺之，通阳散寒，流畅气血。针入即愈。

18.《灵枢·经筋》（十三）

足之阳明，手之太阳，筋急则口目为僻，眦急不能卒视，治皆如右方也。

治验案例 患者某，男，10岁，学生。1965年4月某日就诊。发病已5天，口眼向右侧歪斜，以口角为甚。左侧面部麻木，偶有口涎流出，而自己无觉，饮食稍有不便。舌苔白，脉浮。乃风邪中络，口眼㖞斜。治宜养血祛风，拟牵正散加味：

白附子8g　全蝎6g　僵蚕8g　当归8g　川芎8g　桂枝6g　防风8g　荆芥8g

上8味，加水适量，煎汤，取汁，去渣，温服。日1剂，分2次服。

针刺：左地仓穴透左颊车穴，留针5分钟；左颧髎穴刺入3分，留针5分钟。

结果药服3剂，针刺1次，病即愈。

按：《金匮要略·中风历节病脉证并治篇》说："寒虚相搏，邪在皮肤，浮者血虚，络脉空虚，贼邪不泻，或左或右，邪气即急，正气引邪，㖞僻不遂，邪在于络，肌肤不仁……"。今贼风中人左侧面颊之脉络，血脉损伤，致血气运行受阻，无以濡布肌肤，肌肤失养而缓纵不收，故左侧面颊麻木不仁，口眼向右㖞斜。口部歪斜，则饮食有不便，且因其收摄津液之用失常，故偶有口涎流出，而自己不觉。病无热象，故苔白。其为风邪伤络而络脉血虚，是以脉浮。用牵正散加味以白附子、全蝎、僵蚕、荆芥、防风祛风通络，桂枝温通血脉，当归、川芎养血活血，流畅气血，血行而风去。针刺左侧地仓透颊车，并刺左侧颧髎，以疏通患部经络，流畅患部气血，加强上方养血祛风之效。

19.《灵枢·脉度》（十七）

"肝气通于目"。

《灵枢·五阅五使》（三十七）

"目者，肝之官也"。

治验案例 某某，男，1岁半，湖北省随州市某镇小学教师之小孩。1952年9月某日就诊。发病已数天，两眼胞肿大如桃，尤以上眼胞为甚，色泽光亮，呈水样肿，两眼睁开困难，疼痛，哭叫不止，服眼科药未效。乃肝郁乘脾，水湿不化，治宜条达肝木，健脾祛湿，借用逍遥散方以治之：

当归6g　白芍6g　柴胡6g　炒白术6g　茯苓6g　生姜2g　薄荷2g　炙甘草5g

以水煎服，日2次。

按：《灵枢·脉度》（十七）说："肝气通于目"，又《五阅五使》（三十七）说："目者，肝之官也"，是目为肝之窍。然目之眼胞则为"肉轮"而为脾所主。肝气郁结，失其条达之性，乘侮脾土，则脾不能运化津液，致水湿结聚，而症见肝窍为脾所主之眼胞水肿光亮。阴湿壅塞，气机不通，故睁眼困难而疼痛。逍遥散方，用当归养血和肝，白芍除痹平肝，柴胡疏肝以利气机。《素问·藏气法时论》（二十二）说："肝苦急，急食甘以缓之"，又说："肝欲散，急食辛以散之"。用甘草之甘以缓肝之急迫，用少许生姜、薄荷之辛散以遂肝条达之性，《金匮要略·藏府经络先后病脉证》说："见肝之病，知肝传脾，当先实脾"，用白术、茯苓实脾利水，一以止肝邪之犯，一以除水湿之邪。药服1剂而眼肿消退，疾病获愈。

20.《灵枢·脉度》（十七）

"经脉为里，支而横者为络，络之别者为孙（络）"。

治验案例 某某，女，45岁，住湖北省神农架林区，家庭妇女，1990年8月4日就诊。近半年多来，身体上下肌肤常出现一些散在性不规则的铜钱大紫色斑块，按之不退，无痛感，月经每次来潮则量多如涌，经血红，某医院为其两次刮宫治疗而未能奏效，心慌，少气，口干，脉细数。乃血脉损伤，出于皮下，是为"紫癜"，治宜养血活血止血，兼以益气，借用胶艾汤加味：

生地15g　当归10g　川芎10g　干艾叶10g　炙甘草10g　白芍10g　炙黄芪10g　炒白术10g
党参10g　阿胶（烊化）10g

以水煎服，日2次。

按：《灵枢·脉度》（十七）说："经脉为里，支而横者为络，络之别者为孙（络）"。络脉网布人身内外上下，血气衰少，无以充养络脉，络脉损伤，则血溢出络外，瘀积皮下，结为紫癜而按之不退，《金匮要略·腹满寒疝宿食病脉证》说："按之不痛为虚，痛者为实"，彼虽为腹满一证而设，然其作为诊察疾病虚实原则，亦适用于各种病证，此例乃因血气衰少所致，故按之无痛感，胞中络脉损伤，血溢络外，每随月经来潮而下出前阴，则症见月经过多。病不因胞宫血实积滞，故刮宫无益也。阴血衰少，则阴液不足而阳气亦虚弱，故口干、脉细数而又心慌、少气。借用胶艾汤补血养络、止血活血，加党参、白术、黄芪益气生津。药服1剂而血止，6剂而病愈。

21.《灵枢·营卫生会》（十八）

"血者，神气也"。

《灵枢·大惑论》（八十）

"心者，神之舍也"。

《灵枢·大惑论》（八十）

"目者，心之使也"。

《灵枢·经水》（十二）

"经脉者，受血而营之"。

治验案例 某某，男，62岁，退休干部，住湖北省武汉市武昌区。1997年4月某日就诊。其人患"心藏病"、"高血压"已多年，1996年3月又突发"中风"，经中西医药治疗未效。现经常感觉心慌心悸，头目昏暗，右侧上下肢无力而活动不灵，右脚踏地如履棉花之上而无实感，长期失眠，唯赖吞"安眠药"以为睡，舌苔薄白，脉结甚，数至一止，或十数至一止。病乃血气瘀滞，心神不宁，肝风内动，肢体失养，治宜活血破瘀，疏肝利气，方用血府逐瘀汤加味：

生地15g 当归12g 川芎10g 赤芍10g 红花10g 桔梗10g 柴胡10g 炒枳实10g 川牛膝10g 炙甘草10g 桃仁（去皮尖炒打）10g 制香附10g

上药12味，以水适量煎药，汤成去滓，温分再服，日服2次，每日服1剂。服近200剂，诸症消失，遂以原方改汤为丸，嘱其续服。方：

生地150g 当归120g 川芎100g 赤芍100g 红花100g 桔梗100g 炒枳实100g 柴胡100g 炙甘草100g 川牛膝100g 制香附100g 党参100g 桃仁（去皮尖炒打）100g

上药13味，共研细末，过筛，炼蜜为丸，每服10g，一日服三次，开水送下。

上方药丸，患者服用至2000年12月，睡眠恢复正常，诸症咸退，身体康复，嘱其坚持锻炼持之以恒，希勿间断，停止服药。

按：《素问·阴阳应象大论》（五）说："心生血"《灵枢·营卫生会》（十八）说："血者，神气也"，《灵枢·大惑论》（八十）说："心者，神之舍也"。主血藏神而赖血以濡养。今血液瘀滞，失去正常流动之性而不能濡养于心，心失血养则无法安宁而神不归舍，故心慌心悸而长年失眠。《素问·解精微论》（八十一）说："夫心者，五藏之专精也，目者，其窍也"，《灵枢·大惑论》（八十）说："目者，心之使也"。心神失守则难以司窍而使目，目不为心神之所使，故头目为之昏暗，而视物不审。血主于心而藏于肝。肝藏血，为风木之藏，其性喜条达，今血液瘀滞则肝不能条达而木气为之郁，木郁则风生，肝风内动，风邪循虚而犯，并彻于身半之上下，则身半之经络阻滞不通。无血以濡养其身半之形体，故见其右半身不遂，活动不便。《素问·脉要精微论篇》（十七）说："夫脉者，血之府也"，《灵枢·经水》（十二）说："经脉者，受血而营之"，《素问·举痛论》（三十九）说："经脉流行不止，环周不休"。瘀血停滞，阻碍血脉正常流行，致血脉流行不相连续，故脉见"结"象，脉动而时见一止也。治以血府逐瘀汤，方用生地、当归、川芎、赤芍为四物汤以养血活血，红花、桃仁以行血破瘀，柴胡疏肝解郁，川牛膝入肝祛风，桔梗、枳实疏利气机，甘草调和诸药，加香附以行血中之气，助行血破瘀之力，更利于瘀血之消除。共奏活血破瘀、疏肝利气之效。其药服十余剂后，即渐能入睡，坚持服药数10剂，失眠虽时有反复，但诸症好转，坚持服药近200剂，则诸症消失，只尚待恢复和巩固。遂将原方改汤为丸，以其为病日久，特加党参助正而促其体质之康复。

22. 《灵枢·五邪》（二十）

恶血在内。

治验案例 患者某，女，39岁，大学教师。1992年10月19日就诊。诉近2年来，月经量多，色红，有血块，7天才能干净。每次月经来潮前口渴，大便干。经行不畅，小腹疼痛，有坠胀感。苔薄白，脉弦而滑。乃血气瘀滞化热，经行失常；治宜活血破瘀，佐以行气，扶正；方以桃红四物汤加减：

当归 10g　川芎 10g　赤芍 10g　制香附 10g　红花 10g　桃仁 10g（去皮尖炒打）　制三棱 10g　制莪术 10g　花粉 15g　炒白术 10g　党参 10g

以水煎服，每日 2 次。

11 月 2 日复诊，服上方 7 剂，未见明显变化。上次月经 10 月 10 日来潮，现月经期未至，仍拟上方，加丹皮、益母草续服：

当归 10g　川芎 10g　赤芍 10g　制香附 10g　红花 10g　桃仁 10g（去皮尖炒打）　制三棱 10g　制莪术 10g　花粉 15g　丹皮 10g　益母草 12g　党参 10g　炒白术 10g

以水煎服，日 2 次。

药服 2 剂后，月经来潮，经量明显减少，只有少许血块，月经 4 天即净。又续服 10 剂，月经应期来潮，经量正常，大便通畅，食欲甚佳。唯唇上发生小红疙瘩而感口干，仍拟原方加凌霄花 10g。前后共服 26 剂药，告经调病愈。

按：肝藏血而主月经，在五行属木而有疏泄之用。肝气不和，失于疏泄，则血气瘀滞而脉见弦象。经行不畅，小腹坠胀疼痛，且经血结块而下，是乃瘀血为病之明征。瘀血停积体内，则正常血液不能循经而流行，以致其随经而下，故见月经量过多，又有血块，小腹坠胀疼痛。血瘀则气滞化热，血热则经血色红而不见乌黑，脉亦见滑象，且经前即见口渴，大便干之证。治之不祛瘀则无以减少经血过多。破瘀即所以减其过多之血出也。所用方剂，以当归、川芎、赤芍养血活血以调肝；红花、桃仁、三棱、莪术行血破瘀；气为血之帅，气行则血行，故用香附行血中之气，以助瘀血之化除；花粉清热生津止渴，且可活血调经；党参、白术补益脾胃，以防三棱、莪术克伐伤正。后又加入丹皮、益母草以增强凉血活血之效。药证相合，未用止血药而血自止。

23.《灵枢·寒热病》（二十一）

阴跷、阳跷，阴阳相交，阳入阴，阴出阳，交于目锐眦，阳气盛则瞋目，阴气盛则瞑目。

《灵枢·本输》（二）

"肝合胆，胆者中精之府"。

治验案例　患者某，女，41 岁，江浙人，保姆。1975 年 4 月就诊。经常失眠，不能入寐，寐则多噩梦，易惊醒，心烦，舌苔黄腻。乃痰浊阻胆，肝魂不藏；治宜清化痰浊，佐以安神；拟黄连温胆汤加味：

竹茹 15g　炒枳实 10g　茯苓 10g　制半夏 10g　炙甘草 10g　陈皮 10g　黄连 8g　生地 10g　当归 10g　酸枣仁 10g（炒打）

以水煎服，日 2 次。

上药服 3 剂而愈，旋归江浙而去。

按：《灵枢·本输》（二）："肝合胆，胆者中精之府"，《素问·奇病论》（四十七）王冰注说："肝与胆合，气性相通"。痰浊郁滞胆府，肝魂失于舍藏，则证见经常失眠，不能入寐，而寐则多噩梦，痰浊郁滞，邪实则正衰，胆气不足，故睡眠易惊醒。胆气通于心，胆有邪则心为之烦。痰浊郁结生热，则见舌苔黄腻。黄连温胆汤清化热痰；肝藏血，心主血，而血则为神之物质基础，然神在肝曰魂，在心曰神，神魂不安，故方中加入生地、当归、酸枣仁养血安神。患者服 3 剂而愈。

24.《灵枢经·厥病》（二十四）

心痛不可刺者；中有盛聚，不可取于腧。肠中有虫瘕及蛟蛕，皆不可取以小针。心肠痛，憹作痛肿聚，往来上下行，痛有休止，腹热喜渴涎出者，是蛟蛕也，以手聚按而坚持之，无令得移，以大针刺之，久持之，虫不动，乃出针也。慈腹㤯痛，形中上者。

按：心肠痛，《太素·厥心痛》载此文作"心腹痛"，是此文肠乃"腹"等之误。

经验方：

槟榔 60g　广木香 6g

以水煎冲一大碗，一次服下。

25. 《灵枢·口问》（二十八）：

"夫百病之始生也，皆生于风雨寒暑，阴阳喜怒……"。

治验案例　某某，男，31岁，湖北中医学院某班学员，已婚，1972年10月就诊。发病已半年余，头部发生散在性多个细小苛疮，痒甚则搔之有痛感而流黄水，继之结痂，每间隔数日则于眠睡中发生梦与女子交通而精泄出——即所谓"梦遗"一次，泄精醒后则感肢体倦怠疲惫，小便黄，脉濡数。病属湿热郁于肝经，治宜清利湿热，养血和肝，拟龙胆泻肝汤为治：

龙胆草 10g　柴胡 10g　泽泻 10g　车前子 10g　木通 10g　栀子 10g　甘草 8g　黄芩 10g　生地 10g　当归 10g

以水煎服，日2次。

按：肝藏魂，与肾为邻，居于下焦，其脉循阴器而上行于巅顶。湿热内郁，肝木失和，疏泄过甚，肾精不固，故时于眠睡中魂扰于内而精泄于外，湿热循经而上郁于头部，则头发之中发生苛疮而痒，搔之则黄水流出。龙胆泻肝汤方，以龙胆草、黄芩、栀子之苦寒清热，木通、泽泻、车前子利小便以渗湿，生地、当归养血和肝，柴胡疏肝以升肝经清阳之气，炙甘草调和诸药，共奏清利湿热、养血和肝之效。药服5剂而病愈。

26. 《灵枢·胀论》（三十五）

"胃者，太仓也"。

治验案例　患者，男，51岁，住武汉市武昌区，某高等学校教工。1976年10月某日就诊。胃痛3年余，每于饥饿时则发生隐痛，即每天上午10时多，下午4时多和夜间发生胃痛，稍进饮食则痛已，大便常有不尽感，曾有一段时间为黑色便、小便黄，多说话则感累，易疲劳，苔薄白，脉虚。近2个月来因讲课劳累而胃痛加剧，经某医院钡餐透视检查，诊断为"胃下垂"和"十二指肠球部溃疡（中气衰弱）"胃脉郁滞，发为"胃痛"，治宜益气补中，活血行瘀，拟方五味异功散加味：

党参 10g　茯苓 10g　炒白术 10g　陈皮 10g　生姜 3g　炙甘草 10g　当归 10g　白芍 10g

上8味，以适量水煎药，汤成去渣取汁温服，日2次。每日以糯米煮稀饭吃。

按：《素问·灵兰秘典论》说："脾胃者，仓廪之官，五味出焉"，《灵枢·胀论》（三十五）说："胃者，太仓也"。胃主受纳五谷，故曰"太仓"。仓廪是要盛谷的，仓廪空虚，非佳兆也，饥饿将随之矣。中焦不足，胃气衰少，求救于食，故每于饥饿时发生胃痛。稍进饮食则痛止。中气虚少，不胜劳作，故肢体易于疲劳；少气不足以送便，故大便常有不尽感；气虚无力以运行血液，血液瘀滞，故大便色黑。中气虚少，不足以供语言之用，久语则伤气，故多说话则感累。气不化则小便黄，气亏损则脉虚。此气虚夹瘀，以五味异功散加味，用党参、白术、茯苓、炙甘草为"四君子汤"益气补中，生姜和胃，当归、白芍活血行瘀；陈皮行气，一以防补药之壅，一以助活血之用。糯米稀饭，甘温益气，功补脾胃。共奏益气活血之效。药服30剂，糯米稀饭连吃2个月，后又断断续续吃数月，共吃糯米稀饭半年多，胃痛告愈，至今未复发。

《灵枢·本输》（二）：入于下陵，下陵，膝下三寸，胻骨外三里也，为合；复下三里三寸为巨虚上廉，复下上廉三寸为巨虚下廉也，大肠属上，小肠属下，足阳明胃脉也，大肠小肠，皆属于胃，是足阳明也。

27. 《灵枢·津液五别》（三十六）

阴阳气道不通，四海闭塞，三焦不泻，津液不化，水谷并行肠胃之中，别于回肠，留于下焦，不得渗膀胱，则下焦胀，水溢则为水胀。

治验案例 患者某，男，19 岁，住湖北省枣阳市农村，农民。1972 年 10 月某日就诊。发病 10 余天。全身浮肿，以下肢为甚，小便短少色黄，有灼热感，口渴，苔薄黄，脉细数。乃阳热内郁，不能化气行水，水窜皮肤，发为浮肿。治宜清热利水。拟方：

冬瓜皮 20g　茯苓皮 10g　芦根 20g　白茅根 15g　薏苡仁 15g　石韦 10g　车前仁 10g　灯心草 10g　滑石 10g　泽泻 10g　西瓜翠衣 20g

上 11 味，以适量水煎药，汤成去渣取汁温服，日 2 次。

按：《素问·灵兰秘典论》说："三焦者，决渎之官，水道出焉；膀胱者，州都之官，津液藏焉，气化则能出矣"。三焦阳气郁结，失其决渎之职，则膀胱气化不利，而小便为之不利，证见尿少色黄。小便不行，水无下出之路，则必横溢于皮肤之中，发为浮肿之病。阳郁则生热，热生于上则口渴苔黄，热生于下则尿黄而感灼热。水邪阻滞则脉细，阳热内郁则脉数。自拟清热利水汤，用冬瓜皮、茯苓皮、西瓜翠衣行皮肤之水以消浮肿，芦根、滑石、灯心草利水以清上焦，石韦、泽泻、车前仁利水以清下热，白茅根凉血利水而清血分之热，薏苡仁祛水湿而顾脾胃。药服 7 剂而热除肿消，其病遂愈。

28. 《灵枢·五阅五使》（三十七）

"心病者，舌卷短，颧赤"（肾足少阴之上……挟舌本）。

治验案例 某某，男，61 岁，住武汉市汉口天津路，干部，因肺癌住某医院治疗已半年有余，1976 年 9 月 23 日会诊：身热，神昏，喉中有痰，小便黄，口干，舌卷缩，其质焦红，脉细数。医院谓其舌缩为肺癌发展之必然结果，无法使其舌部再为伸展，活不过十月一日。乃热邪伤阴，阴气将竭，治宜育阴利水，清热化痰，拟猪苓汤加味：

滑石 15g　茯苓 10g　猪苓 10g　泽泻 10g　阿胶（烊化）12g　猴枣（分两次以药汤冲服）0.6g　竹沥（分两次另服）20g

以水煎前四物，待水减半，去滓，纳阿胶烊化，温分二服，冲猴枣吞下。另服竹沥。

按：肺主敷布津液，肺气郁结，津液不布，则聚而生痰。肺为水之上源，源不清则流为之浊，郁热下灼，真阴被耗，故尿黄而口干。所谓"五藏所伤，穷必及肾"也。肾水将竭，无以上制心火，心主一身血脉而藏神，舌乃心之苗，心火内燔，故身热、神昏、舌卷缩而焦红，脉亦见细数。猪苓汤方，用阿胶育养真阴，滑石清肺热，且与茯苓、猪苓、泽泻利小便。一以去生痰之源，一以导邪热下出。猴枣、竹沥清热化痰，以补猪苓汤药效之不及。共奏育阴清热、化痰醒神之功。药服两剂，则热退神清，其舌舒展，顺利度过十月一日。惜肺癌之病根未拔，故延活至十二月份逝世。

29. 《灵枢·禁服》（四十八）

"代则乍甚乍间。……代则取血络且饮药"，"代则眼血络，而后调之。"

治验案例 患者某，女，35 岁，住武汉市武昌区，大学教师，已婚，1971 年 5 月就诊。13 岁月经初潮，每次潮前小腹疼痛，近 3 年来常发生心悸，胸满，乍间乍甚，时发时已，发则心悸如持，胸中满闷难受，脉则 3 至而停跳歇止 1 次，呈所谓"三联率"脉象，面色如常，病为络脉血瘀，心神不安，治宜活血破瘀，拟以桃红四物汤加减：

当归12g　川芎10g　制乳香10g　赤芍10g　红花10g　制没药10g　茯苓10g　丹参10g　五灵脂10g　桃仁10g（去皮尖打）　制香附10g

上11味，以适量水煎药，汤成去渣取汁温服，日2次。

按： 宿患痛经，且为月经潮前腹痛，乃血瘀胞中而然。《素问·评热病论》说："胞脉者，属心而络于胞中"，是胞脉上通于心也。心藏神，其手少阴脉之别络起腕后入于心中，胞中瘀血波及心经别络，络血瘀积，心神不宁，则心为之悸；血为气之府，血瘀则气滞，气机不利，则胸中满闷。络脉有邪，而经脉涩滞，故见脉至而有定数歇止，是之为"代脉"也。桃红四物汤加减，以当归、川芎、赤芍、丹参养血活血，红花、桃仁、乳香、没药、五灵脂通络破瘀。气为血之帅，用香附行血中之气，以利气机而助血行，用茯苓以宁神。

《素问·三部九候论》："其脉代而钩者，病在络脉。"

30.《灵枢·五色》（四十九）

"赤色出两颧，大如拇指者，病虽小愈，必卒死"。

治验案例 患者某，女，60岁，住湖北省枣阳市农村，家庭妇女，1950年12月某日就诊。发病已5日，卧床不起，时妄言语，语多重复，语声低微，咳嗽唾白色泡沫，小便黄，手足冷，脉微细而浮。先此2月见面颧色红如指头大。乃少阴伤寒，阴盛阳浮，治宜温阳行水，散寒止咳，拟真武汤加减：

制附片10g　茯苓10g　白芍10g　炒白术10g　干姜10g　细辛6g　五味子8g　炙甘草10g

上8味，以适量水煎药，汤成去渣取汁温服，日2次。药服2剂而愈。

按：《伤寒论·辨少阴病脉证并治篇》说："少阴之为病，脉微细，但欲寐也"。所谓"但欲寐者"，病者昏睡，呼之则应，旋又昏睡，今谓"半昏迷"也。邪入少阴，正气大伤，阳浮于上，神明睡，今谓之"半昏迷"也。邪入少阴，正气大伤，阳浮于上，神明失守，故其卧床不起，时妄言语，语声低微，微细之脉见于浮象之中。阴寒内盛，正阳被遏，则小便黄而手足冷。寒邪化饮，上逆犯肺，故咳嗽而唾白色泡沫。真武汤方，用附片为君，以复其少阴真阳之功能而消阴寒之邪气；白术健脾培土以制水气；干姜、细辛、五味子止咳，且干姜、细辛气味辛温，可助附片散寒去饮；茯苓、白芍利小便，使附片温阳祛寒后，其毒从小便去之，不留于人体内为害；甘草调和诸药。全方共奏温阳行水，散寒止咳之效。其病此方治之可愈。唯其"两颧色红如指大"之象已见2个月，殆非佳兆。《灵枢·五色》（四十九）说："赤色出两颧，大如拇指者，病虽小愈，必卒死"，先父说："年老人无故而两颧发红如指大，为命门相火动摇，活不过一年"。故意其病此方治之虽可愈，而其寿命终不过一年之期也。后果然。

31.《灵枢·五色》（四十九）

"黄为脾"。

治验案例 某某，女，4岁，住武汉市武昌区阅马场。1963年3月某日就诊。黄疸发病已二日，一身尽黄，色鲜明如橘子之色，两目珠色黄，腹满，大便干燥，小便黄而少，舌黄。乃湿热郁结，热甚于湿，发为黄疸。治宜利湿泻热退黄，拟方茵陈蒿汤加味：

茵陈蒿12g　栀子仁6g　大黄6g　黄柏6g　黄芩4g　茯苓5g

以水先煎茵陈蒿，待水减1/3，下余药，再煎，取汁温服，日2次。

按：《素问·藏气法时论》（二十二）说："脾色黄"，《灵枢·五色》（四十九）也说："黄为脾"。是黄色乃为脾所主。湿热内郁，熏蒸于脾，脾色外现，则一身面目尽黄，且舌亦为之色黄。脾失转输之职，故腹满。湿热熏蒸而热甚于湿，故大便干燥、小便短少而色黄。茵陈蒿汤方加味，用茵陈蒿、黄柏退黄疸，大黄通便调中，且大黄、黄柏与栀子、黄芩，皆为大苦大寒之品，用之以泻热燥湿，茯苓利小便，以助其黄从小便而出。药服两剂，黄疸退而腹满消，其病渐愈。

32.《灵枢·五色》（四十九）

"黄为脾"。

治验案例　某某，男，18岁，住湖北省新州县农村，农民。1975年6月某日就诊。发病三天，两白眼珠及全身皮肤皆发黄如染，腹满，小便不利，口渴，脉缓。病属"黄疸"，治宜利湿退黄，拟茵陈五苓散合栀子柏皮汤：

茵陈蒿15g　炒白术10g　挂枝10g　茯苓12g　猪苓10g　泽泻10g　栀子10g　黄柏10g

以水煎服，日2次。

按：《素问·金匮真言论》（四）说："中央黄色，入通于脾"。《灵枢·五色》（四十九）说："黄为脾"，《素问·宣明五气》（二十三）："脾恶湿"。湿热郁脾，致脾色外露，故两目及全身皮肤皆发黄色。脾失运化津液之用，津液不能上布则口渴，不能下行则小便不利，郁滞于中则腹满。湿遏阳气，血气流行不畅，故脉象见缓。茵陈五苓散合栀子柏皮汤，以白术、茯苓、猪苓、泽泻健脾渗湿，桂枝温化以助水湿之下出，茵陈蒿善退黄疸，用之为君，以祛周身上下之黄，栀子、黄柏苦寒清热，共收利湿清热、消除黄疸之效。药服六剂而黄疸尽、诸症退。

33.《灵枢·五色》（四十九）

白为寒。

治验案例　某某，女，66岁，枣阳市某小学退休教师。2004年9月22日来诊。素有胃病，时发饥饿性疼痛，今年3月发生大便带白色冻子，下坠，左少腹隐痛，易失眠，舌边缘有齿印，苔白，脉沉而无力，乃脾胃虚寒，气行郁滞，津液凝为白色冻子，随便而下，宜温补脾胃，佐以行气，治用理中汤加味：

党参12g　炒白术12g　干姜10g　炙甘草10g　广木香8g　当归12g　桂枝10g　红枣（擘）2枚　生姜3g

用水适量煎药，汤成去滓，取汁温分再服，一日服1剂。

二诊，10月20日，患者来电话称，上方服10剂，大便带白冻子已消失，唯停药后大便又带白冻子，仍拟理中汤加味：

党参10g　炒白术10g　干姜10g　炙甘草10g　茯苓10g　厚朴10g　陈皮10g　法半夏10g　当归12g　白芍10g　煨诃子10g

桂枝养血通阳以止肝害，红枣、生姜和其脾胃。药服10剂而下利白色冻子之症已止，唯病深而其根未拔，停药后则下利白色冻子又发，仍然以理中汤，党参、白术、干姜、炙甘草温补中阳，加厚朴、陈皮行气导滞，法半夏、茯苓渗湿而化痰浊，当归、白芍养血和肝以止脾害，煨诃子收涩以止其下利而助温补中阳之不逮。药服五剂而痊愈，至今未复发。

34.《灵枢·水胀》（五十七）

肠覃何如？岐伯曰：寒气客于肠外，与卫气相搏，气不得荣，因有所系，癖而内著，恶气乃起，瘜肉乃生。其始生也，大如鸡卵，稍以益大，至其成如怀子之状，久者离岁，按之则坚，推之则移，月事以时下，此其候也。

治验案例　患者某，女，39岁，住湖北省枣阳市农村，妇女干部。1954年4月某日就诊。发病1个月余，开始左腹发生一鸡蛋大包块，继之满腹胀大如怀子六七月之状，月经量少，经色紫黑，小便黄，大便秘结，时嗳气，面色黯，脉象沉细欲绝。病乃血瘀气滞，结为癥积，治宜破血攻瘀，佐以行气，拟方：

当归 15g　川芎 10g　赤芍 10g　制香附 10g　炒枳实 10g　红花 10g　三棱 10g（醋炒）　莪术 10g（醋炒）　大黄 10g（后下）　芒硝 10g（烊化）　桃仁 10g（去皮尖炒打）

以水煎 9 药，待水减半，下大黄，煎两沸，再下芒硝烊化，日 2 服。

按：《灵枢·水胀》说："肠覃何如？岐伯曰：寒气客于肠外，与卫气相搏，气不得荣，因有所系，癖而内著，恶气乃起，息肉乃生。其始起也，大如鸡卵，稍以益大，至其成如怀子之状，久者离岁，按之则坚，推之则移，月事以时下，此其候也"。寒邪内侵，则血气凝涩稽留，不能流行，积结为有形之物，形成腹内包块如鸡蛋大，且稍以益大，竟使满腹胀大有如怀子之状。瘀不在胞，故其月事仍以时而下。唯其血气凝结，阻滞经脉，故月事虽来而其量则少，脉象亦沉细欲绝。血气郁而化热，故经血紫黑而小便色黄。血不濡于肠道，则大便秘结。气不下通而上逆，故时有噫气。血不华色，则面色黯而无光泽。方用当归、川芎、赤芍养血活血，红花、桃仁、三棱、莪术破血攻瘀，香附、枳实行气以助瘀血之化除，大黄、芒硝攻下通便，缓解其气不下通之苦，并使化除之瘀血皆从大便下泄而出。药服 20 余剂而腹胀尽消，诸症皆退而愈。

35.《灵枢·五音五味》（六十五）

"冲脉，任脉，皆起于胞中"。

治验案例　患者某，女，32 岁，住湖北省枣阳农村，1950 年 11 月某日就诊。发病 3 天，非经期下血不止，时多时少，多则如崩，血色淡红。心慌，全身乏力，手足不温，面色白，舌质淡，脉见动象。乃冲任失调，血海不固，病属"血崩"。治宜养血止血，佐以固气，拟胶艾汤加味：

生地 18g　当归 10g　川芎 10g　干艾叶 10g　甘草 8g　白芍 10g　党参 10g　炒白术 10g　炙黄芪 10g　黑姜炭 10g　阿胶 10g（烊化）

以水煎服，日 2 次。

药服 2 剂，下血即止。

按：《灵枢·五音五味》（六十五）说："冲脉，任脉，皆起于胞中"，而冲脉为血海。冲任损伤，失于调和，血海不固，则下血不止，或滴沥不断而为"漏下"，或血出如涌而为崩中。血失多，则无以营养周身，故面白无华而舌质淡。血为气之府，血少则无以载气而气亦衰损，故心慌、全身乏力。阳气不充于四肢，则手足不温。阳气无阴血为偶，则独动于中，故脉见于关部厥然动摇而为"动"象。方用生地、阿胶补血止血；艾叶暖胞宫、和冲任以增强止血之效；当归、川芎、白芍养血活血以导阴血归经；干姜炒炭，变辛为苦，止血而不动血。加党参、白术、黄芪者，乃本"血脱者固气"之法，益气而摄血也。

36.《灵枢·五音五味》（六十五）

"冲脉，任脉，皆起于胞中"。

治验案例　患者某，女，38 岁，住湖北省随县某镇，家庭妇女。1953 年春月某日就诊。1 年前开始发生月经错后，每次月经来潮皆愆期，或愆期数天，或愆期 10 余天，经色乌黑，半年后月经停止来潮。现月经停止半年，小腹部不温，四肢厥冷，苔薄白，脉沉涩细缓。乃肝寒脉凝，血行不通，导致月经停止，而病"闭经"；治宜养血通脉，温经散寒；拟当归四逆加吴茱萸生姜汤：

当归 12g　桂枝 10g　白芍 10g　红枣 4 枚（擘）　细辛 6g　木通 10g　炙甘草 10g　吴茱萸 10g　生姜 10g

以上煎服，日 2 次。药服 5 剂病愈。

按:《素问·上古天真论》说:"女子……天癸至,任脉通,太冲脉盛,月事以时下"。王冰注:"所以谓之月事者,平和之气,常以三旬而一见也。故愆期者,谓之有病"。今月经愆期至六七个月而未一潮,其为闭经之病矣。《灵枢·五音五味》(六十五)说:"冲脉,任脉、皆起于胞中"。冲为血海而为肝所主,肝居下焦,肝寒则所主之血海失其温养。《素问·举痛论》说:"寒气入经则稽迟,泣而不行",故其小腹不温而月经始而愆期,继而闭止。阴血虚寒,不与阳气相顺接,故手足为之厥冷。血中阳气不足,血行不利,不能鼓脉外出,则脉见沉涩而细缓。当归四逆加吴茱萸生姜汤方,用当归、白芍、红枣活血养血,细辛温经散寒,桂枝通血分之阳,木通通经络之滞,甘草补中以益血气生化之源,吴茱萸、生姜以逐陈寒,共奏养血通脉之效。方中桂枝、白芍、甘草、生姜、红枣为桂枝汤,善和营卫,调和血气,复其阴阳顺接之常,使寒去脉通,厥回经潮,故服药5剂病愈。

37.《灵枢·五音五味》(六十五)

"冲脉,任脉,皆起于胞中"。

治验案例 某某,女,28岁,山西省太原市某银行工作人员。2006年7月28日就诊,月经两月未潮,每日前阴有点滴血液下出,经过太原某医院检查诊断为"早孕",用西药止血未效,改用中成药"保胎丸"治疗,始服有两天未出血,继而每天又有点滴血出,诊之六脉稍弱而独右尺有滑象,舌苔薄白,乃冲任下陷,血不养胎而漏下,几有失胎之虞,急宜养血调经、暖宫止血,以《金匮要略》"胶艾汤"加白术以治之:

干生地18g　当归10g　川芎10g　干艾叶10g　白芍10g　炙甘草10g　炒白术10g　阿胶(烊化)12g

用水适量,先煎前七味,汤成去滓,纳阿胶烊化,温分再服。日服1剂。

按:《灵枢·五音五味》(六十五)说:"冲脉,任脉,皆起于胞中",出于会阴,循腹胸而上,王冰注《素问·上古天真论》说:"冲为血海,任主胞胎",冲任和调,阴阳和合而结为胎孕,则为经脉循环流行而资养。今胎孕初结,而经血不足,故右尺脉独见滑象而余脉皆稍弱。经脉血弱不足以充养血海,则冲任郁陷而每日见前阴点滴下血。患者漏血而怀胎,殆即俗所谓"漏胎怀"也。用胶艾汤加味,以干生地、当归、川芎、白芍等为四物汤补血养血且以活血,阿胶补肾育阴以止血,艾叶温暖胞宫以止血,炙甘草资中焦之汁以调和诸药。其方特加白术者,以健脾固带而束冲任止其下陷也。是故药服2剂而血止病愈。患者恐其病复发遂自作主张地连服其方10剂后停药。

38.《灵枢·百病始生》(六十六)

阴络伤则血内溢,血内溢则后血。

治验案例 患者某,女,33岁,住湖北省江陵县农村,教师。1971年10月某日就诊。发病半月,大便下血,血色鲜红,全身乏力,少气,口唇淡,面色㿠白,脉虚弱。乃络脉损伤,血出后阴;治宜养血行血止血,佐以益气;借用胶艾汤加味:

生地18g　当归10g　炙甘草10g　川芎10g　白芍10g　炒白术10g　党参10g　干艾叶10g　炙黄芪10g　阿胶10g(烊化)

上10味,以适量水先煎前9味,汤成去渣取汁,纳阿胶于药汁中烊化,搅匀温服,日2次。

按:《灵枢·百病始生》(六十六)说:"起居不节,用力过度,则络脉伤……阴络伤则血内溢,血内溢则后血"。阴络损伤,血溢络外,自后阴漏泄而出,是为大便下血。血虚少则无以华色,故口唇淡而面色㿠白。血为气之府,有载气之用,血虚则气失其载,亦为之不足,故见少气而全身乏力。气血不足,则脉见虚弱。借用胶艾汤方滋阴补血,止血活络,导血复行于经络。

《素问·生气通天论》(三) 说:"阴者藏精而起亟也,阳者卫外而为固也",加党参、黄芪、白术益气而固血,以血为阴而气为阳也。

《素问·平八气象论》:"结阴者,便血一升,再结二升,三结三升。"

39. 《灵枢·百病始生》(六十六)

"清湿袭虚则病起于下"。

治验案例 某某,男,53 岁,湖北省某厅干部。2005 年 8 月 23 日就诊。素有血糖高,丹毒发病已 5 年,常反复发作,每发则于左足背稍前红肿疼痛且有胀感,经医院用多种抗生素消炎后消失,旋即又复发作,发则又如是。苔白,脉沉。乃湿热邪毒壅遏,气机阻滞,病属丹毒,法宜燥湿清热,解毒止痛,治以三妙散加味,改散为汤服:

苍术 12g 黄柏 12g 木瓜 15g 川牛膝 12g 薏苡仁 20g 射干 12g 威灵仙 10g 升麻 12g 槟榔 15g 陈皮 12g

加水适量煎药,汤成去滓,取汁温分再服,一日服 1 剂。10 剂。

9 月 2 日二诊,服上方 10 剂后,左足肿胀已基本消失,其疼痛范围已缩小,足背中部偏左有指头大部位压痛,走路则足掌相应部位有痛感,仍以上方加味续服:

苍术 10g 黄柏 12g 木瓜 15g 川牛膝 12g 薏苡仁 20g 射干 12g 威灵仙 10g 升麻 12g 槟榔 15g 陈皮 12g 老鹳草 12g 白芍 12g

用水适量煎药,汤成去滓,取汁温分再服,一日服 1 剂。

按:《灵枢·百病始生》(六十六)说:"清湿袭虚则病起于下",《金匮要略·藏府经络先后病脉证》也说:"湿伤于下",湿邪伤于下部,阳气郁遏不通,化以为热,湿热合邪而病主于足,是故左足背发生大片红肿疼胀,用多种抗生素治疗可消,但屡消屡发,缠绵数年,终不能愈,其证邪毒盘结,气滞不行,热郁则局部色红,气不通则痛,气壅遏则肿而有胀感,痛在下部则脉沉。治用三妙散加味改散为汤,苍术燥湿,薏苡仁、木瓜祛湿,威灵仙通经,黄柏、川牛膝清热,射干、升麻解毒,从鸡鸣散方中借来木瓜、槟榔、陈皮行气而消足部肿胀。共奏除湿清热、解毒止痛之效。药服 10 剂,病愈七八,肿胀基本消失,疼痛范围缩小,足背中部偏左有指头大一点按之而痛,走路则足掌相应处有痛感,再加老鹳草止痛、白芍利小便导湿下出以收功。药服 15 剂病愈,至今未复发。

40. 《灵枢·邪客》(七十一)

"今厥气客于五藏六府,则卫气独卫其外,行于阳不得入于阴,行于阳则阳气盛,阳气盛则阳跷陷(陷,乃"满"字之误),不得入于阴(则)阴虚,故目不瞑"。

治验案例 某某,男,40 岁,住湖北省咸宁县某集镇,干部。1967 年 6 月某日就诊。发病数年,长期失眠,经常彻夜不能入寐,每夜必赖安眠药以睡。形容消瘦,心悸、胸闷、短气、咳嗽唾白色泡沫,脉结。乃水饮内结,阻遏卫阳,阳不交阴,治宜温阳祛饮,拟苓桂术甘汤合二陈汤加味:

茯苓 15g 炒白术 10g 桂枝 10g 炙甘草 10g 制半夏 10g 陈皮 10g 牡蛎(先煎)15g

以水煎服,日 2 次。嘱其停服安眠药。

第四天复诊,服上方 1 剂后,当晚停服安眠药即已入睡,连服 3 剂,感稍舒,要求加大药力,遂于原方以甘遂易甘草:

茯苓 15g 炒白术 10g 桂枝 10g 制半夏 10g 牡蛎(先煎)15g 陈皮 10g 甘遂 1.6g

以水煎服,日 2 服,甘遂研末分 2 次冲服。

按：《金匮要略·痰饮咳嗽病脉证并治》说："凡食少饮多，水停心下，甚者则悸，微者短气"。水饮内结，阻遏胸阳则胸闷，滞碍息道则短气，水气凌心则心悸，饮邪犯肺则咳嗽唾白色泡沫，津液内聚为饮，无以充养肌肤，故其形容消瘦。《灵枢·邪客》（七十一）说："今厥气客于五藏六府，则卫气独卫其外，行于阳不得入于阴，行于阳则阳于盛，阳气盛则阳跷陷（陷，乃'满'字之误），不得入于阴（则）阴虚，故目不瞑。"饮邪结聚于内，卫气行于阳不得入于阴，以致无法成寐而失眠，方用白术、甘草、茯苓健脾行水，半夏、陈皮燥湿祛饮，桂枝温阳化饮，《金匮要略》所谓"温药和之"也。加牡蛎潜阳以交阴，故服药即能入睡。药服3剂又加大药力，原方中去甘草加甘遂末冲服，每服则大便泄水数次，连服3剂诸症皆退而停药，唯脉之结象仍在，乃饮邪所结之窠囊未除，病将复发，后果然。

41.《灵枢·九宫八风》（七十七）

此八风皆从其虚之乡来，乃能病人。三虚相搏，则为暴病卒死。……其有三虚而偏中于邪风，则为击仆偏枯矣。

治验案例 患者某，男，48岁，住武汉市武昌县农村，干部。1966年9月某日就诊。5月份发病，突然昏倒，不省人事，苏醒后即出现右侧半身麻木，活动障碍，经数月治疗，稍有好转，但仍右侧手足失灵，不能随意运动，食欲不振，苔薄脉虚。乃气虚夹痰，阻塞身半之脉络，形成"偏枯"之病；治宜益气化痰，拟六君子汤加味：

党参10g 茯苓10g 炒白术10g 炙甘草10g 法半夏10g 陈皮10g 石菖蒲10g 远志肉10g 僵蚕8g

上9味，以适量水煎药，汤成去渣取汁，温服，日2次。

按：风痰阻窍，气血逆乱，正气不运，神识失职而不守，则卒然发生中风昏倒不知人，是乃古之所谓"虚中"也，故苏醒后即见半身不遂，食欲不振而脉象为虚。六君子汤方加味，用党参、白术、茯苓、甘草健脾益气渗湿，以消除其生痰之源；陈皮、半夏、僵蚕行气而祛风痰之邪；菖蒲、远志开窍通塞，以利其痰浊之化除。共奏益气化痰、利窍开结之功。药服20剂左右而病渐愈。

42.《灵枢·九宫八风》（七十七）

其有三虚而偏中于邪风，则为击，仆偏枯矣。

治验案例 患者某，女，55岁，住武汉市武昌区，某商店售货员。1977年10月某日就诊。数月前突然中风卒倒，昏不知人，移时苏醒后，即见右半身活动失灵，不能运动，口部向左歪斜，言语不清晰，苔白腻，脉沉弦。乃风痰壅阻于身半，气血不养，为"偏枯"之病，治宜利窍祛壅，化解风痰，拟导痰汤加味：

胆南星10g 防风10g 茯苓10g 法半夏10g 炙甘草10g 陈皮10g 炒枳实10g 石菖蒲10g 白附子10g 白僵蚕10g 远志8g（去骨）

上11味，以适量水煎药，汤成去渣取汁温服，日2次。

按：《素问·调经论》说："血之与气，并走于上，则为大厥。厥则暴死，气复反则生，不反则死"。风痰阻窍，气血逆乱，神识昏瞀，不能自持，则见突然中风昏倒，不省人事，是乃古之所谓"痰中"也。移时藏府气复，故苏醒。其神志虽已清醒有知，然风痰仍阻塞于身之右半，经脉不通，失其血气之濡养，故患者右侧半身不遂，右颊邪伤而皮肉筋脉缓纵，左颊无邪则皮肉筋脉相引而见急，故口颊㖞庚而向左侧歪斜。《素问·阴阳应象大论》说："心主舌"，又说："心在窍为舌"，且心手少阴之别络系于舌本，飞痰壅窍，心脉受阻，则语言为之不利。风痰内郁为病，故苔见白腻而脉见沉弦，导痰汤方加味，用南星、半夏、白附子、僵蚕、防风化痰祛风，菖蒲、远志开窍祛痰，甘草、茯苓健脾渗湿，以净生痰之源，枳实、陈皮行气，以佐南星、半夏等药之化痰，断断续续服药数 10 剂，时经半年多而病愈。

43. 《灵枢·九针论》（七十八）

肾主欠。

治验案例 患者某，女，50 岁，住湖北枣阳某乡镇，家庭妇女。1951 年 3 月某日就诊。大病后形容消瘦，频频呵欠，舌苔薄而前部偏左有一蚕豆大斜方形正红色苔，脉弦细数。乃少阳郁陷，欲升不能。治宜升提少阳，佐以泻热，拟小柴胡汤加味：

柴胡 24g 黄芩 10g 党参 10g 法半夏 10g 甘草 10g 生姜 8g 黄连 10g 红枣 4 枚（擘）
以水煎服，日 2 次。

服 1 剂症退。

按：大病后，正气不足，血气损伤，故形容消瘦。邪热内蕴，胆气被遏，甲木郁陷于阴分，少阳生气欲升而不能，故频频呵欠。病在少阳则脉弦，正气不足则脉细，邪热内结则脉数而舌见蚕豆大斜方形正红色苔。小柴胡汤加味，用感一阳之气而生的柴胡为君，以升少阳之清气，佐黄芩清热，生姜、半夏升清降浊，党参、甘草、红枣补益正气，再加黄连泻蕴结之邪热。上方用后，能从阴分起郁陷之甲木，升少阳之生气，邪去而正复，故药服 1 剂而症退。

《灵枢·口问》（二十八）："黄帝曰：人之欠者，何气使然？岐伯答曰：卫气昼日行于阳，夜半则行于阴，阴者主夜，夜者卧，阳者主上，阴者主下。故阴气积于下，阳气未尽，阳引而上，阴引而下，阴阳相引，故数欠"。

44. 《灵枢·九针论》（七十八）

"胆为怒"。

治验案例 患者某，男，20 岁。数年前曾发狂证多日，1966 年 11 月其病复发，狂走妄行，善怒，甚至欲持刀行凶。同年 12 月 5 日就诊于余。见其哭笑无常，时发痴呆，伴头昏、耳鸣、失眠、多梦、心悸、两鬓有掣动感，两手震颤，淅然畏寒，四肢冷，面部热，口渴喜饮，大便秘结。唇红，苔白，脉弦细数。治以柴胡加龙骨牡蛎汤去铅丹：

柴胡 12g 黄芩 10g 法半夏 10g 党参 10g 生姜 10g 大枣 3 枚（擘） 桂枝 10g 茯苓 10g 龙骨 12g 牡蛎 12g 大黄 8g

上 11 味，以适量水煎药，汤成去渣取汁温服，日 2 次。服药 4 剂，狂止症退，改以温胆汤加味：

竹茹 15g 茯苓 10g 炒枳实 10g 陈皮 10g 龙骨 12g 法半夏 10g（打） 牡蛎 12g 炒枣仁 10g 石菖蒲 8g 龟板 10g 炙甘草 8g

上 11 味，以适量水煎药，汤成去渣取汁温服，日 2 次。服药数剂，其病痊愈，至今未复发。

按：《素问·灵兰秘典论》说："胆者，中正之官，决断出焉"。《灵枢·九针论》说："胆为怒"。胆实痰郁，失其中正之用，无以正常决断，则善怒，甚则欲持刀行凶。胆主筋，司运动，其脉行于头面两侧，绕耳前后，故其狂走妄行，两手震颤，两鬓有掣动感而头昏、耳鸣。肝藏魂，胆为肝之府而为肝用，故失眠多梦。胆气通于心，心神失宁，故其哭笑无常，时发呆痴而心悸。胆气郁而不伸，其阳郁结于内，则面部热、口渴、大便结、唇红、脉弦细数。其阳不达于外，则四肢冷而淅然畏寒。柴胡加龙骨牡蛎汤升发胆气、化痰定神明。服药后怒止症退，再以温胆汤加龙骨、牡蛎、石菖蒲利窍化痰安神而收功。

45. 《灵枢·九针论》（七十八）

"心藏神"。

《灵枢·癫狂》

"狂者多食，善见鬼神，善笑而不发于外者，得之有所大喜"。

治验案例 患者某，男，40 岁，住湖北省枣阳市某区镇，干部。1975 年 4 月某日就诊。患高血压病已多年，忽于 2 周前发生时而无故微笑，自己明白而不能控制，形体胖，头部昏闷，口干，舌苔厚腻而黑，脉象弦数。乃痰涎沃心，神明失守；治宜化痰涎，泻心火；拟导痰汤加味：

胆南星 10g　炒枳实 10g　茯苓 10g　法半夏 10g　炙甘草 6g　陈皮 10g　大贝母 10g　石菖蒲 10g　黄芩 10g　黄连 10g　玄参 10g

上 11 味，以适量水煎药，汤成去渣取汁温服，日 2 次。

按：《灵枢·九针论》（七十八）说："心藏神"，《素问·调经论》说："神有余则笑不休"。心邪盛，则见时而无故发笑而不能自控。形体肥胖多属痰盛体质。痰浊郁结，清阳不升，津液不布，则头部昏闷，舌苔厚腻而口干，脉弦。痰郁化火，火极似水，故脉兼数象而舌苔兼黑色。《灵枢·癫狂》（二十二）说："狂者多食，善见鬼神，善笑而不发于外者，得之有所大喜"。喜则气缓，津聚为痰，痰涎沃心，发为狂证善笑。导痰汤方加味，用导痰汤化痰行气。加大贝母、石菖蒲开郁通窍，黄连、黄芩泻心火，以平心神之有余。《素问·藏气法时论》说："心欲软，急食咸以软之"，加玄参成软，以遂心欲而滋水以制火。药服 7 剂，痰消火退，善笑遂已。

46.《灵枢·九针论》（七十八）

胃为气逆。

《灵枢·玉版》（六十）

"谷之所注者，胃也"。

治验案例 患者某，女，42 岁，住武汉市武昌区，工人。1977 年 4 月某日就诊。胃痛 10 余年，时发时止。曾呕出黑色血 1 次。饮食稍有不慎即进食稍多或稍硬或不易消化之物则胃痛立即发作。每发则胃部绞急胀痛，气逆上冲而时发噫气，其噫气之声响而长，呕吐食物和黏涎，甚则呕吐青黄色苦汁，小便短少色黄，口干，苔薄，脉虚弱，吃药则痛止。今又胃痛复发，某医院钡餐透视检查，诊断为"胃下垂"和"浅表性胃炎"。乃胃虚气弱，逆而上冲，导致呕胆伤津；治宜补中益胃，降逆行气；拟方橘皮竹茹汤加减：

竹茹 15g　陈皮 10g　生姜 6g　党参 10g　炙甘草 10g　白芍 10g　茯苓 10g　麦冬 10g　当归 10g　枇杷叶 10g（去毛炙）

上 10 味，以水适量煎药，汤成去渣取汁温服，日 2 次。

按：《灵枢·玉版》（六十）说："谷之所注者，胃也"。《难经·三十五难》说："胃者，水谷之府也"。胃主受纳和熟腐水谷，其气以下行为顺。胃气虚弱，经脉易伤，失其正常容受和熟腐水谷之用，故饮食稍有不慎则胃伤而胃痛即发。胃气不降，逆于中则胃部胀痛，上逆则呕吐食物和黏涎，吐甚则夹胆气一并上逆而呕出胆汁。胃气逆而上冲则证见噫气。胃脉损伤，血滞而瘀，故吐出物见乌黑色血。血为肝所藏，而肝脉为厥阴，夹胃而行；《素问·至真要大论》说："厥阴之至为里急"，血气不和，经脉拘急，故其胃病之发则感绞急胀痛。吐伤津液，故上为口干而下为小便短少色黄。病乃胃虚气弱，故脉亦为之虚弱。橘皮竹茹汤方加减，用竹茹、枇杷叶、生姜降逆和胃；陈皮行气消胀；党参、茯苓、麦冬、炙甘草益气补中，养胃润干；当归、白芍调血和肝，以止胃之急痛，且炙甘草、白芍相合，为芍药甘草汤，善治筋脉拘挛也。嘱其切慎饮食调节，药服 2 剂而痛止，又续服 15 剂而停药，至今胃痛未复发。

《灵枢·海论》："水谷之海不足则就不奏谷食"。

47.《灵枢·九针论》（七十八）

肺主咳。

治验案例　患者某，男，65岁，大学教授。1994年1月6日就诊。

1个月前发生感冒，经某医院治疗，寒热症状虽退，但咳嗽至今不已，且唾白色稠痰；咽喉痒，汗出，微渴，大便干，舌苔薄白，脉沉。证乃痰结肺逆，郁而化热。治宜化痰止咳，润燥清热，拟款菀二陈汤加味：

款冬花10g　紫菀10g　陈皮10g　法半夏10g　炙甘草10g　茯苓10g　天门冬10g　黄芩10g
桔梗10g　大贝母10g　枇杷叶10g（去毛炙）

以水煎服，日2次。药服5剂痊愈。

按：肺合皮毛，在变动为咳。风寒侵袭于皮毛，从其所合而内入肺，则皮毛之寒热等症虽退，而肺气上逆之咳嗽不已。其无形之寒气入肺，致肺气郁结，遂化生有形之稠痰随咳而出，故其咳唾白色稠痰。肺气逆于上，不能布于皮毛，皮毛不固，则咳而汗出。肺失清肃之用，阳气郁而不行，遂化生燥热，以致见咽喉发痒，微渴，大便干。病邪入里，故脉见沉象。款菀二陈汤加味，用半夏、陈皮、大贝母、桔梗化痰止咳；茯苓渗湿健脾，以除生痰之源；紫菀、款冬花、枇杷叶三药，下降肺逆，以复肺气之肃降，而增半夏、陈皮等止咳之效；天门冬、黄芩润燥清热；炙甘草调和诸药；合用则化其痰，降其逆，清其热，润其燥，故使迁延1个月之咳嗽药服5剂即愈。

48.《灵枢·岁露论》（七十九）

"人与天地相参也，与日月相应也"。

治验案例　某某，女，23岁，住湖北省武昌某工厂宿舍，工人。1977年9月就诊。发病一年余，肢体大小关节疼痛肿大，每于天气变化发作，小便色黄而有灼热感，口渴，脉濡数。病为"热痹"，治宜燥湿清热，祛风解毒，借用三妙散方加味：

苍术10g　黄柏10g　川牛膝10g　薏苡仁15g　老鹳草10g　桑枝15g　木瓜15g　升麻10g
射干10g　威灵仙10g

以水煎服，日2次。

按：《金匮要略·藏府经络先后病脉证》说："湿流关节"。风寒湿杂至随湿流于关节，阻塞经络，气血郁滞，则肢体关节出现疼痛肿大。《灵枢·岁露论》（七十九）说："人与天地相参也，与日月相应也"，人体与自然环境息息相关，紧密联系，天气变化，则人体关节疼痛即应之而发作。素禀阳藏，经络阻塞不通，阳气郁遏，风寒化热，证见口渴而小便黄且感灼热。脉濡为湿，脉数乃热，病乃今之"热痹"，唐前之所谓"风毒"也。借用三妙散方加味治之，以苍术、木瓜、薏苡仁燥湿除湿，黄柏、川牛膝、桑枝清热祛风，威灵仙、老鹳草通经络、除风湿、止疼痛，升麻、射干解毒，且桑枝引药行上肢，牛膝、木瓜引药行下肢，威灵仙疏通十二经脉，搜尽四肢病邪。药服20余剂病愈。

49.《灵枢·痈疽》（八十一）

"寒邪客于经络之中则血泣，血泣则不通，不通则卫气归之，不得复反，故痈疽。寒气化为热，热胜则腐肉，肉腐则为脓……"。

治验案例　某某，男，22岁，住湖北省咸宁县农村，农民。1967年8月某日就诊。发病二日，初起恶寒，右少腹近腹股沟部发热疼痛，按之则痛甚，右腿不能伸直，大便燥结。舌苔黄厚，脉数。某医院诊断为"急性阑尾炎"。乃血气瘀滞，蓄结痈脓，发为"肠痈"之病。治宜清热通下，破血排脓，方用大黄牡丹皮汤加味：

大黄 12g 丹皮 10g 赤芍 10g 冬瓜仁 15g 芒硝（烊化，后下）10g 当归 10g 桃仁（去皮尖炒打）10g

以水先煎六物，后加芒硝烊化，去滓，温服，日 2 次。

第三日复诊，服上方 2 剂，大便脓血、患部疼痛转轻，且疼痛范围缩小。本应继服上方为治，但其冬瓜仁已缺，遂将冬瓜仁改为金银花、没药二物：

大黄 12g 丹皮 10g 赤芍 10g 当归 10g 芒硝（烊化，后下）10g 金银花 15g 桃仁（去皮尖炒打）10g 制没药 10g

以水先煎七物，后加芒硝烊化，去滓，温服，日 2 次。

隔二日复诊，服上方 2 剂，患部疼痛又转甚，且其疼痛范围亦扩大，时值冬瓜仁已备，仍改回用第一次原方续服。

大黄 12g 冬瓜仁 15g 丹皮 10g 赤芍 10g 芒硝（烊化，后下）10g 当归 10g 桃仁（去皮尖炒打）10g

以水先煎六物，后加芒硝烊化，去滓，温服，日 2 次。又服 3 剂愈。

按：《灵枢·痈疽》（八十一）说："寒邪客于经络之中则血泣，血泣则不通，不通则卫气归之，不得复反，故痈肿。寒气化为热，热胜则腐肉，肉腐则为脓……"是营血凝泣，瘀积不行，血脉不通，则卫气郁而化热，腐败气血，化为痈脓。此病始恶寒，在右少腹近腹股沟部发热疼痛，按之则疼痛加剧，且右腿不能直伸，其为肠痈无疑。遂本《金匮要略·疮痈肠痈浸淫病脉证并治》所谓"肠痈者，少腹肿痞，按之即痛如淋……脉洪数者，脓已成，大黄牡丹汤主之"之旨，用大黄牡丹皮汤加味，以丹皮、桃仁、当归、赤芍破血活瘀，冬瓜仁活瘀排脓，大黄、芒硝清热通下，俾肠痈之脓血从大便以排出，故初服药即便出脓血而病情转轻，然因冬瓜仁之缺而改用清热解毒之金银花与活瘀止痛之没药，服之不仅未效，且病情趋重，幸冬瓜仁又备，遂仍用第一次原方治之，药再服 3 剂而病愈。据此，则可见冬瓜仁一物，在本方中所占之重要地位，不可忽视。

《难经》与临床

1. 《难经·三十四难》

"心色赤……其声言"。

治验案例 患者某,女,55 岁,住湖北省襄樊市,家庭妇女。1972 年 5 月某日就诊。儿子溺死,又家中失火被焚,3 天前发病,神识不聪,烦躁欲走,多言语,善悲哭,舌苔白,脉虚。某医院诊断为"精神分裂症",乃心神虚馁,痰浊扰心;治宜补心神而化痰浊;拟涤痰汤:

法半夏 10g　炒枳实 12g　竹茹 15g　胆南星 10g　石菖蒲 10g　陈皮 10g　远志肉 10g　炙甘草 8g　党参 10g　茯苓 10g

上 10 味,以适量水煎药,汤成去渣取汁温服,日 2 次。

按:忧思过甚则气结聚液为痰,痰浊上扰,则心神虚馁而失守。《素问·调经论》说:"神不足则悲",故其发病则善悲哭而脉见虚象。《难经·三十四难》说:"心色赤……其声言",神明失聪,则精神恍惚而烦躁欲走,且多言语。涤痰汤方,用半夏、南星、竹茹、陈皮燥湿化痰,且陈皮同枳实行气以佐之,茯苓、甘草渗湿和中,以绝其生痰之源,党参、远志、石菖蒲补心安神,通窍益智。药服 6 剂,家中亦得到适当安慰而病遂愈。

2. 《难经·三十四难》

"心色赤……其声言"。

治验案例 某某,男,68 岁,住武汉市武昌区,某高等学校教工。1970 年 7 月某日就诊。素体虚弱,咳嗽唾痰。今输液,于半小时前突然发生卧床全身剧烈振动战栗,如丧神守,失于自持,不能语言,喉中痰鸣如拽锯,唯神志尚清。乃痰浊内扰,心神失守。治宜祛痰安神,因煎药不及,遂以针刺之法治之。

内关穴,刺入 5 分,留针 5 分;丰隆穴,刺入 8 分,留针 5 分。

立即行针。

按:痰邪内盛,故素有咳嗽唾痰而今喉中痰鸣如拽锯。痰浊阻滞,阳欲行而不能通,不通而又欲行,心神失其守持,以致症见全身剧烈振动战栗而不能自持。《难经·三十四难》说:"心色赤……其声言",心气不通于舌,则不能言语。未碍神志,故神志尚清。针刺内关穴以安神,刺丰隆穴以祛痰。针到病除,一次治疗获愈。

3. 《难经·三十五难》

"胃者,水谷之府也"。

治验案例 同《灵枢》、《素问》46 条。

4. 《难经·六十九难》

"虚则补其母"。

治验案例 某某,男,2 岁,住湖北省枣阳市某区镇,某干部之子,1965 年 8 月某日就诊。

患儿发病一周余，因抽搐在其区镇卫生院住院治疗，检查为缺钙，以静脉滴注加入钙剂则抽搐遂已，不加钙剂则抽搐又作。见患儿卧床，昏迷不省人事，气息微弱，目中无神，时而唇周肌肉发生抽掣，指纹微青而达命关。乃正气衰微，痰浊阻滞，木陷风生，治宜补气强神，利窍化痰，拟涤痰汤加味：

制南星 6g　法半夏 6g　竹茹 6g　炒枳实 6g　炙甘草 6g　陈皮 6g　茯苓 6g　石菖蒲 6g　党参 8g　远志 6g　僵蚕 5g

以水煎服，日三次。

按：《素问·太阴阳明论》（二十九）说："脾者，土也，治中央"，《素问·玉机真藏论》说："脾为孤藏，中央土以灌四旁"。是脾居中土，主运化津液于周身。脾气衰微，失其运化津液之用，则津液聚而为痰。痰气郁滞，阻遏气机，则脾气益衰，故症见其卧床不起而气息微弱。脾属土，为心火之子，脾气衰微，则盗其母气以自济，致心气亦衰，所谓"子病累母"也。《素问·宣明五气》（二十三）说："心藏神"，而神赖气以存，《脾胃论·省言箴》说："气乃神之祖……气者，精神之根蒂也"，《医说·养生修养调摄·神气》说："神者气之子，气者神之母……气清则神畅，气浊则神昏，气乱则神劳，气衰则神去"，今心气微弱，则心神衰败，失其常用而不守其位，故见昏迷不省人事，目少精光而无神。《素问·阴阳应象大论》（五）说："风胜则动"，又说："神在天为风，在地为木……在藏为肝，在色为苍"。是肝属木而气通于风，外应青色，《素问·五藏生成》（十）说："脾之合肉也，其荣唇也"，《素问·五常政大论》（七十）说："备化之纪……其藏脾，脾其畏风，其主口"，脾气衰微，致肝木郁陷而生风，风生则物动，风木乘脾土，故于脾主之口唇部位而见风动之抽掣，且指纹亦为之见青色。指纹达于命关者，乃病情之危重也。涤痰汤方，用法半夏、制南星、竹茹化痰祛浊，枳实、陈皮行气以助祛痰，石菖蒲利窍以助祛痰，茯苓渗湿健脾以去生痰之源，党参、甘草补益脾气，以复其运化之机，且脾气旺则肝木之气自升而风自息。加远志补心强神，且以助脾气，《难经·六十九难》所谓"虚则补其母"也，加僵蚕以化风痰，增强化痰息风之效。药服 2 剂，抽掣已，神志清，精神好转，调整数日而康复。此方诸药不含钙，服之而缺钙之病愈，乃在于调整惠儿藏府组织功能使然，不补钙而钙自补也。

5.《难经·六十九难》

"虚则补其母"。

治验案例 患者某，女，16 岁，住湖北省随县某镇，学生，未婚，1952 年冬就诊。3 年前患麻疹后，月经初潮，涉水被浸，旋即咳嗽，唾泡沫浊痰，时而带血，下午微热，心慌，少气，咽喉干燥，有时有半声咳，月经一直未再来潮，苔薄，脉虚数。病乃肺虚气逆，津液不布；治宜补肺降逆，佐以养血化痰；拟以麦门冬汤加味：

麦门冬 20g　法半夏 10g　党参 10g　红枣 4 枚（擘）　粳米 15g 炒　当归 10g　炙甘草 10g　款冬花 10g　紫菀 10g　大贝 8g

以上 10 药，用水适量，煎汤，取汁去渣，日 1 剂，分 3 次温服。

按：麻疹乃温热为病。温热之邪，损伤肺阴，致肺失其清肃下行之用，肺气上逆，不能敷布津液，故咳嗽，唾泡沫痰，或时为半声咳而咽喉干燥。咳久则肺络受伤，则见时而痰中带血。阴虚则潮热脉数。痰多津伤而无以化气，以致肺气不足，故少气心慌而脉见虚象，肺气不能清肃下行，则心气不能下通，胞脉闭塞，其月经则停止而不来潮，《素问·评热病论》说："月事不来者，胞脉闭也。胞脉者，属心而络于胞中，今气上迫肺，心气不得下通，故月事不来也"。彼虽为水气迫肺，与此温热伤肺而肺虚者有异，然皆为肺失下行之职，心气不能下通于胞中而月经不来则一。病乃肺虚心逆，治以麦门冬汤方，用麦门冬生津润燥以滋肺阴，半夏止咳化痰，且麦门冬、半夏配方为伍，一以半夏制麦门冬之腻，一以麦门冬制半夏之燥，二者同用，善降逆气，而无偏腻偏燥之弊。观《伤寒论》之"竹叶石膏汤"、《金匮要略》之，"温经汤"两方中麦门冬、半夏同用，即可见其义。

《难经·六十九难》说："虚则补其母"。以党参、炙甘草、红枣、炒粳米补土生金，以复肺气。方中加大贝，以助半夏之降逆止咳。诸药共奏益肺止咳，心气下通之效。其加当归者，则为养血活血养心宁心，以助麦门冬汤止逆下气而促心气之下通。药服7剂，咳止经通，其病遂愈，至今未复发。

《伤寒论》与临床

1. 《伤寒论·平脉法》

"风强则……身体为痒"。

治验案例 某某，男，42岁，湖北省来凤县农民，1967年夏月某日就诊。发病已三天，初起头面部肿起，延及四肢，继而全身皆肿胀，皮肤颜色无异常，肿胀之处皆发痒，搔之则皮肤现红痕，苔薄，脉浮。乃风邪壅遏于肌肤使然，治以疏风散邪，拟荆防败毒散方：

荆芥10g 防风10g 茯苓10g 川芎8g 羌活10g 独活10g 柴胡10g 前胡10g 炒枳壳10g 桔梗10g 炙甘草8g

以水煎服，日2次。

按：《素问·平人气象论》（十八）说："面肿曰风"，同《素问·生气通天论》（三）也说："因于气，为肿"，缓者为气，急者为风，风、气一也，唯急、缓之别乎，故"气"字可借为"风"，此"气"即正读为"风"也。风邪壅塞于肌肤，肌肤气机不利，故身体为之肿胀。《伤寒论·平脉法》说："风强则……身体为痒"，故其肌肤胀而痒，治用荆防败毒散方，以荆芥、防风、羌活、川芎祛风，《素问·阴阳应象大论》（五）说："风气通于肝"，故又以柴胡、前胡入肝胆，一升一降，俾散周身上下之邪，枳壳、桔梗疏利气机，以为诸药宣散风邪之助，茯苓、甘草健脾和中，且甘草调和诸药，使之发挥整体综合之效用，散其壅遏全身肌肤之风邪而不伤于中气。患者服之1剂而其病告愈。

2. 《伤寒论·平脉法》

"沉潜水蓄"。

《伤寒论·辨太阳病脉证并治法》

"……身瞤动，振振欲擗地者，真武汤主之"。

治验案例 某某，女，37岁，住湖北省枣阳市农村，农民。1950年4月某日就诊。发病二日，全身振振动摇欲倒，不能自持，小便黄，脉沉。乃寒饮内结，正阳受阻，治宜温阳化饮，拟真武汤加味：

炒附片10g 炒白术10g 茯苓10g 白芍10g 生姜10g 细辛6g

以水煎服，日2次。

按：脉沉为阴。《伤寒论·平脉法》说："沉潜水蓄"。水饮之邪蓄结于内，正阳补遏不能外出，故脉见沉象。阳不化气，则小便为之黄。寒饮阻遏阳气，阳欲通而不能通，不能通而又欲通，正邪交争于体内，故身体振振动摇而欲倒，《伤寒论·辨太阳病脉证并治法》说："……身瞤动，振振欲擗地者，真武汤主之"。真武汤方，温正阳以散寒饮，加细辛散寒以助之。药服1剂而病愈。

3. 《伤寒论·辨阳明病脉证并治法》

"夫实则谵语，虚则郑声，郑声，重语也"。

治验案例 某某，女，45 岁，住湖北省枣阳市农村，家庭妇女。1951 年 2 月某日就诊。发病半月，易悲伤，说话则欲哭，语音低微，多重语，善忘，有时欠伸，且失眠，苔薄，脉虚。乃心气不足，神失守持，发为"藏躁"。治宜补心安神，拟方甘麦大枣汤加味：

小麦 15g　炙甘草 10g　党参 10g　红枣（擘）4 枚　远志 10g　茯神 10g　熟地 12g　当归 10g　丹参 10g　酸枣仁（炒打）10g

以水煎服，日 2 次。

按：子藏，亦曰"胞宫"。胞宫之脉上通于心，引心血入胞中而应期下出于前阴，是为"月经"。胞中血气枯少，致心气亦虚，《灵枢·本神》（八）说："心藏脉，脉舍神。心气虚则悲……"《素问·调经论》（六十二）说："神不足则悲"。其病胞精枯涸致心神衰弱，失其守持，故易悲伤而说话则欲哭，且又善忘。《素问·脉要精微论》（十七）说："言而微，终乃复言者，此夺气也"，心气亏虚，故其脉见虚而证见语音低微且多重语。重语，即"复言"也，《伤寒论·辨阳明病脉证并治法》称之为"郑声"，其所谓"虚则郑声。郑声，重语也"。人虚则易倦，阴阳相引，故时有欠伸，郑玄注《礼记·士相见礼》："志倦则欠，体倦则伸"。心在五行属火，以肝木为母，虚则子盗母气，致肝亦不足，肝藏魂，悲哀动中则伤魂，肝魂不能归藏则外扰而失眠。甘麦大枣汤方加味，用小麦、党参、远志以补心，《备急千金要方》卷十三第三说："心劳病者，补脾气以益之，脾王则感于心矣"，用甘草、红枣之甘以补脾，使脾旺则气感于心，补脾即所以补心；《灵枢·本神》（八）说："肝藏血，血舍魂"，用当归、丹参、熟地黄养血补精，和肝藏魂，并润胞枯；茯神、酸枣仁宁神安魂，复其神守。药服 10 余剂诸症渐退，又将原方研末炼蜜为丸服 1 个月余，巩固疗效。

4. 《伤寒论·厥阴病》

"厥者必发热，前热者后必厥"。

治验案例 某某，女，38 岁，住湖北省枣阳市农村，农民，1950 年 10 月某日就诊。发病十余日，开始恶寒发热，旋即恶寒已而发热 3 天，则转为手足厥冷 3 天，今又转为发热已 4 天，心中烦闷不舒，舌苔白，脉数。乃病入厥阴，厥热胜复，治宜寒热互投，拟乌梅丸方，改丸为汤服：

乌梅 12g　黄连 10g　黄柏 10g　炮附片 8g　干姜 8g　桂枝 8g　细辛 6g　炙甘草 8g　党参 10g　当归 10g

以水煎服，日 2 次。

按：病入厥阴，则随其厥阴之化，《素问·至真要大论》（七十四）说："帝曰：厥阴何也？岐伯曰：两阴交尽也"，两阴交尽谓之厥阴。是厥阴为阴气将尽，阳气初生。然阴气将尽而未尽，阳气初生而未壮，居于阴阳进退之界，进则阳胜，退则阴胜。故厥阴为病，进则阳胜而发热，退则阴胜而手足厥冷，阴阳进退，则证见厥热胜复。《素问·六微旨大论》（六十八）说："厥阴之上，风气治之，中见少阳"。是厥阴本风而标阴，中见少阳相火。今厥阴风火循手厥阴心包络经脉上扰心神，故心中烦闷不舒。寒热错杂，故舌苔白而脉数。乌梅丸方，寒热互投，以治其阴阳错杂。《灵枢·经脉》（十）说："厥阴者，肝脉也"。《素问·阴阳应象大论》（五）说："酸生肝"，故用乌梅之酸以补肝体为君，当归养血以和肝；《素问·藏气法时论》（二十二）说："肝苦急，急食甘以缓之"，用党参、甘草之甘以缓肝经之急迫，黄连、黄柏以泻阳热之邪，桂枝、干姜、附片、细辛以祛阴寒之邪。寒以泻热，温以祛寒，各自为功，两不相妨。改丸为汤者，丸缓而汤速也。药服 1 剂而病愈。

5. 《伤寒论·厥阴病》

"热痢下重者，白头翁汤主之"。

《伤寒论·厥阴病》

"下痢欲饮水者，以有热故也，白头翁汤主之"。

治验案例 患者某，女，35岁。1969年8月9日就诊。1969年8月5日发病，发热，下痢红白黏冻，且时伴以鲜血，1日达20～30次，里急后重，痛苦不堪，口渴欲饮水，恶心欲吐，食欲不振。经他医治疗未效而于8月9日就诊于余。诊见形体消瘦，精神困惫，舌苔黄，脉细数。此乃湿热郁遏肠道，气血郁滞，拟白头翁汤加味：

白头翁12g 黄连10g 黄柏10g 广木香6g 秦皮10g 当归12g 炒枳壳10g 桔梗10g

上8味，以适量水煎药，汤成去渣取汁温服，日2次。服2剂未效，此乃气滞不重，而热甚血伤尤深，故于上方中去疏利气机之桔梗、枳壳；加槐花12g、地榆15g凉血止血：

白头翁12g 黄连10g 黄柏10g 广木香6g 秦皮10g 当归10g 槐花12g 地榆15g

上8味，以适量水煎药，汤成去渣取汁温服，日2次。服药1剂，发热、口渴、恶心等症消失，食欲好转，表明热邪稍退，胃气渐顺。然仍下痢红白黏冻，1日夜二、三十次，里急后重，困惫异常，仍以原方加减：

白头翁12g 黄连10g 黄柏10g 广木香6g 秦皮10g 当归12g 炙甘草10g 地榆30g 阿胶12g（烊化）

上9味，以适量水先煎前8物，去渣取汁，纳阿胶于药汁中烊化，温服。药服1剂，大便转为正带，红白黏冻全无，里急后重消失，痢疾已愈。再以其方1剂巩固疗效。

按： 湿热郁遏，熏蒸于肠胃，腐败气血，奔迫于后阴，而为下痢红白黏冻，且时伴以鲜血。血气瘀滞，气机不畅，故里急后重，下痢1日夜达数十次。胃气失降，故恶心欲呕，且食欲不振。热盛于身则发热，口渴欲饮水，舌苔黄，脉细数，其病为湿热痢而热重于湿，治本《伤寒论·厥阴病篇》"热痢下重者，白头翁汤主之"，"下痢欲饮水者，以有热故也，白头翁汤主之"之法，以白头翁汤泄热燥湿，凉血解毒为主，加当归行血以愈便脓，加广木香调气，枳壳、桔梗疏利气机以除后重。服药2剂未见稍效，遂以其邪热过甚而减去疏利气机之桔梗、枳壳，加入槐花、地榆以增强凉血泄热之力。服药后，发热、口渴、恶心等症消失，食欲亦好转；但下痢红白黏冻伴鲜血之证不减轻，1日夜仍为数十次，里急后重，困惫不堪；舌苔黄，脉细数。此乃劳累体弱之故，遂本《金匮要略·妇人产后病篇》"产后下痢虚极白头翁加甘草阿胶汤主之"之法，于上方减凉血之槐花，加入阿胶以养阴止血，炙甘草资汁补中，助正气以除湿热。患者虽非产后，但其病前身体衰弱，与"下痢虚极"实为相似，故服药1剂，即正复邪退大便转为正常，红白黏冻全无，里急后重消失，痢疾告愈。

6. 《伤寒论·厥阴病》

"手足厥寒，脉细欲绝者，当归四逆汤主之"。

治验案例 某某，女，38岁，住湖北省随州市某镇，家庭妇女。1953年某月某日就诊。一年前开始发生月经错后，每次月经来潮皆愆期，或愆期数天，或愆期十数天，经色乌黑，半年后月经停止来潮。现月经停止已半年，小腹部不温，四肢厥冷，苔薄白，脉沉细缓。乃肝寒脉凝，血行不通，导致月经停止而病"闭经"，治宜养血通脉，温经散寒，拟当归四逆加吴茱萸生姜汤：

当归12g 桂枝10g 白芍10g 红枣（擘）4枚 细辛6g 木通10g 炙甘草10g 吴茱萸10g 生姜10g

以水煎服，日2次。

按： 《素问·上古天真论》（一）说："女子……天癸至，任脉通，太冲脉盛，月事以时下"，王冰注："所以谓之月事者，平和之气，常以三旬而一见也。故愆期者，谓之有病"。今月经愆期至六七个月而未潮，其为闭经之病矣。《灵枢·五音五味》（六十五）说："冲脉，任脉，皆起于胞中"。冲为血海而为肝所主，肝居下焦，肝寒则所主之血海失其温养，《素问·举痛论》（三十九）说："寒气入经则稽迟，泣而不行"，故其小腹不温而月经始而愆期，继而闭止。阴血虚寒，不与阳气相顺接，故手足为之厥冷。血中温气不足，血行不利，不能鼓脉外出，则脉见沉涩而细缓。当归四逆加吴茱萸生姜汤方，用当归、白芍、红枣活血养血，细辛温经散寒，桂枝通血分之阳，木通通经络之滞，甘草补中以益血气生化之源，吴茱萸、生姜以逐陈寒，共奏养血通脉之效，且方中桂枝、白芍、甘草、生姜、红枣为桂枝汤，善和营卫，调血气，复其阴阳顺接之常，寒去脉通，厥回经潮，服药 5 剂病愈。

7. 《伤寒·辨少阴病病证并治》

"少阴之为病，脉微细，但欲寐也"。

治验案例　患者某，女，60 岁，住湖北省枣阳市农村，家庭妇女，1950 年 12 月某日就诊。发病已 5 日，卧床不起，时妄言语，语多重复，语声低微，咳嗽唾白色泡沫，小便黄，手足冷，脉微细而浮。先此 2 月见面颧色红如指头大。乃少阴伤寒，阴盛阳浮，治宜温阳行水，散寒止咳，拟真武汤加减：

制附片 10g　茯苓 10g　白芍 10g　炒白术 10g　干姜 10g　细辛 6g　五味子 8g　炙甘草 10g

上 8 味，以适量水煎药，汤成去渣取汁温服，日 2 次，药服 2 剂而愈。

按：《伤寒论·辨少阴病脉证并治篇》说："少阴之为病，脉微细，但欲寐也"。所谓"但欲寐者"，病者昏睡，呼之则应，旋又昏睡，今谓之"半昏迷"也。邪入少阴，正气大伤，阳浮于上，神明失守，故其卧床不起，时妄言语，语声低微，微细之脉见于浮象之中。阴寒内盛，正阳被遏，则小便黄而手足冷。寒邪化饮，上逆犯肺，故咳嗽而唾白色泡沫。真武汤方，用附片为君，以复其少阴真阳之功能而消阴寒之邪气；白术健脾培土以制水气；干姜、细辛、五味子止咳，且干姜、细辛气味辛温，可助附片散寒去饮；茯苓、白芍利小便，使附片温阳祛寒后，其毒从小便去之，不留于人体内为害；甘草调和诸药。全方共奏温阳行水，散寒止咳之效。其病此方治之可愈。唯其"两颧色红如指大"之象已见 2 月，殆非佳兆。《灵枢·五色》说："赤色出两颧，大如拇指者，病虽小愈，必卒死"，先父说："年老人无故而两颧发红如指大，为命门相火动摇，活不过一年"。故意其病此方治之虽可愈，而其寿命终不过一年之期也。后果然。

8. 《伤寒论·辨少阴病病证并治》

"少阴之为病，脉微细，但欲寐也"。

治验案例　某某，女，3 岁，住湖北省咸宁县农村。1967 年 8 月某日就诊。发病五天，发热，昏睡，偶尔太息，心烦，时见右腿抬起欲小便，尿短少色黄，口渴欲饮水，舌苔黄。乃病邪入里，化热伤阴，治宜养育真阴，利水泻热，拟猪苓汤加味：

猪苓 6g　茯苓 6g　泽泻 6g　滑石 6g　阿胶（烊化）6g　浙贝 5g　麦门冬 6g

以水煎服，日 2 次。

按：《素问·天元纪大论》（六十六）说："少阴之上，热气治之"。邪气入里，从少阴之热化，则见发热、口渴、心烦、舌苔黄。热盛阴伤，肾水不济，心神失聪，则小便短少色黄而昏睡。此"昏睡"者，正是《伤寒论》中所述"少阴病"之"但欲寐"也。其正气郁结，故偶尔见一太息。猪苓汤方加味，用猪苓、茯苓、泽泻、滑石利小便以泻热邪，阿胶育养肾之真阴，加麦门冬生津清热除烦，从高源以滋肾水，促真阴之早复，浙贝解郁开结，有助于正气流行。药服 1 剂，邪热去而真阴复，神气清，病即告愈。

9.《伤寒论·辨少阴病脉证并治》

"少阴病得之二、三日以上，心中烦，不得卧，黄连阿胶汤主之"。

治验案例 患者某，女，50岁，住湖北省枣阳市某乡镇，家庭妇女，1950年12月某日就诊。发病已数日，卧床不起，但欲眠睡，而又烦躁不得安卧，神昏，呼之则应，妄言胡语而作郑声，口舌干燥，小便黄，舌苔黑色而少津，脉微细数。乃热入少阴，水火未济，治宜滋水泻火，交通心肾，拟黄连阿胶汤。

黄连12g 黄芩10g 鸡子黄2枚 白芍10g 阿胶10g（烊化）

上5味，以适量水先煎3味，汤成去渣取汁，纳阿胶于药汁中烊化，待温加入鸡子黄烊化，搅匀温服，日2次。另用犀角磨水取汁一小杯顿服（现犀角已禁用）。

按：《素问·天元纪大论》说："少阴之上，热气主之"，邪入少阴，病势已深，故其卧床不起，神昏但欲寐，且要为言语，然呼之则应。少阴热化，真阴受灼，冰火不相济，故心中烦，不得卧而小便色黄。少阴水亏，无以上布，则口舌干燥；少阴热盛，火极似水，则脉微细数，舌苔色黑而少津。《伤寒论·辨少阴病脉证并治篇》说："少阴病得之二三日以上，心中烦，不得卧，黄连阿胶汤主之"。黄连阿胶汤方，用黄连泻心火，使之下交肾水，以黄芩清热助之；用阿胶补肾水，使之上交心火，以白芍和阴佐之；鸡子黄入中宫，运转上下，以达心肾相交、坎离交媾、水火既济而成"泰"。另用犀角磨水服者，以其入心解热毒，凉血清神也。药服1剂而邪退神清，遂专事调理而病渐愈。

10.《伤寒论·少阴病》

"少阴病，下利便脓血者，桃花汤主之"。

治验案例 某某，女，48岁，住武汉市青山区，干部，1974年12月6日就诊。1954年8月患痢疾，时缓时剧，绵延二十年，经武汉、北京等地医院治疗未效。后剖腹探查，诊断为"结肠溃疡"。患者形体消瘦，精神疲乏，食欲不振，面色少华，常畏寒；大便时下脓血，便色乌黑，下血前常有多汗、小腹急痛，但无后重感，大便无血时则稀溏而色如果酱，或带白色黏液。近来发生上腹部满胀，每于饥饿时刺痛，得食则减，遇寒则剧，口泛酸水。月经时断时潮；潮前小腹刺痛，经色乌黑。脉沉迟细弱。乃虚滑痢疾兼瘀，法宜固滑止痢，兼以活瘀，方以桃花汤加味：

赤石脂30g 炒粳米15g 干姜6g 炙甘草9g 党参12g 白术12g 当归24g 川芎9g 白芍15g 延胡索12g 桂枝6g 红花9g 蒲黄炭9g

用水适量煎药，汤成去滓，取汁温分四服，二日服1剂。5剂。

12月16日二诊，服上方5剂，大便基本成形，下血停止，便色转正常，汗出之症消失，畏寒减轻，精神、食欲、面色均好转，唯稍劳则小便遗出，仍拟原方加减续服：

赤石脂30g 炒粳米15g 干姜6g 炙甘草9g 党参12g 白术12g 当归24g 川芎9g 白芍15g 延胡索12g 蒲黄炭9g 桂枝6g 炙黄芪12g

加水适量煎药，汤成去滓，取汁温分四服，二日服1剂。6剂。

12月28日三诊，服上方6剂，诸症悉退，劳则小便遗出亦好转，大便尚有时稍稀。再以原方加减善其后：

赤石脂30g 炒粳米15g 干姜6g 炙甘草9g 党参12g 白术12g 当归24g 川芎9g 白芍15g 延胡索12g 炙黄芪12g 山药12g 广木香4g

加水适量煎药，汤成去滓，取汁温分四服，二日服1剂。药服11剂，大便完全恢复正常，食欲转佳，体重增加，形体渐盛，诸症减退，其病告愈。

按：患者脾肾虚寒，肠滑不固，故久久下痢以致二十年不愈，虽病痢而无后重感。气虚阳弱，则精神疲乏、食欲不振、面色少华、畏寒、痢前多汗或大便带白色黏液以及腹部饥饿则痛、遇寒则剧、口泛酸水，脉沉迟细弱。络伤血瘀，则大便色黑或如果酱、上腹部刺痛。月经前小腹刺痛、经色乌黑，亦为血瘀之征。病久则精血亏损，故形容消瘦。遂本《金匮要略·呕吐哕下利病脉证并治》"下利便脓血者，桃花汤主之"之法，以桃花汤涩肠固滑以止下痢，加党参、白术、炙甘草补脾益气，加当归、川芎、白芍、红花、延胡索、蒲黄炭养血活血，止痛止血，加桂枝通阳温经，以助血行。服后精神、食欲、畏寒、大便均好转，下血及汗出亦止，唯劳则小便遗出，故予方中减去破血之红花，加炙黄芪益气补虚以固摄，继之再去温通止血之桂枝、蒲黄炭，加山药以益脾固涩广木香利气以防补药之壅。

《金匮要略》与临床

1. 《金匮要略·藏府经络先后病脉证》（一）

"见肝之病，知肝传脾，当先实脾"。

治验案例 某某，男，1岁半，湖北省随州市某镇小学教师之小孩。1952年9月某日就诊。发病已数天，两眼胞肿大如桃，尤以上眼胞为甚，色泽光亮，呈水样肿，两眼睁开困难，疼痛，哭叫不止，服眼科药未效。乃肝郁乘脾，水湿不化，治宜条达肝木，健脾祛湿，借用逍遥散方以治之：

当归6g　白芍6g　柴胡6g　炒白术6g　茯苓6g　生姜2g　薄荷2g　炙甘草5g

以水煎服，日2次。

按：《灵枢·脉度》（十七）说："肝气通于目"，又《五阅五使》（三十七）说："目者，肝之官也"，是目为肝之窍。然目之眼胞则为"肉轮"而为脾所主。肝气郁结，失其条达之性，乘侮脾土，则脾不能运化津液，致水湿结聚，而症见肝窍为脾所主之眼胞水肿光亮。阴湿壅塞，气机不通，故睁眼困难而疼痛。逍遥散方，用当归养血和肝，白芍除痹平肝，柴胡疏肝以利气机。《素问·藏气法时论》（二十二）说："肝苦急，急食甘以缓之"，又说："肝欲散，急食辛以散之"，用甘草之甘以缓肝之急迫，用少许生姜、薄荷之辛散以遂肝条达之性，《金匮要略·藏府经络先后病脉证》说："见肝之病，知肝传脾，当先实脾"，用白术、茯苓实脾利水，一以止肝邪之犯，一以除水湿之邪。药服1剂而眼肿消退，疾病获愈。

2. 《金匮要略·藏府经络先后病脉证》（一）

"湿流关节"。

治验案例 某某，女，23岁，住湖北省武昌某工厂宿舍，工人。1977年9月就诊。发病一年余，肢体大小关节疼痛肿大，每于天气变化发作，小便色黄而有灼热感，口渴，脉濡数。病为"热痹"，治宜燥湿清热，祛风解毒，借用三妙散方加味：

苍术10g　黄柏10g　川牛膝10g　薏苡仁15g　老鹳草10g　桑枝15g　木瓜15g　升麻10g
射干10g　威灵仙10g

以水煎服，日2次。

按：《金匮要略·藏府经络先后病脉证》说："湿流关节"。风寒湿杂至随湿流于关节，阻塞经络，气血郁滞，则肢体关节出现疼痛肿大。《灵枢·岁露论》（七十九）说："人与天地相参也，与日月相应也"，人体与自然环境息息相关，紧密联系，天气变化，则人体关节疼痛即应之而发作。素禀阳藏，经络阻塞不通，阳气郁遏，风寒化热，证见口渴而小便黄且感灼热。脉濡为湿，脉数乃热，病乃今之"热痹"，唐前之所谓"风毒"也。借用三妙散方加味治之，以苍术、木瓜、薏苡仁燥湿除湿，黄柏、川牛膝、桑枝清热祛风，威灵仙、老鹳草通经络、除风湿、止疼痛，升麻、射干解毒，且桑枝引药行上肢，牛膝、木瓜引药行下肢，威灵仙疏通十二经脉，搜尽四肢病邪。药服20余剂病愈。

3. 《金匮要略·藏府经络先后病脉证》（一）

"湿伤于下"。

治验案例 某某，男，53 岁，湖北省某厅干部。2005 年 8 月 23 日就诊。素有血糖高，丹毒发病已 5 年，常反复发作，每发则于左足背稍前红肿疼痛且有胀感，经医院用多种抗生素消炎后消失，旋即又复发作，发则又如是。苔白，脉沉。乃湿热邪毒壅遏，气机阻滞，病属丹毒，法宜燥湿清热，解毒止痛，治以三妙散加味，改散为汤服：

苍术 12g　黄柏 12g　木瓜 15g　川牛膝 12g　薏苡仁 20g　射干 12g　威灵仙 10g　升麻 12g
槟榔 15g　陈皮 12g

加水适量煎药，汤成去滓，取汁温分再服，一日服 1 剂。10 剂。

9 月 2 日二诊，服上方 10 剂后，左足肿胀已基本消失，其疼痛范围已缩小，足背中部偏左有指头大部位压痛，走路则足掌相应部位有痛感，仍以上方加味续服：

苍术 10g　黄柏 12g　木瓜 15g　川牛膝 12g　薏苡仁 20g　射干 12g　威灵仙 10g　升麻 12g
槟榔 15g　陈皮 12g　老鹳草 12g　白芍 12g

用水适量煎药，汤成滓，取汁温分再服，一日服 1 剂。

按：《灵枢·百病始生》（六十六）说："清湿袭虚则病起于下"，《金匮要略·藏府经络先后病脉证》也说："湿伤于下"，湿邪伤于下部，阳气郁遏不通，化以为热，湿热合邪而病主于足，是故左足背发生大片红肿疼胀，用于多种抗生素治疗可消，但屡消屡发，缠绵数年，终不能愈，其证邪毒盘结，气滞不行，热郁则局部色红，气不通则痛，气壅遏则肿而有胀感，痛在下部则脉沉。治用三妙散加味改散为汤，苍术燥湿，薏苡仁、木瓜祛湿，威灵仙通经，黄柏、川牛膝清热，射干、升麻解毒，从鸡鸣散方中借来木瓜、槟榔、陈皮行气而消足部肿胀。共奏除湿清热、解毒止痛之效。药服 10 剂，病愈七、八，肿胀基本消失，疼痛范围缩小，足背中部偏左有指头大一点按之而痛，走路则足掌相应处有痛感，再加老鹳草止痛、白芍利小便导湿下出以收功。药服 15 剂病愈，至今未复发。

4. 《金匮要略·中风历节病脉证并治》（五）

"寒虚相搏，邪在皮肤，浮者血虚，络脉空虚，贼邪不泻，或左或右，邪气反缓，正气即急，正气引邪，㖞僻不遂，邪在于络，肌肤不仁……"。

治验案例 某某，男，10 岁，住湖北省枣阳市农村，学生。1965 年 4 月某日就诊。发病已五天，口眼向右㖞斜，以口角为甚，左侧面部麻木，偶有口涎流出而自己无觉，饮食稍有不便，舌苔白，脉浮。乃风邪中络，口眼㖞斜。治宜养血祛风，拟牵正散加减：

白附子 8g　全蝎 6g　僵蚕 8g　当归 8g　川芎 8g　桂枝 6g　防风 8g　荆芥 8g

以水煎服，日 2 次。

针灸方：左地仓穴透左颊车穴，留针 15 分钟；左颧髎穴刺入三分，留针 15 分钟。

日 1 次。

按：《金匮要略·中风历节病脉证并治》说："寒虚相搏，邪在皮肤，浮者血虚，络脉空虚，贼邪不泻，或左或右，邪气反缓，正气即急，正气引邪，㖞僻不遂，邪在于络，肌肤不仁……"今贼风中人左侧面颊之络脉，血脉损伤，致血气运行受阻，无以濡布其肌肤，肌肤失养而缓纵不收，故左侧面颊麻木不仁、口眼向右㖞斜。口部㖞斜不正，则感饮食有不便，且因其收摄津液之用失常，故又偶有口涎流出而自己无觉者。病无热象，故舌苔白。其为风邪伤络而络脉血虚，是以脉象见浮。牵正散方加味，用白附子、全蝎、僵蚕、荆芥、防风祛风通络，桂枝温通血脉，当归、川芎养血活血，流畅气血，血行而风去。针刺左侧地仓透颊车，并刺左侧颧髎穴，以疏通惠部经络，流畅患部气血，加强上方药物养血祛风之效果。针刺一次，药服 3 剂而病愈。

5.《金匮要略·肺痈者》（七）

"咳引胸中隐隐痛脉反滑数，此为肺痈。"

治验案例 患者某，男，35 岁，住湖北省枣阳市某集镇，市民。1956 年 5 月就诊。发病 2 月余，咳嗽，引胸中隐隐疼痛，频频唾出脓痰腥臭，甚则呕吐脓痰，口干不欲饮水，面目微肿，不能平卧，坐床头倚物布息，脉数。病乃肺部蓄结痈脓，治宜清肺解毒，化瘀排脓，拟苇茎汤合桔梗汤加味：

苇茎 30g　冬瓜仁 10g　薏苡仁 10g　鱼腥草 30g　桔梗 10g　甘草 10g　川贝母 6g　桃仁 10g（去皮尖炒打）

以水煎服，日 2 次。

第 3 天复诊，服药 2 剂，病稍减，改拟以毒攻毒法，方用：

大蟾蜍 1 只，剖腹去内藏及头部，切成小条状，以白糖搅拌，随意食之。

初食蟾蜍 3 只，未感觉其腥味，然食至第四五只时，觉腥臭之甚难以下咽，旋即停用，咳唾脓血等症消失而病愈。

按： 风热邪毒伤肺，肺中血脉蓄结痈脓而发为肺痈，咳唾脓血腥臭，且引胸中痛。邪毒壅肺，肺失和降及主气之用，气机逆乱，故面目微肿，不得平卧而依物布息。脉数而口干不欲饮水者，乃热毒在血脉使然。治用苇茎汤合桔梗汤加味以清肺解毒、化瘀排脓。服药后本已奏效，奈患者艰于服药，故改用民间验方：白糖拌蟾蜍食之，以毒攻毒。《神农本草经》卷三说："虾蟆，味辛寒，主邪气，破症坚，血痈肿，阴创，服之不患热病"。《千金翼方·本草下·虫鱼部》说："虾蟆，味辛寒有毒……疗阴蚀，疽疬恶疮，猘犬疮伤，能合玉石，一名蟾蜍"。是蟾蜍亦名虾蟆，可治疮痈。《灵枢·本神》说："肺藏气，气舍魄"，肺中蓄结痈脓，肺魄失灵，故初食蟾蜍 3 只，未觉其腥，然食之已收效，故待食第四五只时则觉其腥臭而难以下咽，其病亦愈。

6.《金匮要略·肺痿肺痈咳嗽上气病脉证并治》（七）

"咳而……脉沉者，泽漆汤主之"。

治验案例 某某，女，38 岁，湖北省咸宁市某医院职工。2003 年 9 月 3 日就诊，发病已两年，遇过敏物则发病，每发则胸中胀满，咳唾白痰，呼吸促急，气息不利，喘鸣迫塞，鲐不得息，苔白，脉沉。乃正虚水泛，肺气壅阻，法宜助正逐水，以复肺之肃降，方用"泽漆汤"以治之：

制泽漆 15g　紫菀 10g　生姜 10g　法半夏 10g　党参 10g　桂枝 10g　炙甘草 10g　白前 10g　黄芩 10g

用水适量煎药，汤成去滓，取汁温分 3 服，一日服 1 剂。3 剂。

9 月 7 日二诊，药服 3 剂，胸胀消失，呼吸通利，气息稍欠平调，仍拟原方 3 剂续服。病止如常人。唯遇过敏物则复发，发则服上方即病止，遇病源则又发，发则如是，屡发屡止，屡止屡发，反复发作，迁延经年，前后服药数 10 剂，犹未能痊愈，遂本"五藏所伤，穷必及肾"之旨，以脉沉属肾，改从肾治，用"五子衍宗丸"加味：

菟丝子 18g　覆盆子 12g　枸杞 12g　五味子 10g　车前子 10g　煅龙骨 12g　煅牡蛎 12g　煅海浮石 10g

加水适量煎药，汤成去滓，取汁温分 3 服，一日服 1 剂，10 剂。

菟丝子 200g　覆盆子 150g　枸杞 150g　五味子 100g　车前子 100g　煅龙骨 150g　煅牡蛎 150g　煅海浮石 100g

共研细末，过筛，炼蜜为丸，如小豆大，每服 20g，一日服三次，开水送下。

按：《金匮要略·肺痿肺痈咳嗽上气病脉证并治》说："咳而……脉沉者，泽漆汤主之"，《脉经》卷二第三说："寸口脉沉，胸中引胁痛，胸中有水气，宜服泽漆汤"。胸中为空旷之地，正阳不足，失去离照之用，致水气结于胸中，则胸中胀满烦闷，咳嗽而胸胁引痛，肺气壅逆，则息道狭窄而呼吸不利，喘鸣迫塞，鑢不得息；水邪偏里，则脉应之而沉。泽漆汤重用泽漆为君，决壅逐水。紫菀、半夏、生姜降逆祛饮，桂枝通阳化气，党参、甘草补虚培土，白前、黄芩清解郁热，共奏决壅利水之效，使水邪从下窍而泄，故服药而病止。旋而其病又复发，遂服其方则其病又止，反复发作，反复服药，反复病已，其服药数 10 剂，然其病终未得根治，是其真气未足以御邪也。因思古有"五藏所伤，穷必及肾"之训，且其脉沉当为肾脉之象，遂改用"五子衍宗丸"补肾精以固先天，其菟丝子、覆盆子、枸杞子、车前子、五味子最能益精聚精，助正而祛邪，加龙骨、牡蛎协调肾中之阴阳，海浮石味咸入肾而化痰浊，共奏补肾益精、和调阴阳、化除痰浊之效，故药服 10 剂后改服丸剂一粒。缓缓培补先天真气，服丸剂数月，日渐精旺体充，其病痊愈。

7. 《金匮要略·肺痿肺痈咳嗽上气病脉证治》（七）

"肺胀，咳而上气，烦躁而喘，脉浮者，心下有水（气），小青龙加石膏汤主之"。

治验案例 患者某，女，23 岁，某学校教工家属。1958 年 8 月某日就诊。患者自幼病哮喘，每冬夏两季发作。今怀孕 3 月，2 天前哮喘复发，胸中满闷，呼吸气塞，倚物布息，不能平卧，喉中喘鸣，咳唾白色泡沫，烦躁，心下有水浸泡感，心窝部时贮少许汗水，苔白，脉浮。治宜外散表寒，内降水饮，佐以清热除烦，拟小青龙加石膏汤：

麻黄 10g　桂枝 10g　白芍 10g　五味子 8g　细辛 6g　干姜 10g　制半夏 10g　甘草 10g　石膏 15g

上 9 味，以水煎服，日 2 次。

3 日后复诊，服上方 3 剂，哮喘减轻，改拟厚朴麻黄汤：

厚朴 12g　麻黄 10g　干姜 10g　五味子 8g　细辛 6g　石膏 15g　半夏 10g　杏仁 10g（去皮尖炒打）　小麦 20g

上 9 味，以水煎服，日 2 次。

又服 3 剂而诸症尽退，至春节后顺利分娩。唯产后偶感寒邪，哮喘又复发。仍以小青龙汤外散寒邪，内降水饮，加当归 10g、川芎 10g，以养血活血为治。药服 10 余剂病愈，至今未复发。

按：《素问·调经论》说："气有余则咳嗽上气"。肺居胸中，主气，司呼吸，外合皮毛。水饮之邪蓄积在胸，遇外寒则牵动水饮上逆犯肺，阻塞气道，肺气壅遏而肺叶不布，故胸闷，呼吸气塞而倚物布息，不能平卧。息道狭窄，则呼吸不利而喉中喘鸣。《素问·阴阳应象大论》说："肺……在变动为咳"。外寒、内饮交相犯肺，致肺气不降，故咳嗽而唾白色泡沫。水饮阻于心胸，阳气郁结不伸，则心下有水气浸泡感，且见烦躁。心在液为汗，心液外泄，则见心窝部时贮有汗水。病由外寒引动内饮而发，故脉见浮象。《金匮要略·肺痿肺痈咳嗽上气病脉证治篇》说："肺胀，咳而上气，烦躁而喘，脉浮者，心下有水（气），小青龙加石膏汤主之"。小青龙加石膏汤方，用麻黄、桂枝发表散寒，半夏逐饮，白芍《神农本草经》卷二谓其"利小便"，用之以导水饮之下出，干姜、细辛、五味子止嗽，且干姜、细辛温里散寒以助半夏之逐饮，甘草调和诸药，共成小青龙汤，为"外散寒邪，内降水饮"之名方。加石膏者，以其清热除烦躁也。有谓半夏落胎，然有病则病当之，无碍于胎也。药服 3 剂，病情好转，改拟厚朴麻黄汤方，用麻黄、杏仁、厚朴发散外邪和利气止喘，半夏逐饮，干姜、细辛、五味子止咳，且干姜、细辛温里散寒以助半夏之逐饮，小麦、石膏宁心清热而除烦躁。又服 3 剂而诸症尽退，至春节后则顺利分娩。唯在产后偶感寒邪哮喘又复发，遂以小青龙汤外散寒邪，内降水饮，加当归10g，川芎10g以养血活血为治。药服10多剂病愈，至今未复发。

8.《金匮要略·腹满寒疝宿食病脉证》（十）

"按之不痛为虚，痛者为实"。

治验案例 某某，女，45岁，住湖北省神农架林区，家庭妇女，1990年8月4日就诊。近半年多来，身体上下肌肤常出现一些散在性不规则的铜钱大紫色斑块，按之不退，无痛感，月经每次来潮则量多如涌，经血红，某医院为其两次刮宫治疗而未能奏效，心慌，少气，口干，脉细数。乃血脉损伤，出于皮下，是为"紫癜"，治宜养血活血止血，兼以益气，借用胶艾汤加味：

生地15g　当归10g　川芎10g　干艾叶10g　炙甘草10g　白芍10g　炙黄芪10g　炒白术10g

党参10g　阿胶（烊化）10g

以水煎服，日2次。

按：《灵枢·脉度》（十七）说："经脉为里，支出横者为络，络之别者为孙（络）"。络脉网布人身内外上下，血气衰少，无以充养络脉，络脉损伤，则血溢出络外，瘀积皮下，结为紫癜而按之不退，《金匮要略·腹满寒疝宿食病脉证》说："按之不痛为虚，痛者为实"，彼虽为腹满一证而设，然其作为诊察疾病虚实原则，亦适用于各种病证，此例乃因血气衰少所致，故按之无痛感，胞中络脉损伤，血溢络外，每随月经来潮而下出前阴，则症见月经过多。病不因胞宫血实积滞，故刮宫无益也。阴血衰少，则阴液不足而阳气亦虚弱，故口干、脉细数而又心慌、少气。借用胶艾汤补血养络、止血活血，加党参、白术、黄芪益气生津。药服1剂而血止，6剂而病愈。

9.《金匮要略·五藏风寒积聚病脉证并治》（十一）

"热在下焦者……亦令淋秘不通"。

治验案例 某某，男，40岁，住湖北省石首县农村，农民。1954年7月某日就诊。今天下午突然发病，小便闭塞，点滴不通，小腹满急，意欲小便而不能，痛苦不堪，脉象沉实有力。乃命门相火郁结，肾气不化，是则所谓"癃闭"之证。治宜泻火滋阴，化气通关，拟方通关丸，改丸为汤。

黄柏30g　知母30g　肉桂3g

以水煎服，日2次。

按：癃闭，古亦作"癃闭"，又作"淋秘"。《素问·五常政大论》（七十）说："涸流之纪，是谓反阳……其病癃闭，邪伤肾也"，《金匮要略·五藏风寒积聚病脉证并治》说："热在下焦者……亦令淋秘不通"。肾阴不足，命门相火偏亢，火热之气偏盛于下，故脉象见沉实有力。相火郁结，气化失职，膀胱之气化不利，则小便点滴不通，意欲小便而不能，成为"癃闭"之证。唯其小便点滴不通，则尿无泄出之路，贮停于膀胱，膀胱居小腹之内，故小腹满急而痛苦不堪。通关丸方，重用知母、黄柏滋肾阴，泻命门相火，并本《素问·六元正纪大论篇》（七十一）"火郁发之"之旨，少用肉桂之辛温散郁而复肾阳化气之职，此热因热用，是为"反佐法"。药服后小便旋即通畅，癃闭之证去而病遂已。

10.《金匮要略·痰饮咳嗽病脉证并治》（十二）

"凡食少饮多，水停心下，甚者则悸，微者短气"。

治验案例 某某，男，40岁，住湖北省咸宁县某集镇，干部。1967年6月某日就诊。发病数年，长期失眠，经常彻夜不能入寐，每夜必赖安眠药以睡。形容消瘦，心悸、胸闷、短气，咳嗽唾白色泡沫，脉结。乃水饮内结，阻遏卫阳，阳不交阴，治宜温阳祛饮，拟苓桂术甘汤合二陈汤加味：

茯苓 15g　炒白术 10g　桂枝 10g　炙甘草 10g　制半夏 10g　陈皮 10g　牡蛎（先煎）15g

以水煎服，日 2 次。嘱其停服安眠药。

第四天复诊，服上方 1 剂后，当晚停服安眠药即已入睡，连服 3 剂，感稍舒，要求加大药力，遂于原方以甘遂易甘草：

茯苓 15g　炒白术 10g　桂枝 10g　制半夏 10g　牡蛎（先煎）15g　陈皮 10g　甘遂 1.6g

以水煎服，日 2 服，甘遂研末分 2 次冲服。

按：《金匮要略·痰饮咳嗽病脉证并治》说："凡食少饮多，水停心下，甚者则悸，微者短气"。水饮内结，阻遏胸阳则胸闷，滞碍息道则短气，水气凌心则心悸，饮邪犯肺则咳嗽唾白色泡沫，津液内聚为饮，无以充养肌肤，故其形容消瘦。《灵枢·邪客》（七十一）说："今厥气客于五藏六府，则卫气独卫其外，行于阳不得入于阴，行阳则阳气盛，阳气盛则阳跷陷（陷，乃"满"字之误），不得入于阴（则）阴虚，故目不瞑。"饮邪结聚于内，卫气行于阳不得入于阴，以致无法成寐而失眠，方用白术、甘草、茯苓健脾行水，半夏、陈皮燥湿祛饮，桂枝温阳化饮，《金匮要略》所谓"温药和之"也。加牡蛎潜阳以交阴，故服药即能入睡。药服 3 剂又加大药力，原方中去甘草加甘遂末冲服，每服则大便泄水数次，连服 3 剂诸症皆退而停药，唯脉之结象仍在，乃饮邪所结之窠囊未除，病将复发，后果然。

11. 《金匮要略·消渴小便不利淋病脉证并治》（十三）

"男子消渴，小便反多，以饮一斗，小便一斗，肾气丸主之"。

治验案例　某某，女，38 岁，住湖北省枝江县农村，农民。1971 年 10 月某日就诊。发病一月余，口渴引饮，随饮随小便，一日夜饮十五六次开水，小便频数而尿长色清，心烦，脉虚数，某医院诊断为"尿崩症"，服中西药多日均未获愈。乃津液不化，发为"消渴"之病，治宜滋阴助阳，化生肾气，拟肾气丸加味：

生地 20g　山药 20g　枣皮 10g　茯苓 10g　丹皮 10g　泽泻 8g　肉桂 3g　附片 3g　天花粉 20g

以水煎服，日 2 次。

3 日后复诊。服上方 3 剂，未见效，诸症依然如故。改拟《千金》治渴利之方，以滋燥除热为治：

地骨皮 15g　麦门冬 12g　小麦 15g　淡竹叶 10g　茯苓 10g　天花粉 20g　甘草 10g　红枣（擘）10 枚　生姜 10g

以水煎服，日 2 次。

按：《金匮要略·消渴小便不利淋病脉证并治》说："男子消渴，小便反多，以饮一斗，小便一斗，肾气丸主之"。彼首揭"男子"二字，其为房劳伤肾所致之消渴无疑。房劳伤肾者，则当见腰痛一症，此未见腰痛，则非肾气丸之治，故服之 3 剂而无效。考《素问·宣明五气》（二十三）说："肾恶燥"。燥热伤肾而肾居下焦，其下焦之虚热传注于脾胃，又从脾传注于肺，则肺、脾、肾三藏俱为燥热所伤矣。肾伤则失其主水液之职，脾伤则不能转输于四旁，肺伤则失其敷布津液之用，故症见渴引水浆；而脾胃燥热则中土坚干，水入不濡则尽下趋于前阴为尿。如以水投石，水去而石自若，故症见《诸病源候论·消渴病诸候·渴利候》所谓"随饮随小便"也。热气通于心，虚热为病，故心为之烦而脉为之虚数。治本《备急千金要方》卷二十一第一所载"治下焦虚热注脾胃，从脾注肺，好渴利"之方，用地骨皮之甘寒，以除肾之虚热，《素问·藏气法时论》（二十二）说："肾苦燥，急食辛以润之"，用生姜之辛润佐之；甘草、红枣、天花粉、茯苓补脾胃，安中土，生津液，润枯燥，且天花粉《本草》谓其"主消渴"、"止小便利"，茯苓《本草》谓其能使"小便结者通，多者止"；麦门冬滋肺液，养肺阴，以清肺之虚热；淡竹叶、小麦宁心除烦。九味合之共奏滋燥除热之效。药服10余剂而病渐愈。

12. 《金匮要略·水气病脉证并治》（十四）

"腰以上肿，当发评乃愈"。

治验案例 某某，女，57岁，住荆州城内。1971年12月3日就诊。发病十余日，目下微肿如卧蚕，小便黄赤，微恶风寒，发热，头痛，腰痛，鼻塞，流清涕，口渴欲饮冷．心下硬满，按之不舒，然不碍饮食，心悸，微咳，脉浮。乃风寒激水于上，阳热内郁，法宜外散表邪，内清郁热，佐以降饮止咳，方用"越婢加半夏汤"治之：

麻黄10g　石膏20g　生姜10g　炙甘草10g　红枣（擘）3枚　法半夏12g

加水适量煎药，汤成去滓，取汁温分再服，一日服1剂。药服2剂后，恶寒、鼻塞、流清涕及咳嗽等症均消失，浮肿、小便黄赤亦好转。唯昨天出现大便带黄色黏液。守原方加减续进：

麻黄10g　石膏20g　生姜10g　炙甘草10g　红枣（擘）3枚　黄芩10g　白术6g　炒枳实10g

加水适量煎药，汤成去滓，取汁温分再服，一日服1剂。药服3剂，诸症悉退，其病即愈。

按：风寒侵袭于肌肤，则症见微恶风寒、发热、头痛、腰痛、鼻塞、流清涕，脉呈浮象。风邪扰动内水而上泛于头面，故面目浮肿。水邪滞结心下且上犯于心、肺，故心下痞硬而按之不舒，并伴见心悸、微咳等症。阳气受阻，内郁化热，则小便黄赤而口渴欲饮冷。其病外有表邪，内有郁热，属风水为患。《金匮要略·水气病脉证并治》说："腰以上肿，当发汗乃愈"。用发汗清热之越婢加半夏汤，麻黄发汗散邪，生姜、红枣、炙甘草和胃补中以助之，石膏清里热，加半夏蠲饮降逆。服药2剂后，恶寒、鼻塞、清涕、咳嗽等悉退，口渴尿赤亦减轻，然面目浮肿未去而大便忽带黄色黏液，是内结之湿热欲去而不能。遂于原方中去半夏而合枳术汤为方，发汗清热，燥湿磨痞，服药后肿消而病愈。

13. 《金匮要略·水气病》（十四）

病（水）腹大，（小便不利，）其脉沉绝者，有水，可下之。

治验案例 患者某，女，39岁，住湖北省枣阳市农村，妇女干部。1954年4月某日就诊。发病1个月余，开始左腹发生一鸡蛋大包块，继之满腹胀大如怀子六七月之状，月经量少，经色紫黑，小便黄，大便秘结，时嗳气，面色黯，脉象沉细欲绝。病乃血瘀气滞，结为癥积，治宜破血攻瘀，佐以行气，拟方：

当归15g　川芎10g　赤芍10g　制香附10g　炒枳实10g　红花10g　三棱10g（醋炒）　莪术10g（醋炒）　大黄10g（后下）　芒硝10g（烊化）　桃仁10g（去皮尖炒打）

以水煎9药，待水减半，下大黄，煎两沸，再下芒硝烊化，日2服。

按：《灵枢·水胀》说："肠覃何如？岐伯曰：寒气客于肠外，与卫气相搏，气不得荣，因有所系，癖而内著，恶气乃起，息肉乃生。其始起也，大如鸡卵，稍以益大，至其成如怀子之状，久者离岁，按之则坚，推之则移，月事以时下，此其候也。"寒邪内侵，则血气凝涩稽留，不能流行，积结为有形之物，形成腹内包块如鸡蛋大，且稍以益大，竟使满腹胀大有如怀子之状。瘀不在胞，故其月事仍以时而下。唯其血气凝结，阻滞经脉，故月事虽来而其量则少，脉象亦沉细欲绝。血气郁而化热，故经血紫黑而小便色黄。血不濡于肠道，则大便秘结。气不下通而上逆，故时有嗳气。血不华色，则面色黯而无光泽。方用当归、川芎、赤芍养血活血，红花、桃仁、三棱、莪术破血攻瘀，香附、枳实行气以助瘀血之化除，大黄、芒硝攻下通便，缓解其气不下通之苦，并使化除之瘀血皆从大便下泄而出。药服 20 余剂而腹胀尽消，诸症皆退而愈。

14.《金匮要略·惊悸吐血且下血胸满瘀血病脉证治篇》（十六）

"夫吐血，欬逆，上气，其脉数，而有热不得卧者，死"。

按：此证阳浮根断，阴精消亡，主死。然清人陈念祖用"二加龙骨汤时阿胶"曾治愈多人，亦仁者之用心也。（《说文·水部》："消尽也，从水，肖声"段注："未尽而将尽也"。）

《小品》二加龙骨汤加阿胶

附子　白薇　龙骨　牡蛎　芍药　甘草　生姜　红枣　阿胶烊化

以水道堂煎药，汤成去滓，分温二服。

15.《金匮要略·呕吐哕下利病脉证并治》（十七）

"脾伤则不磨"。

治验案例　某某，女，10 岁，学生，侨居国外某地，随其母回国探亲，2003 年 12 月 30 日晚就诊。上午到大街吃"肯德基"，下午发生脐周腹痛，有胀感，时轻时重，按之痛甚，但腹部柔软，大便泻下五、六次，时为白色黏沫而泄利不爽，舌苔薄白，乃脾虚食滞，中焦升降失调，治宜温中补脾，佐以调气，方用理中汤加味：

炒白术 8g　党参 8g　干姜 8g　炙甘草 6g　广木香 5g

上五味，加水适量煎药，汤成去滓，温分再服。一服病愈。

按：《素问·灵兰秘典论》（八）说："脾胃者，仓廪之官，五味出焉"。人体胃主受纳和熟腐水谷，脾主消磨水谷和转输水谷化生的精微于四旁，王冰注谓"营养四旁，故云五味出焉"者也。患儿脾胃素弱，中阳不足，其消磨功能欠健壮，今食鸡肉不多而相对过量，遂停滞于中而不化，阻遏气脉流通，气机不利，故脐周腹痛而按之痛甚，然终非所食鸡肉太过，故腹脐虽痛而按之加甚，但腹部仍显柔软而舌苔见薄白。食滞脘腹，有伤于脾，《金匮要略·呕吐哕下利病脉证并治》说："脾伤则不磨"。脾气受伤，郁而下陷，故大便泄利五、六次，且时为白色黏沫而泄利不爽，其显为气机滞涩使然。病为食滞，脐周痛胀拒按而腹部柔软，且上不见噫腐吞酸，下则泄利大便无臭气，是则脾阳虚衰而食滞不甚，治之扶正则邪自去，温中阳则食滞自化也，方用理中汤加味，以人参、甘草补脾益气，白术培土健脾，干姜温中助阳，加广木香行气以利气机，合之以奏温暖脾胃、恢复气机升降、化除郁滞之效。此不治食滞而治食滞之法，正所谓"治病必求于本"也，故 1 剂而病愈。

16.《金匮要略·呕吐哕下利病脉证治》（十七）

"下利便脓血者，桃花汤主之"。

治验案例　某某，女，48 岁，住武汉市青山区，干部，1974 年 12 月 6 日就诊。1954 年 8 月患痢疾，时缓时剧，绵延二十年，经武汉、北京就等地医院治疗未效。后剖腹探查，诊断为"结肠溃疡"。患者形体消瘦，精神疲乏，食欲不振，面色少华，常畏寒；大便时下脓血，便色乌黑，下血前常有多汗、小腹急痛，但无后重感，大便无血时则稀溏而色如果酱，或带白色黏液。近来发生上腹部满胀，每于饥饿时刺痛，得食则减，遇寒则剧，口泛酸水。月经时断时潮；潮前小腹刺痛，经色乌黑。脉沉迟细弱。乃虚滑痢疾兼瘀，法宜固滑止痢，兼以活瘀，方以桃花汤加味：

赤石脂 30g　炒粳米 15g　干姜 6g　炙甘草 9g　党参 12g　白术 12g　当归 24g　川芎 9g　白芍 15g　延胡索 12g　桂枝 6g　红花 9g　蒲黄炭 9g

用水适量煎药，汤成去滓，取汁温分四服，二日服 1 剂。5 剂。

12 月 16 日二诊，服上方 5 剂，大便基本成形，下血停止，便色转正常，汗出之症消失，畏寒减轻，精神、食欲、面色均好转，唯稍劳则小便遗出，仍拟原方加减续服：

赤石脂 30g　炒粳米 15g　干姜 6g　炙甘草 9g　党参 12g　白术 12g　当归 24g　川芎 9g　白芍 15g　延胡索 12g　蒲黄炭 9g　桂枝 6g　炙黄芪 12g

加水适量煎药，汤成去滓，取汁温分四服，二日服 1 剂。6 剂。

12 月 28 日三诊，服上方 6 剂，诸症悉退，劳则小便遗出亦好转，大便尚有时稍稀。再以原方加减善其后：

赤石脂 30g　炒粳米 15g　干姜 6g　炙甘草 9g　党参 12g　白术 12g　当归 24g　川芎 9g　白芍 15g　延胡索 12g　炙黄芪 12g　山药 12g　广木香 4g

加水适量煎药，汤成去滓，取汁温分四服，二日服 1 剂。药服 11 剂，大便完全恢复正常，食欲转佳，体重增加，形体渐盛，诸症减退，其病告愈。

按：患者脾肾虚寒，肠滑不固，故久久下痢以致二十年不愈，虽病痢而无后重感。气虚阳弱，则精神疲乏、食欲不振、面色少华、畏寒、痢前多汗或大便带白色黏液以及腹部饥饿则痛、遇寒则剧、口泛酸水，脉沉迟细弱。络伤血瘀，则大便色黑或如果酱、上腹部刺痛。月经前小腹刺痛、经色乌黑，亦为血瘀之征。病久则精血亏损，故形容消瘦。遂本《金匮要略·呕吐哕下利病脉证并治》"下利便脓血者，桃花汤主之"之法，以桃花汤涩肠固滑以止下痢，加党参、白术、炙甘草补脾益气，加当归、川芎、白芍、红花、延胡索、蒲黄炭养血活血、止痛止血，加桂枝通阳温经，以助血行。服后精神、食欲、畏寒、大便均好转，下血及汗出亦止，唯劳则小便遗出，故于方中减去破血之红花，加炙黄芪益气补虚以固摄，继之再去温通止血之桂枝、蒲黄炭，加山药以益脾固涩，广木香利气以防补药之壅。

17. 《金匮要略·疮痈肠痈浸淫病脉证并治》（十八）

"诸浮数脉，应当发热，而反洒淅恶寒，若有痛处，当发其痈"。

治验案例　某某，男，70 岁，住武汉市武昌区，某高等学校教工。1972 年 4 月某日就诊。宿有吐血病史，形容消瘦，昨日突然发生恶寒，右少腹近腹股沟部疼痛，拒按，恶心欲吐，右腿不能直伸，脉浮数。乃血凝气滞，蓄结发痈，是则所谓"肠痈"也。治宜清热解毒，凉血活瘀，佐以排脓，拟用清肠饮方：

金银花 30g　玄参 10g　地榆 20g　麦门冬 10g　当归 15g　黄芩 10g　薏苡仁 10g　生甘草 10g
以水煎服，日 2 次。

按：《金匮要略·疮痈肠痈浸淫病脉证并治》说："诸浮数脉，应当发热，而反洒淅恶寒，若有痛处，当发其痈。"病者脉浮数而恶寒，右少腹疼痛不可按，是乃为肠痈之病。其血凝气滞，蓄结发肠痈，治之本宜下其结血以消痈，奈病者年高体弱，不耐攻下，故拟清肠饮之方，用金银花、生甘草、玄参解毒清热，地榆、当归凉血活血，麦门冬除烦止呕，黄芩清泄肠中之火以治痈疽疮疡，薏苡仁舒筋、排脓。共奏清热解毒、凉血活瘀之功。病者热清毒解瘀除而肠痈自消。其方实为体弱而患肠痈之良剂。故药服 3 剂而痈消病愈。

18. 《金匮要略·疮痈肠痈浸淫病脉证并治》（十八）

"肠痈者，少腹肿痞，按之即痛如淋……脉洪数者，脓已成，大黄牡丹汤主之"。

治验案例　某某，男，22 岁，住湖北省咸宁县农村，农民。1967 年 8 月某日就诊。发病二日，初起恶寒，右少腹近腹股沟部发热疼痛，按之则痛甚，右腿不能伸直，大便燥结。舌苔黄厚，脉数。某医院诊断为"急性阑尾炎"。乃血气瘀滞，蓄结痈脓，发为"肠痈"之病。治宜清热通下，破血排脓，方用大黄牡丹皮汤加味：

大黄 12g　丹皮 10g　赤芍 10g　冬瓜仁 15g　芒硝（烊化，后下）10g　当归 10g　桃仁（去皮尖炒打）10g

以水先煎六物，后加芒硝烊化，去滓，温服，日 2 次。

第三日复诊。服上方 2 剂，大便脓血、患部疼痛转轻，且疼痛范围缩小。本应继服上方为治，但其冬瓜仁已缺，遂将冬瓜仁改为金银花、没药二物：

大黄 12g　丹皮 10g　赤芍 10g　当归 10g　芒硝（烊化，后下）10g　金银花 15g　桃仁（去皮尖炒打）10g　制没药 10g

以水先煎七物，后加芒硝烊化，去滓，温服，日 2 次。

隔二日复诊。服上方 2 剂，患部疼痛又转甚，且其疼痛范围亦大，时值冬瓜仁已备，仍改回用第一次原方续服：

大黄 12g　冬瓜仁 15g　丹皮 10g　赤芍 10g　芒硝（烊化，后下）10g　当归 10g　桃仁（去皮尖炒打）10g

以水先煎六物，后加芒硝烊化，去滓，温服，日 2 次。又服 3 剂愈。

按：《灵枢·痈疽》（八十一）说："寒邪客于经络之中则血泣，血泣则不通，不通则卫气归之，不得复反，故痈肿。寒气化为热，热胜则腐肉，肉腐则为脓……"是营血凝泣，瘀积不行，血脉不通，则卫气郁而化热，腐败气血，化为痈脓。此病始恶寒，在右少腹近腹股沟部发热疼痛，按之则疼痛加剧，且右腿不能直伸，其为肠痈无疑。遂本《金匮要略·疮痈肠痈浸淫病脉证并治》所谓"肠痈者，少腹肿痞，按之即痛如淋……脉洪数者，脓已成，大黄牡丹汤主之"之旨，用大黄牡丹皮汤加味，以丹皮、桃仁、当归、赤芍破血活瘀，冬瓜仁活瘀排脓，大黄、芒硝清热通下，俾肠痈之脓血从大便以排出，故初服药即便出脓血而病情转轻，然因冬瓜仁之缺而改用清热解毒之金银花与活瘀止痛之没药，服之不仅未效，且病情趋重，幸冬瓜仁又备，遂仍用第一次原方治之，药再服 3 剂而病愈。据此，则可见冬瓜仁一物，在本方中所占之重要地位，不可忽视。

19.《金匮要略·趺蹶手指臂肿转筋阴狐疝蛔虫病脉证治》（十九）

"蛔虫之为病，令人吐蛔心痛，发作有时"。

治验案例　某某，男，3 岁，住湖北省洪湖市某农场，因江堤溃口而暂移居嘉鱼县农村，1969 年 10 月某日就诊。患儿形体消瘦，腹大如鼓，时因腹痛而哭叫，有屙蛔史，两目显蛔虫斑点，口渴引饮，小便频数量多色清，大便泄水，食欲差。病乃蛔虫消渴，治宜健脾杀虫。拟方如下：

炒白术 8g　茯苓 6g　雷丸 6g　使君子 6g　芜荑 5g　榧子 6g　广木香 4g

以水煎服，日二次。

二日后复诊，服上方 2 剂，饮水、多尿之症皆有减轻，仍拟原方续服。

按：《说文·风部》说："风动虫生"，《华氏中藏经》卷上第十八说："虫者，乃血气食物相感而化也"。是食物不洁，感风气而化生为虫也。肝为风木之藏，肝木不和，郁而生风，血气食物感之则化而生虫。虫居肠间，损人气血，则其形体消瘦。虫聚于内，气机壅塞，则其腹大如鼓。风有作止，虫亦应之以动静，则其腹痛时发。风燥之邪躁扰甚于上，则口渴引饮；肝木之气疏泄甚于下，则小便量多。水灾迁徙，饥饱未适，脾胃受伤，故食欲差而大便泄水。前人于蛔虫消渴之病，皆主以楝根白皮、麝香二物为丸服之，余以其正甚虚而邪甚实，遂拟健脾杀虫法，用白术、茯苓健脾扶正，广木香行气以利气机，雷丸、使君子、芜荑、榧子杀虫祛邪，药服 2 剂，其饮水、多尿均减轻，仍拟原方续服。惜余旋离开嘉鱼而未能看到其治疗结果，甚憾。

20.《金匮要略·妇人妊娠病脉证并治》（二十）

"妇人宿有癥病，经断未及三月，而得漏下不止，胎动在脐上者，为癥痼害。"

治验案例 某某，女，23岁，住房县农村，农民。1970年10月16日就诊。患者为经产妇。1970年7月发生小腹疼痛，治疗未效，至10月1日因行走劳累而小产，10月3日在某卫生院行刮宫术后，腹部逐渐胀大，经检查子宫正常，又行刮宫术一次，未见好转。其小腹胀满至脐，如怀子之状，按之微痛而坚硬，腰部不能直起而卧床，小便正常，大便稀溏色黑，口燥不欲饮水，两胁疼痛，夜间盗汗，食欲不振，面色㿠白。舌部左前方有一青色斑块，脉涩。乃小产后瘀血凝结成癥，法宜活瘀行气，借用当归散，改散为汤加减治之：

当归24g 川芎10g 白芍12g 白术10g 青皮10g 白酒1杯 制香附10g 延胡索12g 桃仁10g

加水适量煎药，取汁温服。2剂。

10月20日二诊，药服2剂，胁痛减轻，食欲好转，于上方加红花续服：

当归24g 川芎12g 白芍12g 白术12g 青皮10g 白酒1杯 制香附10g 延胡索12g 桃仁10g 红花10g

加水适量煎药，取汁温服，2剂。

10月24日三诊，药服2剂，小腹硬块变软，缩小到手掌大，舌上青斑亦缩小，腰能直起，精神好转。又服药2剂，病情无变化，遂于原方加减续服：

当归24g 川芎12g 白芍12g 白术12g 制香附10g 白酒1杯 桃仁10g 红花10g 制三棱9g 制莪术9g

加水适量煎药，取汁温服。

11月1日四诊，食欲增加，唯上腹时有气痛，噫之则舒，于方中加陈皮续服：

当归24g 川芎12g 白芍12g 白术12g 制香附10g 白酒1杯 桃仁10g 红花10g 制三棱9g 制莪术9g 陈皮9g

加水适量煎药，取汁温服，1剂。

11月3日五诊，上方药服1剂，小腹硬块缩小至如鸡蛋大，脐上时有痛感，原方加减续服：

当归24g 川芎12g 白芍12g 白术12g 制香附10g 白酒1杯 桃仁10g 红花10g 制三棱9g 制莪术9g 枳实9g 桂枝9g

加水适量煎药，取汁温服。2剂。药服2剂，小腹硬块全消，诸症亦退，唯腹有微痛。

按：产后恶露未尽，瘀血结而成癥，数日内小腹胀满至脐，如怀子之状。病为有形之瘀血凝结，故按之微痛而坚硬。肝藏血，其脉循胁里而支别结于腰髁，血瘀结则肝脉不利，故两胁疼痛而腰不能直起。血液瘀结于内而不华于外，则见大便稀溏色黑、口燥不欲饮水、舌显青斑、脉涩而面色㿠白。血瘀而阳郁，蒸于营血，故夜间盗汗。血瘀气滞，脾不健运，则食欲不振。产后病瘀，为虚中实证。当归散乃《金匮要略》之一养胎方，此借治产后暴癥，故去其苦寒泄热之黄芩，而以当归、川芎、白芍养血活血，白术培土补中，加桃仁、延胡索、香附、青皮破瘀行气，用白酒以行药势。服后胁痛减轻、食欲好转，但癥块未动，特加红花配桃仁以增其活血破瘀之力，服两剂癥块即变软变小到掌大，舌上青斑亦缩小。继服药两剂无续效，遂于方中去行气止痛之青皮、延胡索，而加三棱、莪术以增强破血攻瘀，服药2剂食欲增加而感上腹时有气痛，故又加陈皮以行气。1剂癥块缩小至如鸡蛋大，仍有痛感，遂去行气之陈皮，加磨坚之枳实、温通之桂枝，再服药两剂癥块全消，诸症悉退，步行回乡。唯腹有微痛未已，当为瘀除正虚使然，惜未注重补虚治之耳！

21. 《金匮要略·妇人产后病脉证并治》（二十一）

"产后下利虚极，白头翁加甘草阿胶汤主之"。

治验案例 某某，女，35岁，住洪湖县大沙湖农场。1969年8月9日就诊。发病已5天，发热下痢红白黏冻，且时伴以鲜血，一昼夜达20～30次，里急后重，痛苦不堪，口渴欲饮水，恶心欲吐，食欲不振，形体消瘦，精神困惫，舌苔黄，脉细数，曾服他药未效，乃湿热痢疾，热重于湿，法宜清热燥湿，活血调气，方用白头翁汤加味：

白头翁12g　黄连10g　黄柏10g　秦皮10g　广木香6g　当归12g　桔梗10g　枳壳10g

用水适量煎药，汤成去滓，取汁温分再服，一日服1剂。药服2剂。未见稍效，仍拟原方加减续服：

白头翁12g　黄连10g　黄柏10g　秦皮10g　广木香6g　当归12g　槐花12g　地榆15g

用水适量煎药，汤成去滓，取汁温分再服，一日服完。药服1剂，则发热、口渴、恶心等症消失，食欲好转，开始吃东西。然下利红白黏冻不见减轻，一昼夜仍为20～30次，里急后重，困惫异常。仍拟原方加减续服：

白头翁12g　黄连10g　黄柏10g　秦皮10g　广木香6g　炙甘草10g　当归12g　地榆30g　阿胶12g

加水适量，先煎前八味，后入阿胶烊化，汤成去滓，取汁温分再服，一日服完。药服1剂，大便转为正常，红白黏冻全无，里急后重消失，痢疾已愈。再以其方1剂巩固疗效。

按：湿热郁遏，熏蒸于肠胃，腐败气血，奔迫于后阴，而为下利红白黏冻，且时伴以鲜血，血气瘀滞，气机不畅，故里急后重，下利一昼夜达数十次。胃气失降，故恶心欲呕，且食欲不振。热盛于身则发热，口渴欲饮水，舌苔黄、脉细数。其病为湿热痢而热重于湿，治本《伤寒论·辨厥阴病脉证并治》"热利下重者，白头翁汤主之"，"下利欲饮水者，以有热故也，白头翁汤主之"之法，以白头翁汤泻热燥湿、凉血解毒为主，加当归行血以愈便脓，加广木香调气，枳壳、桔梗疏利气机以除后重。服药2剂未见稍效，遂以其邪热过甚而减去疏利气机之桔梗、枳壳，加入槐花、地榆以增强凉血泄热之力。服药后，发热、口渴、恶心等症消失，食欲亦好转；但下痢红白黏冻伴鲜血之症不减轻，一昼夜仍为数十次，里急后重，困惫不堪；舌苔黄，脉细数。此乃劳累体弱之故，遂本《金匮要略·妇人产后病脉证并治》"产后下利虚极，白头翁加甘草阿胶汤主之"之法，于上方减去凉血之槐花，加入阿胶以养阴止血，炙甘草资汁补中，助正气以除湿热。患者虽非产后，但其痢前身体衰弱，与"下利虚极"实为相似，故服药1剂，即正复邪退，大便转为正常，红白黏冻全无，里急后重消失，痢疾告愈。

《神农本草经》与临床

1. 《神农本草经》卷二谓白芍

"利小便"。

治验案例 患者某，女，23岁，某学校教工家属。1958年8月某日就诊。患者自幼病哮喘，每冬夏两季发作。今怀孕3月，2天前哮喘复发，胸中满闷，呼吸气塞，倚物布息，不能平卧，喉中喘鸣，咳唾白色泡沫，烦躁，心下有水浸泡感，心窝部时贮少许汗水，苔白，脉浮。治宜外散表寒，内降水饮，佐以清热除烦，拟小青龙加石膏汤：

　　麻黄10g　桂枝10g　白芍10g　五味子8g　细辛6g　干姜10g　制半夏10g　甘草10g　石膏15g

上9味，以水煎服，日2次。

3日后复诊，服上方3剂，哮喘减轻，改拟厚朴麻黄汤：

　　厚朴12g　麻黄10g　干姜10g　五味子8g　细辛6g　石膏15g　半夏10g　杏仁10g（去皮尖炒打）　小麦20g

上9味，以水煎服，日2次。

又服3剂而诸症尽退，至春节后顺利分娩。唯产后偶感寒邪，哮喘又复发。仍以小青龙汤外散寒邪，内降水饮，加当归10g、川芎10g，以养血活血为治。药服10余剂病愈，至今未复发。

按：《素问·调经论》说："气有余则咳嗽上气"。肺居胸中，主气，司呼吸，外合皮毛。水饮之邪蓄积在胸，遇外寒则牵动水饮上逆犯肺，阻塞气道，肺气壅遏而肺叶不布，故胸闷，呼吸气塞而倚物布息，不能平卧。息道狭窄，则呼吸不利而喉中喘鸣。《素问·阴阳应象大论》说："肺……在变动为咳"。外寒、内饮交相犯肺，致肺气不降，故咳嗽而唾白色泡沫。水饮阻于心胸，阳气郁结不伸，则心下有水气浸泡感，且见烦躁。心在液为汗，心液外泄，则见心窝部时贮有汗水。病由外寒引动内饮而发，故脉见浮象。《金匮要略·肺痿肺痈咳嗽上气病脉证治》说："肺胀，咳而上气，烦躁而喘，脉浮者，心下有水（气），小青龙加石膏汤主之"。小青龙加石膏汤方，用麻黄、桂枝发表散寒，半夏逐饮，白芍《神农本草经》卷二谓其"利小便"，用之以导水饮之下出，干姜、细辛、五味子止嗽，且干姜、细辛温里散寒以助半夏之逐饮，甘草调和诸药，共成小青龙汤，为"外散寒邪，内降水饮"之名方。加石膏者，以其清热除烦躁也。有谓半夏落胎，然有病则病当之，无碍于胎也。药服3剂，病情好转，改拟厚朴麻黄汤方，用麻黄、杏仁、厚朴发散外邪和利气止喘，半夏逐饮，干姜、细辛、五味子止咳，且干姜、细辛温里散寒以助半夏之逐饮，小麦、石膏宁心清热而除烦躁。又服3剂而诸症尽退，至春节后则顺利分娩。唯在产后偶感寒邪哮喘又复发，遂以小青龙汤外散寒邪，内降水饮，加当归10g，川芎10g以养血活血为治。药服10多剂病愈，至今未复发。

2. 《神农本草经》卷三

"虾蟆，味辛寒，主邪气，破癥坚，血痈肿，阴创，服之不患热病"。

治验案例 患者某，男，35 岁，住湖北省枣阳市某集镇，市民。1956 年 5 月就诊。发病 2 月余，咳嗽，引胸中隐隐疼痛，频频唾出脓痰腥臭，甚则呕吐脓痰，口干不欲饮水，面目微肿，不能平卧，坐床头倚物息，脉数。病乃肺部蓄结痈脓，治宜清肺解毒，化瘀排脓，拟苇茎汤合桔梗汤加味：

苇茎 30g　冬瓜仁 10g　薏苡仁 10g　鱼腥草 30g　桔梗 10g　甘草 10g　川贝母 6g　桃仁 10g（去皮尖炒打）

以水煎服，日 2 次。

第 3 天复诊，服药 2 剂，病稍减，改拟以毒攻毒法，方用：

大蟾蜍 1 只，剖腹去内藏及头部，切成小条状，以白糖搅拌，随意食之。

初食蟾蜍 3 只，未感觉其腥味，然食至第四五只时，觉腥臭之甚难以下咽，旋即停用，咳唾脓血等症消失而病愈。

按： 风热邪毒伤肺，肺中血脉蓄结痈脓而发为肺痈，咳唾脓血腥臭，且引胸中痛。邪毒壅肺，肺失和降及主气之用，气机逆乱，故面目微肿，不得平卧而依物休息。脉数而口干不欲饮水者，乃热毒在血脉使然。治用苇茎汤合桔梗汤加味以清肺解毒、化瘀排脓。服药后本已奏效，奈患者艰于服药，故改用民间验方：白糖拌蟾蜍食之，以毒攻毒。《神农本草经》卷三说："虾蟆，味辛寒，主邪气，破癥坚，血痈肿，阴创，服之不患热病"。《千金翼方·本草下·虫鱼part》说："虾蟆，味辛寒有毒……疗阴蚀，疽疬恶疮，猘犬伤疮，能合玉石，一名蟾蜍"。是蟾蜍亦名虾蟆，可治疮痈。《灵枢·本神》说："肺藏气，气舍魄"，肺中蓄结痈脓，肺魄失灵，故初食蟾蜍 3 只，未觉其腥，然食之已收效，故待食第四五只时则觉其腥臭而难以下咽，其病亦愈。

3. 《神农本草经》谓茯苓

"小便结者通，多者止"。谓天花粉："主消渴"、"止小便利"。

治验案例 某某，女，38 岁，住湖北省枝江县农村，农民。1971 年 10 月某日就诊。发病一月余，口渴引饮，随饮随小便，一日夜饮十五六次开水，小便频数而尿长色清，心烦，脉虚数，某医院诊断为"尿崩症"，服中西药多日均未获愈。乃津液不化，发为"消渴"之病，治宜滋阴助阳，化生肾气，拟肾气丸加味：

生地 20g　山药 20g　枣皮 10g　茯苓 10g　丹皮 10g　泽泻 8g　肉桂 3g　附片 3g　天花粉 20g

以水煎服，日 2 次。

三日后复诊。服上方 3 剂，未见效，诸症依然如故。改拟《千金》治渴利之方，以滋燥除热为治：

地骨皮 15g　麦门冬 12g　小麦 15g　淡竹叶 10g　茯苓 12g　天花粉 20g　甘草 10g　红枣（擘）10 枚　生姜 10g

以水煎服，日 2 次。

按： 《金匮要略·消渴小便不利淋病脉证并治》说："男子消渴，小便反多，以饮一斗，小便一斗，肾气丸主之"。彼首揭"男子"二字，其为房劳伤肾所致之消渴无疑。房劳伤肾者，则当见腰痛一症，此未见腰痛，则非肾气丸之治，故服之 3 剂而无效。考《素问·宣明五气》（二十三）说："肾恶燥"。燥热伤肾而肾居下焦，其下焦之虚热转注于脾胃，又从脾传注于肺，则肺、脾、肾三藏俱为燥热所伤矣。肾伤则失其主水液之职，脾伤则不能转输于四旁，肺伤则失其敷布津液之用，故症见渴引水浆；而脾胃燥热则中土坚干，水入不濡则尽下趋于前阴为尿。如以水投石，水去而石自若，故症见《诸病源候论·消渴病诸候·渴利候》

所谓"随饮随小便"也。热气通于心，虚热为病，故心为之烦而脉为之虚数。治本《备急千金要方》卷二十一第一所载"治下焦虚热注脾胃，从脾注肺，好渴利"之方，用地骨皮之甘寒，以除肾之虚热，《素问·藏气法时论》（二十二）说："肾苦燥，急食辛以润之"，用生姜之辛润佐之；甘草、红枣、天花粉、茯苓补脾胃，安中土，生津液，润枯燥，且天花粉《本草》谓其"主消渴"、"止小便利"，茯苓《本草》谓其能使"小便结者通，多者止"麦门冬滋肺液，养肺阴，以清肺之虚热；淡竹叶、小麦宁心除烦。九味合之共奏滋燥除热之效。药服 10 余剂而病渐愈。

经典医教笔记讲稿

我对湖北中医学院高级西医离职学习中医班金匮要略课教学的几点体会

前　　言

自党中央发出西医学习中医、继承和发扬祖国医学遗产的伟大号召以来，全国各省、市差不多都相继举办了西医离职学习中医班。在西医中，出现了轰轰烈烈的学习中医高潮。这种形势，给我们中医带来了一个重大的新任务，那就是要负担起对西医进行中医教学的工作。谁都知道，中医在旧社会是被压迫、被摧残、不被重视的，从来没有也不可能有正规学校，而只是家传师授的。因此，既没有课堂教学经验，更没有对西医进行教学的方法，破天荒地第一次进行这项工作，显然是一项存在着一定困难的事情。然而我们全国中医在党的正确领导与积极培养下，通过一些时间对这项工作的摸索，在这项工作方面现在也积累了一定程度的经验。为了提高教学水平，完成党交给我们的这项光荣而又艰巨的工作任务，不断提高教学质量，目前有必要把全国各地积累起来的这项教学工作的经验进行一次广泛的交流。现在我将个人在对西医离职学习中医班金匮课教学上的几点不很成熟的体会写出来，以和同志们交流和分享。不妥之处，希尚指正！

一、摸 底 工 作

摸底工作，是教学工作中的一项重要预备工作。因为教是为学服务的，并且还是进行有目的的教学服务。要想使教能够为学好好服务，首先就要把教学对象认识清楚，先搞清学习的是些什么人，学习后又要达到什么目的，然后才能根据其具体情况制定教学方案，有的放矢。否则，教学就会成为盲目的，不是讲得令人听之不懂，就是讲得令人听之生厌，结果是讲归讲，听归听，两不相干，各还是各。这样，任你是怎样的讲得天花乱坠，也是无法收获效果的。西医离职学习中医班的教学对象都是高级西医，他们既具有相当程度的文化水平，又具有和中医学术不同体系、不同术语的现代医学知识及多年医学临床经验，他们在党的中医政策的启示下，对中医学术有极大的求知欲。这种情况，给他们在接受中医学术上，一方面具备了相当有利的条件；另一方面也给他们开始学习时具备了某些不方便，因此，给教学工作也就带来了两个方面。教师只有了解了这一点，才有可能搞好对他们的教学工作。

二、备 课 工 作

备课，是教学工作中的一个重要过程，其课备得好坏，严重地关系到教学工作的效果。因此，要想完成教学任务，首先必须备好课。在备课当中，应该做到下列几点：

1. 要紧紧抓住"备课备人"这一重要环节

备课首先要备人，备好人了才能备好课。在备课当中，要切实掌握原则，严格认真地分析、研究全班学员的情况，根据其接受能力和思想情况进行课前的准备工作。这种工作，在教学工作中具有着极端重要的地位，必须把它放在备课的适当位置上。否则，就会使此备课程的分量与学员的接受水平不相符合，不是过轻，就是过重。这样，在讲课后，就会引起学员对此讲授课程不是得出饥饿病症就是得出消化不良。

2. 备课方针

在备课当中，要防止脱离政治倾向，避免为教学而教学、为备课而备课的单纯教学，备课观点，对备课程内容，要有思想性。有可能时在课程内容上必须结合政治对学员进行一些必要的和适当的思想教育，以提高其思想认识，如备《藏府经络失后病篇》第二节"君人能养慎，不令邪风干忤经络。适中经络，未流传藏府，即医治之，四肢才负重滞，即导引、吐纳、针、灸、膏、摩，勿令九窍闭塞，更能勿犯王法，禽兽尖伤，房室勿令竭乏，服食节其冷热苦酸辛甘，不遗形体有衰，病则无由入其腠理"这一些时，说明祖国医学的伟大预防医学思想，以灌输党的中医政策和"预防为主"的工作方针；又备《血痹虚劳病篇》第一节"问曰：血痹病，从何得之？师曰：夫尊荣人，骨弱肌肤盛重因疲劳汗出，卧不时动摇，加被微风，遂得之"这一些时，阐明辛勤劳动的人，皮腠曼密，筋骨坚强，虽然有风寒的邪气也不能侵犯。其封建时代有地位、有资产、不从事劳动而专事享乐的所谓尊荣人，尽处安逸不从事劳动，光事享乐，饮食甘美，造成了肾阳不振、脾阳有余，肌肤虽然丰盛，内气确实虚弱，虽然遇小邪也容易导致疾病。

3. 要深透熟练讲授课程的内容和步骤

上课前对照要讲授的课程内容和步骤，不深透，不熟练，心中没有底，是没有办法把课讲好的。因此，在备课当中，要认真地精细研究课文内容及其与其他课文的相互关系，反复考虑哪些东西先讲好，哪些东西后讲好，哪些东西应该这样讲，哪些东西应该那样讲，对讲授内容进行缜密的组织，使其条理化、系统化。在组织过程中，要紧密联系讲堂实际，处处从便于讲授、便于学员易于领会易于接受着手。这样做，才能把课备好，才能给下一步讲课并创造便利条件，奠定成功基础。否则，就会使下一步讲课工作陷于泛泛乱讲和纸上空谈的地步。

4. 要适当地引证与本课文有关的其他文献

以便在下一步讲课时用来说明、阐释、发挥本课文的内容，使学员更易领会，但必须避免引证过多，喧宾夺主。另外，还须注意，在引证其他文献时，一般不要引用学员尚没有学过的东西，以免画虎类犬。

5. 要做到集体备课

备课是一项艰巨的工作，充分发挥自己的主观作用，积极努力，固然是一个主要条件，但是光只依靠自己一个人是不够的，结果只会是无法把课备好，必须依靠教研组集体备课，充分发挥教研组在备课方面的积极作用，以便利用集体智慧把课备好。事实证明，教研组集体备课，是搞好备课工作的保证。

三、讲 课 工 作

讲课，是教学过程中的一个主要环节，它决定着教学工作的成功与失败。讲课工作，应该做到下面几点：

1. 要先介绍《金匮》一书的概况

《金匮》一书，是一个1700多年以前的汉代著作，文学古奥，错简又多，对初学《金匮》的人必定会有很多困难。因此，在讲课时，首先要清楚地介绍《金匮》一书的概况，其中包括作为张仲景的学术思想、《金匮》一书的内容、特点、实用价值和对它的读法，以及其主要参考书籍，使学员初步在思想上对《金匮》一书有一整体概念并掌握其阅读该书的方法。在介绍参考书籍时，要说明其各书的特点和参考价值，并着重指出参考各书时必须以此学讲义的学术观点为依据。这样，就给学员学好金匮课创造了有利条件，因而也给教好金匮课，完成金匮课的教学任务打下了良好基础。

2. 要有系统性

讲课系统与否，是讲课工作成败的关键。讲课如果没有系统，讲得乱七八糟，零乱不堪，学习的人就会听得没有头绪而无法听懂，当然就更谈不上什么领会，所以讲课必须要有系统性。然讲课的系统性，还不只是在某一课时，而是要贯串于整个教学过程中，即讲一门的课程要如此，讲一篇的课程也要如此，讲一节的课程仍然要如此。

3. 要重点突出、一般清楚

讲课能够突出重点，可以给学习的人在学习上带来很大方便。但是课程当中，都有它的重点，其一门课中有重点，一篇课中也有重点，一节课中同样有重点。为了使学员能够很好的吸收、消化和掌握所讲的课程内容，首先必须在讲课中把重点突出来，在强调重点的基础上再清楚地讲授。重点内容的讲解不能一般化，一般内容的讲解也要细致，不能马虎，必须是讲重点照顾一般，讲一般服从重点，使讲课成为在突出重点的原则下，讲授重点内容和讲授一般内容相结合。这样做，使学员在学习后对此讲的内容既能掌握重点又能了解一般。

4. 讲课要在讲清本文的基础上进行辨证比较

中医学术的特点，是在于中医学术理论为指导辨证论治。在讲课中，应该要高度注意前后内容的比较，病证与病证比较，条文与条文比较，讲课才能够达到使学员掌握辨证方法的要求，但是必须要首先把本文讲解清楚，然后才能和其他病证或条文进行分析比较。如果没有先把本文交代清楚，就和其他的东西比较起来，这是没有益处的，因为学员还没有掌握住本文的精神，就缺乏对本文进行辨证认识的基础，当然对所讲的所谓辨证的东西，听到就会茫然不知所以而无法领会。因此，讲课中的辨证比较方法，必须要在讲清本文的基础上进行。

5. 要态度生动活泼、语言通俗化、形象化

教师在课堂上讲课和演员在舞台上演剧一样具有很大的艺术性。弄得好，可以使课堂内长期保持紧张的学习空气而又心情舒畅，学员的全部注意力都集中在教师身上，反之，就会出现另外一种现象，精神涣散，纪律松弛。因此，教师在课堂上就要有优良的姿态，既要严肃，又要生动活泼。在讲课中，对每一个病证的发病机理和临床症状，都要联系实际，以明晰而又通俗的语言讲解，使其形象化地表达出来。这样，就使学员易听易懂，不致发生两种学术术语的混淆。

6. 要正确地运用黑板

黑板，是辅导教学不可缺少的工具，它可以补教材之不足，但必须要正确的加以利用才可发生作用，否则，就无法发挥它应有的作用，甚或还会影响教学。教师在教学过程中，需要写黑板

的一定要写，而写黑板又一定要是必要的，是重点部分或是讲义所无的。一般的东西不必写黑板。版书要清楚整洁，让学员容易看清。黑板上写的材料，尽量让它在黑板上多保留一个必要时间，以发挥它的更大效用。

7. 要利用直观教学

直观教学法，是一种不可缺少的教学方法，它在教学工作中具有极大的价值，它能够给学员以直接而又明了的认识，它能够很快地使所讲的课程内容在学员思想中更为深刻化。《金匮》一书，是一个古代的著作，比较难学，然在正确的教学方法中利用各种图表模型来帮助讲课，学员还是容易接受的。课程中复杂的内容，只要通过图表就可一目了然，如痉湿暍病篇的痉病和湿病内容，我们分别拟就了"金匮痉病示意图"和"金匮湿病示意图"两图，在讲完两病的每一病时，即用该病的示意图进行该病的总结，使学员即掌握了金匮该病内容的全貌；又如黄疸病篇的谷疸、酒疸、女劳疸，我们拟就了"金匮黄疸病三疸简明表"，在讲三疸时，即用该表将三疸作一比较，使学员清楚地看到三疸的发病原因，主要证候、治疗方法的区别。因此，他们反映说："……图表真解决问题！"

8. 要适当地介绍生动病例

讲课中介绍生动的病例，有助于所讲课程的理解和巩固，同时还可以激起学员听课的兴趣。在介绍病例时，切忌浮夸，应简明扼要、实事求是。成功的经验可以介绍，失败的教训也可以介绍，但要多介绍自己临床的成功经验，以便增强学员对学习中医学术的信念。

四、辅 导 工 作

辅导工作，是教学过程中必不可少的一项重要工作，它可以补课堂讲授的不足，它是巩固已讲课程的保证。同时，它还是教师不断改进教学方法的提议所。在辅导工作中，要切实做到深入课堂，深入到学员中间，往常和学员打成一片，和学员尤其和学员干部如学委、本科科代表等要保持密切联系，以便不断发现问题，解决问题。在解答学员所提出的学术性问题时，要以认真负责的实事求是态度，能当时解答的，就及时给以耐心、细致的解答，不能当时解答的当时就不必勉强作答，待研究后再作答复，以免答得不恰当造成学员更多疑问致学员莫名所是。

五、结　　语

上述教学方法，是我们在西医离职学习中医班金匮课教学中所运用的一种方法，是我们现在尚不很成熟的几点体会。虽然它经过一个学期来的教学实践证明这是一种比较行之有效的教学方法，虽然它在教学工作中起到过很大作用，虽然它受到了西医离职学习中医班学员的热烈欢迎、被学员们评论为"在中医教学中具有独创性"是"古典文学新讲法"，但是我们觉得这只能说明这种教学方法对西医离职学习中医班的教学还比较适合，它里面也还存在着有一定缺点，这尚有待于我们今后的继续改进和提高。

（1959 年李今庸写于湖北省中医学院金匮教研组）

《金匮要略》一书的读法

《金匮要略》一书，是汉代张仲景所著"伤寒杂病论"中的杂病部分，也是祖国医学的经典著作之一。它囊括了我国东汉以前的医学知识，整理了东汉当时民间的医疗经验，以阴阳五行、藏府经络、营经气血等学说为基础，创造性地发展了具有整体观念的辨证论治的祖国医学理论，而为祖国医学临床实践说明病因、诊断、预防和治疗方法。它是一部理论结合实际的医学专著。它在以辨证论治多特点的祖国医学里，又具有"分类简明、辨证切要"的优点，所以它1700多年以来一直是在指导着中医临床工作的实践，它实为中医治疗内科杂病的一部宝贵典籍，因而它也就是我们每个修习中医的一部必读之书。现在多了继承和发扬祖国医学遗产，为了使《金匮要略》这部书在社会主义生产建设中发挥更大的服务作用，我们有必要对它进行精湛的研究，以求得彻底地了解它、掌握它和利用它，使其更好地古为今用。

《金匮要略》，成书于1700年前的后汉时代，文字既古奥，内容又颇多错讹和脱简，若不运用一定的学习方法，是不容易把它学好的。然而，只要明确了学习目的，知道了它的特点，运用适当的学习方法，再利用一些阅读该书的工具帮助学习，掌握它也并不是非常艰难的事情。现在我将个人对《金匮要略》一书的读法介绍出来，以供阅读该书者作为参考。

一、学习主要精神，不要死扣字眼或死于句下

由于现行《金匮要略》之书，为宋翰林学士王洙在馆阁日于蠹简中发现，其中脱简错误颇多。例如，"五藏风寒积聚病篇"五藏各有中风、中寒，今脾只载中风不载中寒，而肾中风、中寒均不载；又如"痉湿暍病篇"第七、八两节的条文错脱等。再加上汉代的文字简奥、笔法古式，学习时应读掌握其主要的精神、实质，不能钻牛角尖死扣字眼以辞害义。如"藏府经络先后病篇"第十三节："风中于前，寒中于暮"，"百合狐惑阴阳毒病篇"第一节："百合病……每溺时头痛者，六十日乃愈，若溺时头不痛淅然者，四十日愈，若溺快然但头眩者，二十日愈"前者是说热邪归阳、寒邪归阴。邪气总是循着"物从其类"的规律伤人；后者是说百合病证现"溺时头痛"的为病重而愈期较长，证现"溺时头不痛淅然的"为病较轻而愈期较短，证见"溺快然但头眩的"为病更轻而愈期更短，决不能机械地把前者理解成为风邪只能在上午伤人而下午不伤人、寒邪只在下午伤人而上午不伤人，把后者理解成为现出不同症状的百合病一定要是"六十日乃愈"、"四十日愈"、"二十日愈"，一天也不能多一天也不能少，如果这样死死地去理解，就将与临床的实际情况不相合。再如"疟病篇"第二节："病疟以月一日发，当以十五日愈"，"五藏风寒积聚病篇"第十八节："三焦竭部"，前者是说疟病以月来计算，其一日一发的应当在十五日随天云气节换易而愈，后者是说上、中、下三焦因为虚竭而不能各司其事、不能相互为用，若果死死地去扣字眼，二者都将成为不可理解的东西。又如"血痹虚劳病篇"第三节："夫男子平人，脉大为劳，极虚亦为劳"。意思是说人的形体虽无证状而脉象已出现了"大"或者"极虚"。这是虚劳之渐精气内损，已将成为虚劳病证。所谓"男子"是指房劳伤肾，并不是说本节的病只害男子而女子不害，同时，也不是说指所有男子，而是只指年龄壮盛男子，它并不包括老年男子和少年男子在内，否则，与

实际不符；所谓"平人"是指脉病形不病，并不是指真正健康人，否则，又何以解释脉"大"或者"极虚"的脉象。

二、参阅汉代及其前后不远时代的医学著述

如《黄帝内经》、《八十一难经》、《神农本草经》、《伤寒论》、《金匮玉函经》、《甲乙经》、《脉经》、《肘后方》、《诸病源候论》、《千金要方》、《千金翼方》以及《外台秘要》等，来帮助学习。它的作用有二：一因其著作年代与"金匮要略"的成书年代相距比较不远，因而其语言文字和学术思想都较相接近，可以相互汇通，这就大大地便利于学习时能够正确地理解《金匮要略》内容的原意；一因其记载有《金匮要略》内容的原文，可以校勘《金匮要略》条文的谬误，使其现出本来面貌，而便于学习。关于前者，例如"黄疸病篇"第十五节："黄疸病，茵陈五苓散主之"，本文只有"黄疸病"三字，而没有具体证状，然茵陈五苓散又不可能主治所有的黄疸病，这就需要参考"素问""平人气象论""溺黄赤安"者，"黄疸"、"目黄者，曰黄疸"之文才可了解本节黄疸病中包括的有目黄、溺黄赤、安卧等证状在内；再例如"腹满寒疝宿食病篇"第二十一节："问曰：人病有宿食，何以别之？师曰：寸口脉浮而大，按之反涩，尺中亦微而涩，故知有宿食，大承气汤主之"。本节只有脉象未载证状，若但从记载"寸口脉浮而大，按之反涩，尺中亦微而涩"的脉象上看，实际上无法知"有宿食"，也无法以"大承气汤主之"，当然，可以从本节的文气上读出其包括的有前面"腹满"、"寒疝"两病中所叙述的腹部胀满或绕脐疼痛的证状在内，但能以"伤寒论"、"阳明病篇"第二百五十六节"病人不大便，五六日，绕脐痛，烦躁，发作有时者，此有燥屎也，故使不大便也"，第二百五十八节"大下后，六七日，不大便，烦不解，腹满而痛，此有燥屎也，所以然者，本有宿食故也，宜大承气汤"之文互参，就更为明了、切实；又例如"肺痿肺痈咳嗽上气病篇"第八、九节："咳而脉浮者，厚朴麻黄汤主之"、"脉沉者，泽泻汤主之"，然仅凭咳而脉浮或脉沉，就无法运用厚朴麻黄汤或泽泻汤，这在"千金要方"和"脉经"上记载的证状比较详细，《备急千金方》卷十八大肠府方咳嗽第五："咳而大逆上气，胸满，喉中不利，如水鸡声，其脉浮者，厚朴麻黄汤"、"夫上气，其脉沉者，泽泻汤"，"脉弦""平三关病候并治宜"第三："寸口脉沉，胸中引胁痛，胸中有水气，宜服泽泻汤……"。关于后者，例如"水气病篇"第四节："……咳而喘不渴者，此为脾胀，其状如肿，发汗即愈"其既为脾胀，证象为什么出现"咳而喘"且"其状如肿"而在治疗上"发汗即愈"？然据"灵枢"经脉篇："肺手太阴之脉……是动则病肺胀满，膨膨而喘咳"之文，即可明白其"脾胀"为肺胀之误；再例如"腹满寒疝宿食病篇"第十七节："腹痛，脉弦而紧，弦则卫气不行，即恶寒，紧则不欲食，邪正相搏，即为寒疝。寒疝绕脐痛苦，发则白津出，手足厥冷，其脉沉紧者，大乌头煎主之"，其中"白津"是什么？然据《外台秘要》卷七寒疝腹痛方门"仲景伤寒论寒疝绕脐苦痛，若发则白汗出，手足厥寒，若脉沉弦者，二物大乌头煎主方"之文，即可明白其"白津"为白汗之误；又例如"痉湿暍病篇"第七节："病者，身热足寒，颈项强急，恶寒，时头热，面赤目赤，独头动摇，卒口噤，背反张者，痉病也……发其汗已，其脉如蛇"，第八节："暴腹胀大者，为欲解，脉如故，反伏弦者，痉"，其第七节的"其脉如蛇"句怎样理解？第八节的"暴脉胀大者，为欲解"句又怎样理解？必须据"脉经"平痉湿暍脉证第一"痉病，发其汗已，其脉洽洽如蛇，暴腹胀大者，为欲解，脉如故，反伏弦者，必痉"（系注："一云痉脉出歁已"）之条，才可明白第八节原是紧连在第七节之下，且其蛇字下面脱落"洽洽"二字，其文原作"……发其汗已，其脉洽洽如蛇暴，腹胀大者，为欲解……"；又例如"痉湿暍病篇"第二十二节："风湿脉浮，身重汗出，恶风者，防己黄芪汤主之。防己黄芪汤方：防己一两，黄芪一两一分，甘草半两炒，白术七钱半，上锉，如麻豆大，每抄五钱匕，生姜四

片，大枣一枚，水盏半，煎八分，去滓，温服，良久再服。喘者加麻黄半两，胃不和者加芍药三分，气上冲者加桂枝三分，下有陈皮者加细辛三分，服后当如虫行皮中，从腰下如水，后坐被上，又以一被绕腰下，温令微汗瘥"。其方煎法及药物分量均较异常，然据《备急千金要方》卷八诸风风痹第八"治风湿脉浮，身重汗出恶风方：汉防己四两，甘草二两，黄芪五两，生姜、白术各三两，大枣十二枚，右六味㕮咀的，以水六升，煮取三升，分三服，服了坐被中，欲解如虫行皮中，卧取汗"之文，即可知道其方为后人改定而非《金匮》原方。

三、读于无字处

对于书中内容，不仅要从其正面、反面、侧面去进行学习、进行理解，而且要从其没有字句的地方找出问题，发现内容：

1. 从下文找出上面内容

在《金匮要略》的文章中，往往有省笔法的出现，这必须从下文中发现上面的内容。如"痰饮咳嗽病篇"第十八节："病者脉伏，其人欲自利，利反快，虽利心下续坚满……"从"心下续坚满"之句，就可确定其"病者脉伏"句下，原有心下坚满之证存在；再如"黄疸病篇"第十三节："谷疸之为病，寒热不食，食即头眩，心胸不安，久久发黄为谷疸，茵陈蒿汤主之。茵陈蒿汤方：茵陈蒿六两；栀子十四枚炒，大黄三两，右上三味以水一斗先煮茵陈蒿，减六升，内二味，煮取三升，去滓，分温三服，小便当利，尿如皂荚汁状，色正赤，一宿腹减，黄从小便去也"。从"小便当利"和"一宿腹减"之句，即可读出其病尚有小便不利和腹部满胀之证状存在。

2. 从方药中找出证状

《金匮要略》书中很多条文叙述的证状不评而包括在方药中，这叫做"寓证于方"或者说"证以方略"，例如"痉湿暍病篇"第二十节："湿家身烦疼，可与麻黄加术汤发其汗为宜……"本节光只"湿家身烦疼"，当然无法确定"可与麻黄加术汤"。然既可与麻黄加术汤，说明其病尚有麻黄汤的头痛、体疼、发热、恶寒、无汗而喘的证状存在；再例如"痰饮咳嗽病篇"第十七节："夫短气，有微饮，当从小便去之，苓桂术甘汤主之，肾气丸亦主之"，同一微饮短气而方治有二，这必须从方药中找出二方的主治病证：苓桂术甘为温化胃阳而利小便之剂，其病当有心下逆满之证，肾气丸为温补肾气之剂，其病当有腰部疼痛之证；又例如"痰饮咳嗽病篇"第二十二节："病溢饮者，当发其汗，大青龙汤主之，小青龙汤亦主之"，同一溢饮当发其汗而方治则有大、小青龙之别，这就必须再从二方中找出其各自主治的特征。大青龙汤为辛凉发汗之剂。其病当有"烦躁"一证，小青龙汤多辛温发汗之剂。其病当有"心下有水气"一证。

3. 从病证中找出方药

《金匮要略》书中，也有很多条文叙述病证较评而未出方治，这必须从病证中找出方治来，因多方治是包括在病证之中，这叫做"寓方于证"或者说"证以方略"。例如"痉湿暍病篇"第二十五节："太阳中暍，发热恶寒，身重而疼痛。其脉弦细芤迟，小便已，洒洒然毛耸，手足逆冷，小有劳，身即热，口开前板齿燥，若发其汗则其恶寒甚，加温针则发热甚，数下之则淋甚"。从其所述的病证及治疗禁忌，即知当用甘凉撤热、保存津液之法而宜白虎加人参汤方；再例如"水气病篇"第十一节："夫水病人目下有卧蚕，面目鲜泽，脉伏，其人消渴，病水，腹大，小便不利，其脉沉绝者，有水，可下之"。和"惊悸吐衄下血胸满瘀血病篇"第十一节：

"病者如热状态烦满，口干燥而渴（庸按：当是"不渴"之误），其脉反无热，此为阴伏，是瘀血也，当下之"。从其叙述的病证上，知其前者"有水"可以十枣汤类下之、后者"是瘀血也"当以"下瘀血汤类"下之。

四、前后条文连贯读

前面说过，《金匮要略》一书的文章中有很多省笔法，除从下文找出上面内容外，还必须把前后条文连贯起来读，才能对条文内容掌握得更完全，例如"痉湿暍病篇"第一节："太阳病，发热无汗，反（庸按：此字衍文）恶寒者，名曰刚痉"；第二节："太阳病，发热汗出，而不（庸按：此字衍文）恶寒，名曰柔痉"等。须项连贯接该篇第七节上面"病者，身热，足寒，头项强急，恶寒，时头热，面赤目赤，独头动摇，卒口噤、背反张者，痉病也"读，否则，前者即为伤寒，后者即多中风，而无能区别为痉病也。再例如"痰饮咳嗽病篇"第二十一节："脉沉而弦者，悬饮内痛。病悬饮者，十枣汤主之"。须连接该篇第二节："饮水后水流在胁下，咳唾引痛，谓之悬饮"读，才能更好地确定十枣汤的适应度，当然，该篇小青龙汤加减五法的第三十四至第三十九节，共六节更是明显地须要连贯在一起读。

五、前后条文、前后疾病比较读

在《金匮要略》一书里，和在祖国医学的其他书中一样，每个疾病都有着一定的特点，而各个疾病的每一发展过程同样也都有着自己的特点，但是许多疾病和各个疾病的许多发展过程又都有着相类似的证状。这必须依据各自的特点，才能区别于其他疾病或疾病的其他过程。因此，学习时必须将前后条文、前后疾病进行比较，才能得出同中之异和异中之同，而达到掌握辨证论治的法则。例如"胸痹心痛短气病篇"第二节："胸痹之病，喘息咳唾，胸背痛，短气，寸口脉沉而迟，关上小紧数（庸按：此字衍文），栝蒌薤白白酒汤主之。栝蒌薤白白酒汤方：栝蒌实一枚捣，薤白半斤，白酒七升，右三味同煮取二升，分温再服"。第四节："胸痹不得卧，心痛彻背者，栝蒌薤白半夏汤主之。栝蒌薤白半夏汤方：栝蒌实一枚捣，薤白三两，半夏半升，白酒一斗，右四味同煮取四升，温服一升，日三服"。其第三节为胸痹病的主证主方，第四节在第三节的基础上多"不得卧"一证，是由于气之上逆，所以栝蒌薤白半夏汤是栝蒌薤白白酒汤的加减复纳半夏降逆气。再例如"痉湿暍病痛"第一节和第二节（庸按：均兼其第七节上面证状），一为无汗而成刚痉治用葛根汤，一为有汗而成柔痉治用栝蒌桂枝汤。又例如痰饮病和水气病，前者是水积于人体内腔，后者是水渗于人体皮肤，然都是水邪多病，临床上常互为因果，以及湿病的关节疼烦和历节病的历节疼痛而有异同等。

六、倒 装 文 法

在"金匮要略"的文章里，有许多倒装文法和夹注文法的条文，必须加以认识，才能对其条文进行正确理解。所谓倒装文法，是文章中某些句子进行着倒装的排列，如"疮痈肠痈浸淫病篇"第四节："肠痈者，少腹肿痞，按之即痛如淋，小便自调，时时发热，自汗出，复恶寒；其脉迟紧者，脓未成，可下之，当有血；脉洪数者，脓已成，不可下也。大黄牡丹皮汤主之"。其"大黄牡丹皮汤主之"之句，应移于"当有血"句下，读为："肠痈：……其脉迟紧者，脓未成，可下之，大黄牡丹皮汤主之；脉数洪者，脓已成，不可下也"等。所谓夹注文法，是文章中自行注解，即条文中某些句子又是另一些句子的注解，如"妇人产后病篇"第二节："产妇郁冒，其脉微弱，呕不能食，大便反坚，但头汗出。所以然者，血虚则厥，厥而必冒，冒家欲解，必大汗出。以血虚下厥，孤阳上出，故头汗出。所以产妇喜汗出者，亡阴血虚，阳气独盛，故当汗出，阴阳乃复。大便坚，呕不能食，小柴胡汤主之"。其中从"所以然者"句起到"阴阳乃复"句止等十三句，就是注解本节产后郁冒病证的发病和病愈机制。

七、《金匮要略》

一书年代久远，其纸烂虫蛀、臆添妄改、辗转抄误均在所难免，学习时除以汉代及其前后不远时代的医学著作进行会通和校勘外，还应从《金匮要略》文章的文例（因为每一著作，都有一定的文例）来确定其内容的是非，如"呕吐哕下利病篇"第十九节："吐后渴欲得水而贪饮者，文蛤汤主之，兼主微风脉紧头痛"条，若据《金匮要略》文章先述病证、后列方治的文例看来，即可确定其"兼主微风脉紧头痛"一句不是《金匮要略》原文，而是注家不究文蛤汤为文蛤散之误遂妄肆注解，又被后人抄写时注语混为正文之中的。另外，有些条文，通过古代古书籍的考证和医学理论的会通也无法理解。这就应该阙疑，不必死死地去钻牛角尖和强加解释，因为死钻牛角尖和强加解释，都是徒劳无益的，如"奔豚气病篇"第一节："师曰：病有奔豚，有吐脓，有惊怖，有火邪，此四部病，皆从惊发得之"。然其"四部病"，何以"皆从惊发得之"，于理难通，这自应当付之阙如，以待将来。否则，是吃力不会讨好的。

总之，"金匮要略"是一部理论结合实际的古代医学著作，它比较难读，但只要掌握和运用了对它的读法，还是不难把它学好的，而且作为一个中医学者来说，也必须把它学好，因为它是中医治疗内科疾病的宝典。运用它，可以十分容易地学好后世中医的内科著述，换言之，只要掌握了它，就给学习晋唐以下的内科书籍铺平了一条宽广的道路。1700多年以来的内科医学大家无一不精研于《金匮要略》之书，其有内科著述也无一不本《金匮要略》之书。《金匮要略》之书，在指导中医内科的临床实践上，实有着不可移易的地位，因而，对每一个中医内科学者就具有不容忽视的重要价值。

医学工作者是人类健康的保卫者和创造者，他生活在千百万劳动人民的健康事业中，假若一旦离开了保护人类健康的工作，他就会像鱼儿失掉了水一样像失掉了自己的生命一样！

（李今庸写于 1960 年 10 月）

关于阅读《金匮要略》的态度问题

《金匮要略》一书，是中医的经典著作之一，是每个修习中医的必读之书。它成书于1700多年以前的后汉时代，文字古奥，错简甚多。我们在研究它的时候，应该以什么样的态度呢？我想，这只能是严肃和谦虚的态度。

根据马克思列宁主义的观点，在一定历史时期内的文化艺术（包括语言、文字），有一定历史时期的特点。我们阅读古代任何一部古书，都应有以历史唯物论的主场、观点和方法，才有可能得到一个比较接近正确的收藏。

我国古代著作，在长期流传下来的时候，经过辗转抄写，其中所谓亥豕鲁鱼和脱落之处，在所难免。因此，我们阅读古书，校勘是一项非常重要的步骤。不作校勘，其书是读不好的。《金匮要略》一书也是如此。

对于阅读《金匮要略》，我们首先就要把它的历史进行校正，使原文正确无讹，才便于研究它的原文、理解和掌握它的精神。校正《金匮要略》的办法，除以《金匮要略》多种版本相互校勘外，尤不可忽略的，是晋、唐时期的多种医学著作，如《脉经》、《甲乙经》、《金匮玉函经》、《诸病源候论》、《备急千金要方》、《千金翼方》、《外台秘要》等。这些著作，应该给以充分利用，根据所载有关《金匮要略》之文，择善而从地对《金匮要略》条文进行认真的校勘，以便让它恢复或更接近原来的面目。再在这个基础上，以《金匮要略》作者张仲景自己在《伤寒杂病论集》中所说他撰用的各书，及其与《金匮要略》同时和相距不远时期著作为主，参加后来的数十家《金匮要略》的"注解"来认真研讨，以探求出它的本文。只有这样，才能正确的掌握它、利用它，使其古为今用，给我们社会主义医疗事业作出贡献。如果采取随便的态度，凭着自己"想当然"的读书方法，那是不解决问题的，而且是有害的。现略举数例为下，以资说明。

一、"甘草粉蜜汤"

它是一个"和胃解毒"方剂，方中之"粉"是"米粉"文本无疑义，这在原文中已可看出，且本方在《备急千金要方》、《千金翼方》、《外台秘要》的蚘虫门中俱不载，而皆载在解毒门中，并明谓"粉"是"梁米粉"或"白梁粉"，然第一个《金匮要略》注家赵良却竟把它解释为胡粉，加之尤怡等作出了惑人的巧妙分解，遂一盲引众盲地牵走了多少学者的鼻子，导致了数百年来对这问题的混乱和争论，直到目前，这种现象仍然严重存在着。

二、《肺痿肺痈咳嗽上气病》篇

第一条的第三句——"咳唾脓血：脉数虚者为肺痿，数实者为肺痈"，本来是说明肺痿肺痈两病都有咳唾脓血之证，除上述证状有不同外，还可从脉象虚实来区别。《备急千金要方卷十七》载："论曰：病咳唾脓血，其脉数实者属肺痈，虚者属肺痿"，《脉经卷八》亦载"咳唾浓血：脉数虚在为肺痿，脉数实者为肺痈"三句为另一条，都可证明这一点。但是吴谦等却以粗暴的态度，将下两句割裂为另一条，而把"咳唾脓血"一句断属上段，使咳唾脓血之证成为肺痈病者独有而肺痿病绝无。这种荒唐的做法，220余年来不知贻误了多少咳唾脓血的肺痿病人！如果有人把一本《医宗金鉴》中所谓《订正仲景全书》抢在怀里，当作独一无二的"一本经"，然自己在多年的医疗工作中看到的咳唾脓血都是肺痈病，只有肺痈病才可咳唾脓血，那是有问题的。试翻开《千金》、《外台》的记载，该有多少非肺痈病的咳唾脓血之证呀！其实，肺痿病咳唾脓血，一个人看到没看到是一回事，它客观地存在着又是一回事。一个人思想中既然毫无肺痿病咳唾脓血的知识，而只认为唯有肺痈病才会咳唾脓血，当然在工作中看到咳唾脓血之证就只会诊之为肺痈病了。话再退一步来说，既或是一个人真心没有看到，也不等于它不存在，因为别人看过了。毛主席在《实践论》中早就说过，一个人"不能事事直接经验"，因此，每个人都不应该迷信自己的所谓"经验"，而否定古人和别人的经验，更不应该认为天下医学尽在自己的所谓"经验"之中。

三、《妇人妊娠病》篇第七条

"当归贝母苦参丸"之治"妊娠小便难"，吴谦等妄自怀疑于前，秦伯未竟欲修改于后。前所谓"方证不合，必有脱简"而不加注释，后者谓"小便难而饮食照常的，用当归、贝母和苦参来治，很难理解"，而据沈介业之信妄改小便难为"大便难"。这是不恰当的。历代医家都认为当归和血养血是胎产要药，《神农本草经》明谓贝母主"淋沥邪气"，苦参主"溺有余沥"，其方用以主治妊娠血虚气结的小便难，自无不合之处，也非很难理解，且林亿等校正本条时曾注有"男子加滑石半两"。如果本条为大便难，试问注"加滑石"的用意何在？原文本无事，何必自扰之，当然，这里并不是否定沈介业家传"用当归四份，贝母、苦参各三份，研粉，白蜜为丸"以治妊娠大便难的五十年经验，但它和本条毕竟是两回事。我认为，沈介业家传本方治妊娠大便难的宝贵经验是事实，而《金匮要略》本条治妊娠小便难也未错。异病同治，一方可治数病，这是祖国医学的特点之一，是大家共认的事实，它在祖国医学中可以说比比皆是。本方在《金匮要略》中主治妊娠小便难，而沈介业的祖父在祖国医学基本理论指导下把它借用于治疗妊娠大便难收到较好效果，创造了新的经验，这正是善读古书，也正是学术发展的必然现象。但是，仅据此就随便地把小便难改为大便难，就是不无问题的。因为这样做，根据日本人的经验就是把《血痹虚劳病》中"桂枝加龙骨牡蛎汤"之证改为"遗尿"，把《妇人妊娠病》中"胶艾汤"之证改为"痔疮下血"。依你的经验改这一条，依我的经验改那一条，依他的经验又改另外一条，结果，改去改来还成一部什么《金匮要略》呢？再说，创造一个新的经验，就否定一个原有的经验，这对自己又有什么好处，对整理和发扬祖国医学遗产又有什么好处呢！

四、《痉湿暍病》

第一、二条的刚痉、柔痉，兼有第七条上段之证，而第七条上段之证为篇中痉病主证，这在《诸病源候论卷七》"伤寒痉候"中叙述得非常清楚："痉之为状，身热足寒，项颈强、恶寒、时头热，面目热，摇头，卒口噤，背直身体反张是也。此由肺移热于肾，传而为痉。痉有刚柔，太阳病：发热无汗而反恶寒，为刚痉；发热汗出而恶寒，为柔痉"。就从《伤寒论》和《金匮玉函经》所载有关痉病之文中，亦可看到这一点，庞安常《伤寒总病论》之文也很清楚。如果有人对这些文献熟视无睹，或者认为不如自己脑子里的东西，怀疑考证，否定校勘，一味只在那里喋喋不休地鼓吹自己，那将是错误的，那不过是毛主席在《实践论》里早已嘲笑过的"知识里手"而已。

从以上几点可以清楚地看出，在阅读《金匮要略》这本书上，严肃的态度是多么重要啊！

凡是一个真实的学者都会知道，读书，只能是以严肃的客观态度，虚心诚恳。实事求是地对待书本上的东西，以使自己求得更广泛的知识。决不能够也不应该用自己脑子里的现成东西去套书本上的知识。合则妄，不合则弃，或硬性改变书本的元素以强合自己。——当然，书中有糟粕是应该批判的，但那是在对它彻底掌握了以后才能进行的。

吕炳奎同志在"中医界必须认清自己的责任"一文里说过："不可讳言，在新中国成立前国民党反动统治时期，中医在学术上完全没有地位，受到歧视排斥与严重摧残。因而极大多数的中医者，对祖国医学缺乏系统的学习和钻研，理法方药的理论体系没有真正的掌握，学术水平和医疗水平受到很大的限制"。这是科学的历史分析。我们中医必须正确地认识自己。刻苦钻研，以便真实的掌握中医学术，在党的中医事业上，在继承和发扬祖国医学遗产的道路上做出有益的事情。

（李今庸写于 1963 年 4 月）

《金匮要略》各篇的题义和结语

第 一 篇

题义： 本篇内容，说明人身藏府经络隐于内而不见于外，然其活动情况却外著之于声息色脉、寒热痛痒、喜怒爱憎、便溺饮食之中，可以用望、闻、问、切的方法来诊知。所载关于藏府经络先后患病的脉象、证候和诊治法则的概念，具有全书纲领的意义，所以学习的人是应当首先研究的。

结语： 本篇见于《金匮》书首，共有一十七节。篇中首先扼要地承因了内、难诸经的医学理论，内容相当广泛，包括预防、预后、病因、病理、诊断以及治疗的一些原则和方法，指导着临床工作的具体实践，实具有全书纲领的意义。

本篇根据《内经》人与天地相参、阴阳平秘、五行生克的整体观念，认为四时气候对于人体的影响很大，人体内藏与内藏之间更有不可分割的联系，因此首先昭示了气候的变化有助于万物的生长，在另一情况下又是引起人体发病的主要因素，说："夫人禀五常，因风气而生长，风气虽能生万物，亦能害万物"。且以肝病传脾案例说明内藏相互影响的必然性和规律性。

本篇在整体观的思想指导下，认为邪气之所以能害人，首先是由于正气的亏虚，若五藏元真通畅，则人即会安和无病，与《内经》里"邪之所凑，其气必虚"，"正气存内，邪不可干"的理论完全一致，因而教人内养正气，外慎邪风，使病邪无由入其腠理。这种预防医学思想，坚强地提出了保卫健康的前提。

本篇基于宇宙间皆"物从其类"的精神，说明邪气中人，也是各有法度的，总是阳邪亲上，阴邪亲下，热邪归阳，寒邪归阴的，且又本于经络藏府的外内表里，说明病邪的进展，一般都是从外而内、从表而里、从经络而藏府的。

人类疾病的来源和发展，本来是千头万绪和变化多端的，甚至会引起严重的恶果。本篇根据内外虚实及其他，把许多疾病的起因，归纳而分为三条，并因之以论及治疗疾病应当防微杜渐和"知肝传脾、当先实脾"的治此顾彼。构成了本篇在治疗学上优良的"治未病"的防治医学思想。

注：余篇手稿未见，略。

(1959 年 7 月 1 日写成)

《金匮要略讲义》"绪言"

《金匮要略》是祖国医学的古典医籍之一，是古代治疗杂病的典范。它原与《伤寒论》合为一书。全书共为25篇，其中第一篇《藏府经络先后病脉证篇》相当于全书的总论。从《痉湿暍病脉证治篇》到《呕吐哕下利病脉证治篇》是属于内科范围的疾病。第十八篇《疮痈肠痈浸淫病脉证治篇》则属于外科。第十九篇是将不便归纳的几种疾患，如跌蹶、手指臂肿、转筋、阴狐疝、蚘虫病等合而为一。第二十至二十二篇，是专论妇产科疾患。最后三篇为杂疗方和食物禁忌。

全书包括40多种疾病，共载方剂205首（其中4首只载方名而药味未见）。在剂型方面，有汤剂、丸剂、散剂、酒剂、坐药、洗剂以及外敷药等。此外，对于煎药和服药方法，以及药后反应等，都有详细记载。

关于本书疾病分篇问题，大体上是以病机相同、证候相似或病位相近者为主。例如痉、湿、暍三种疾病，都由外邪为患，在初起时多有恶寒发热的表证，故合为一篇；百合、狐惑、阴阳毒三者的病机，或由热病转归，或由感染病毒，由于性质相近，故合为一篇。如《中风历节病脉证治篇》，因为中风有半身不遂，历节有疼痛遍历关节等症状，两者病势发展善行数变，故古人用"风"字来形容，其病机相仿，故合为一篇。血痹病虽然与感受外邪有关，但其主因则由阳气痹阻，血行不畅所导致；虚劳病是由五劳、七伤、六极引起内藏血气虚损的疾病，两者病机相似，故合为一篇。《胸痹心痛短气病脉证治篇》则是结合病机、病位分篇，因为胸痹、心痛两者皆由于胸阳或胃阳不振，水饮或痰涎停滞于胸或胃中所致，两者病机与病位都相近，故合为一篇。《惊悸吐衄下血胸满瘀血病脉证治篇》所列举几种病的发病机理都与心、肝两藏有关，因为心主血，肝藏血，两藏功能失常，就会引起惊悸、吐血、衄血、下血或瘀血，故将这些病合在一篇论述。消渴、小便不利、淋病，都属肾藏或膀胱的病变，故合为一篇。又如肺痿、肺痈、咳嗽上气三者虽发病机理不同，证候有异，但皆属于肺部病变，故合为一篇。腹满、寒疝、宿食三者虽病因不同，但因发病部位都与胃肠有关，且皆有胀满或疼痛的证状，故合并论述。至于呕吐、哕、下利三者的发病主因和发病机理虽有所不同，但也都属于胃肠病变，故有合并论述的必要。

此外，也有一病成篇者，如疟疾、水气、黄疸、痰饮、奔豚气等；也有因许多疾病不便归类，合并成为一篇者，如《跌蹶手指臂肿转筋阴狐疝蚘虫病脉证治篇》。至于《五藏风寒积聚病脉证并治篇》则别具一格，主要论述五藏的发病机理和证候。

本书是以藏腑经络学说作为基本论点，认为证候的产生，都是藏府病理变化的反应。除在《藏腑经络先后病脉证篇》对与此有关问题作了原则性的阐述外，这一基本论点，渗透到全书各个病篇中。如《中风历节病脉证治篇》指出内因是中风病的主要致病因素，根据其经络藏府所产生的病理变化，以在络、在经、入府、入藏来进行辨证。又如《水气病脉证治篇》，根据内脏病变所出现的证候，有五藏之水的论述。《五藏风寒积聚病脉证治篇》还论述五藏中风、中寒，五藏积聚以及五藏死脉等。这都说明了不论伤寒或杂病，都是藏腑病理变化所反应的临床证候，而且又各有不同的证候特点。根据藏腑病机进行辨证，是本书中的主要精神，即病与证相结合的辨证方法。

这一基本论点，又从本书脉法中体现出来。因为脉象的变化，同样是内藏病理变化所反应的一部分，所以本书往往用几种脉象合并起来以解释病机，有时还据脉象以指导治疗，判断预后。这种脉法，是有其实践意义的。这是本书脉学中的主要特点。

《伤寒论》自序里说："撰用《素问》、《九卷》、《八十一难》……为《伤寒杂病论》，合十六卷"，可知两书原为一体，但伤寒主要是以六经病机进行证候分类，杂病主要是以藏府病机指导辨证。由于伤寒是感邪为患，故变化较多；内伤则是本藏自病，故转变较少。因此，治伤寒是以祛邪为主，去邪亦即安正；治内伤则以扶正为主，扶正亦即祛邪。虽然如此，但就藏府病机来说，伤寒与杂病有时亦有相同之外，如病在阳明（胃）者，多属实证热证；病在太阳（脾）者，多属虚证寒证。例如本书的《腹满寒疝宿食病脉证并治篇》、《黄疸病脉证治篇》所论述的病机，与《伤寒论》的《阳明篇》、《太阳篇》有很多共同之外，其治疗方法与方剂，也可以相互使用的。如将两书结合研究，自能收到事半功倍的效果。

本书对杂病的治疗方法，主要体现在两个方面：即①根据人体内藏之间的整体性，提出治疗未病的藏府，以预防病势的发展；②根据治病求本的精神，重视人体正气，因为人体抗病能力悉赖正气，正所虚损，药物就较难为力，故本书对于慢性衰弱疾病，注意观察脾肾两脏功能是否衰退。因为脾胃是营养之源，肾是先天之本，内伤病至后期，往往会出现脾肾虚损证状，脾肾虚损，更会影响其他藏府，促使病情恶化，故补脾补肾，是治疗内伤疾患的治本之法。但同时也未尝忽视祛邪的一面，不过在祛邪时还是照顾正气，故本书对于用峻剂逐邪是极为慎重的，一般多从小量开始，以后逐渐增加，如用桂枝茯苓丸以行瘀化癥，或用大乌头煎以驱寒止痛时，皆在方后注明"不知稍增"或"不可一日再服"等语，都是避免因逐邪而损伤正气，以致病未去而正气已伤，治疗就比较困难，这是治疗杂症的关键问题。

本书对方剂的运用，往往是一方治疗多病。举例来说，如葶苈大枣泻肺汤，既用于痰饮，又用于肺痈；越婢汤本用于水气，如加半夏（越婢加半夏汤）则用于肺胀。同时一病又可以用数方，如枳实薤白桂枝汤与人参汤同治胸痹；大小青龙同治溢饮等。这充分体现了"异病同治"和"同病异治"的精神。至于药物的配伍问题，本书亦有独到之处，如麻黄与石膏同用，以治风水水肿或哮喘；附子与白术合用以治风湿痛。按《伤寒论》与《金匮要略》对附子的用法是：如用以回阳的则生用，且须配以干姜，多用于伤寒少阴病的亡阳证；如用以止痛的多炮用，不须伍以干姜，故本书中附子多为炮用。至于发作性的疝痛，则用乌头，因为乌头止痛作用较附子为强，但须与白蜜同用，既能缓和乌头的毒性，且可延长疗效。所有这些，都是本书作者总结前人经验，再通过自己实践，用以启迪后人的。

最后，关于本书的写作方法，从全书来看，作者在其所列举的40多种疾病中，对于常见或比较复杂的疾病，一般是专篇论述，如水气、痰饮、黄疸等。在这些篇中，除重点论述本证外，还涉及与本证有关的证候，故范围较为广泛。如《水气病脉证治篇》，古人认为水可化气，气亦可化为水；又认为水、气、血三者在生理或病理上，都有一定的关系，故在论述水气之后，还谈到气分病和血分病。又如《痰饮咳嗽篇》，因为水与饮同类，故在论述饮病的同时，又谈到属于一时性停水的证候和治法。至于《黄疸病脉证治篇》除重点论述湿热黄疸外，还涉及虚黄。可知本书中凡一病成篇者，内容多较广泛。如为多病成篇者，在一病之中，往往是详于特殊，略于一般，对于人所易知的证候或治法，每多从略；对于人易忽略的证候和治法，则不厌求详地加以阐述。如痉病之由于外邪，治法之发汗攻下；湿病的详于外湿；以及虚劳病重视阴阳两虚的证候等，皆说明这一问题。又如本书各篇中，有时用许多条文解决一个问题；相反，有时以一条条文说明许多问题。此外，对于病因或病机相似的疾病，在谈到治法时，或详于此，或略于彼。如水气与痰饮，两者病因是同源异流的，因此，在论述痰饮时，很为具体；在论述水气时，只提出发汗方法，至于逐水方法，则略而不谈，其实有关逐水方剂，可以在《痰饮咳嗽篇》中去探求。所有这些，皆是在研究本书时所应注意的问题。陈修园曾这样说："全篇以此病例彼病，为启悟之捷法"是完全正确的。

总之，本书作者以实事求是的精神，根据藏府经络学说，运用朴素的表达方法，对于每一病种的理法方药都有详略不同的论述，为祖国医学奠定了治疗杂病的基础。但由于历史条件的限制，不可能使这部著作达到完美无缺的境界；更因年代久远，辗转传抄，错误脱简在所难免。因此，学习本书时，应该实事求是地根据现有水平加以继承发扬，对目前难以理解的问题，可以阙疑，不必强加解释，以免有失原义，所以对于本书的最后三篇杂疗方和食物禁忌，本讲义也删去不载。

这本讲义的编写，由于我们水平所限，对于临床要求，尚有相当距离，恳切希望读者根据学习和临床实践，提出修改意见，使这本释义得到不断修改提高，更能适合临床需要。

（写于 1963 年 9 月）

湖北中医学院 65 级青年教师培训班内容

一、《金匮要略》条文统计与教时分配

《金匮》各篇条文统计表			《金匮》教学时间分配表		
篇别	条文数	附方数	篇别	条文数	天数
一	17		读、法		1
二	27		一、二	44	2
三	15		三、四、五	44	2 (3)
四	5	3			
五	10	10	六、七	41	2
六	18	3			
七	15	5	八、九、十	43	2 (3)
八	4				
九	9	1	十一、十二	46	2
十	26	3			
十一	20		十三、十四	46	2~3 (4)
十二	41				
十三	13		十五、十六	41	2
十四	32	1			
十五	22	2	十七	49	2
十六	17				
十七	47	2	十八、十九	16	1
十八	8	2			
十九	8		二十	11	1
二十	11				
二十一	11	2	二十一	11	1
二十二	22	1	二十二	22	2
			复习考试		2 (3)
			合计		25 (26)

二、金匮要略课讲稿

（一）怎样阅读《金匮要略》讲授提纲

（1）《伤寒杂病论》的写作时代及其学术渊源。

（2）现在普通流传的《金匮要略》一书的来源。

（3）现行《金匮要略》的内容——共25篇计病。

第1篇：藏府经络先后病——总则。

第2～17篇：内科病。

第18篇：外科病。

第19篇：琐碎病。

第20～22篇：妇科病。

第23～25篇：杂疗方。

（4）《金匮要略》的特点（和《伤寒论》为姐妹篇，辨证施治较系统）：

1）条文辨证（分类简明，辨证切要）

2）文学质朴，经验可靠。

（5）《金匮要略》的存在问题：

1）文字错简脱落，内容残缺不全。

2）经验停留在1700年前。

（6）《金匮要略》的读法：

1）用毛主席的哲学思想为指导，实事求是地对待《金匮要略》，揭露其本来面貌加以继承或批判。

2）前后条文连贯读（如19～20面：痉病第1、2条和第7条连读）。

3）前后条文比较读（如19面：第1、2条相比较；132面消渴第4条和134面消渴第13条相比较）。

4）读于无字处：①寓方于证（如92面：腹满第2、3条）。②寓证于方（如25面：湿病第20条）。③寓证于方后（如160面：黄疸第13条）。

5）对原条文的理论，用祖国医学的传统观点多问几个为什么。

6）适当地运用考据学知识（不讲，只提一下）。

（7）怎样对待《金匮要略》各注家的不同论点。

1）以《金匮要略》的原文思想衡量。

2）以我们自己的实际经验衡量（注意避免经验论）。

3）以祖国医学的传统理论衡量。

（二）《金匮要略》分篇讲授提纲

第一篇——藏府经络先后病脉证第一

1. 要点

（1）以肝病传脾、当先实脾为例。说明"治未病"的意义，以及肝虚的治疗法则。①

（2）说明人体与自然气候息息相关，在发病和疾病发展过程中，人体正气起着决定的作用。②

（3）举例说明四时气候的正常与异常。⑧

（4）说明色脉与四时气候相应则和，不相应则病。⑦

（5）望诊。③⑤

（6）闻诊。④⑤

（7）以病人呼吸辨别病位的浅深及对疾病的预后。⑥

（8）脉诊。⑨

（9）古代疾病的分类和五邪中人的规律。⑬

（10）用卒厥证和浸淫疮为例，说明病在外者可治，在里者难治；入府者易愈，入藏者即死。⑪⑫

（11）说明厥阳独行的病理。⑩

（12）说明病有缓急，治有先后。⑭⑮

（13）说明当随五藏之所喜施治。⑯

（14）说明当随五藏之所合施治。⑰

2. 重点

（1）第二节。

（2）第十一节。

（3）第十二节。

（4）第十三节下半。

（5）第十四节。

（6）第十五节。

3. 难点

（1）第一节。

（2）第七节。

（3）第八节。

（4）第十一节。

4. 拟删

（1）第十三节上半。

（2）第一节中十五句。

5. 小结（或作讲授要点）

本篇具有纲领性的意义。它对疾病的预防、病因、病机、诊断以及治疗等各方面，都作了概括性的论述。

（1）说明人体与自然气候息息相关，气候正常，有益于人体，气候失常，则致人于病。然在人体发病和疾病发展过程中，人体正气起着决定的作用，所谓"五藏元真通畅，人即安和，……病则无由入其腠理。"

（2）说明各种疾病在人体都有一定的发展规律，可以根据藏府互相联系、互相影响、互相制约的关系，先治其未病的藏府，以防止疾病的传变，所谓"见肝之病，知肝传脾，当先实脾"。然疾病在人体的传变，是"虚者受邪"，正气旺盛是不受邪的，所谓"四季脾旺不受邪，即勿补之"。

（3）说明风、寒、淫、雾、饮食等五邪伤人，是按"以类相从"规律而各有法度的。并以卒厥证和浸淫疮为例，说明在外者易治，在里者难治；入府者可愈，入藏者即死。

（4）示范性地介绍了望色泽，闻声音，视呼吸，察脉象等诊断方法。

（5）在治疗方面，说明了病情有缓急，治疗有先后，并当随五藏之所喜、五藏之所合施治。

第二篇——痉湿暍病脉证治第二

1. 要点

（1）痉病主证，所谓"病者，身热足寒，颈项强急，恶寒，时头热，面赤目赤，独头动摇，卒口噤，背反张者，痉病也。"

（2）痉病主脉，所谓"夫痉脉，按之紧如弦，直上下行。"⑨

（3）说明痉病可由误治而成。④⑤⑥

（4）说明痉病分刚柔及其主治方药。①②⑪⑫

（5）说明痉病的变治法。⑬

（6）说明痉病津血亏虚的难治。③⑩

（7）说明湿病的主证主脉。⑭上半

（8）说明湿病的治疗原则：外湿，宜发微微似有汗；内湿，宜利小便；上湿宜内药鼻中搐出黄水。⑭下半⑱⑲

（9）说明湿病忌用下法和火攻。⑯⑰⑳下半

（10）湿病（外湿）的治疗方药。⑳㉑㉒㉓㉔

（11）说明湿病有发黄的。⑮

（12）说明暍病气阴两虚的脉证。㉕上半

（13）说明暍病的主证主方。㉖清热益气生津。

（14）说明暍病夹湿的治法。

（15）说明暍病禁用汗、下、温针。㉕下半

2. 重点

（1）第一节*。

（2）第二节*。

（3）第七节上半*。

（4）第九节*。

（5）第十一节。

（6）第十二节。

（7）第十四节。

（8）第十八节*。

（9）第二十节*。

（10）第二十三节*。

（11）第二十四节。

（12）第二十六节*。

注：*表中重点。

3. 难点

（1）第一节。

（2）第二节。

（3）第七节。

（4）第二十节。

4. 拟删

（1）第七节下半。

（2）第八节。

5. 小结（或作讲授要点）

本篇论述痉、湿、暍三病。

（1）本篇所论的痉病，是由于感受外邪，邪阻筋脉得不到津液濡养而强急不和，证见项背强急，口噤不开，甚至角弓反张，脉见沉紧弦直。证属太阳，治以解表散邪为主，兼顾津液，葛根汤治表实无汗之刚痉，栝蒌桂枝汤治表虚有汗之柔痉。如邪已入里，燥热实盛，可酌用大承气汤急下存阴以解痉。至于血枯津燥的正痉，未篇未论及，但从误治成痉的三节，已可看出阴血亏损津液耗伤为发生痉病的主要因素，治疗当以养血润燥、生津增液为原则。

（2）本篇所论湿病，主要为外湿，以身体疼重、骨节烦痛为主证，浮为主脉。治宜取微微似有汗出，使湿从外解，表实无汗，用麻黄加术汤、麻黄杏仁薏苡甘草汤；表虚有汗，用防己黄芪汤，都取微汗以散湿。如见湿胜阳微，则当选用桂枝附子、白术附子、甘草附子汤等三方助阳以化湿。至于小便利、大便反快、脉沉而细的内湿，治疗则当利其小便以祛湿为阴邪，其性黏滞，治疗禁用火攻和攻下方法。

（3）本篇所论暍病即暑病，指夏日伤暑而言，与烈日速行、猝然昏倒的中暍不同。所论三节，而涉及虚证、实证、夹湿证。暍病以身热、口渴、汗出恶寒（尿赤、脉数）为主证，治宜清热生津益气，以白虎加人参汤为主方。如暍病夹湿，本篇出有一物瓜蒂汤一方，以去身面四肢之水气，使水去而暑无所依，其病自解。至于暍病虚证，本篇出方，当根据气阴两伤，治以清热祛湿、益气生津之法。

第三篇——百合狐蜮阴阳毒病证治第三

1. 要点

本篇论述百合、狐蜮、阴阳毒三病。

（1）百合病为肺阴不足，肺神（魄气）变幻，百脉一宗，悉致其病，其证"意欲食复不能食，常默然，欲卧不能卧，欲行不能行，饮食或有美时，或有不用闻食臭时，如寒无寒，如热无热"等，虽或有或无，变幻不定，但"口苦"、"小便赤"、"脉微数"三证是定然存在的。治疗以养肺阴、清肺热、滋血凉血的百合地黄汤为正方。若误用汗吐下者，当随其误而选用百合知母汤、百合滑石代赭汤、百合鸡子黄汤等方。本篇所论的百合病，乃伤寒热病的伏热先发或余热不尽所致，另有多思善虑引起者与此病因有别，然病机多有一致者。

（2）狐蜮病为湿热蕴积生虫，蚀于人体幽隐部位，其主要证候为喉部及前后阴腐蚀溃烂。治宜清化湿热，解毒杀虫，蚀于喉部以甘草泻心汤，蚀于前或后阴以苦参汤洗法或雄黄熏法及赤小豆当归散方。

（3）阴阳毒文字错简，方证不合，拟删。

2. 重点

（1）第一节。

（2）第五节。

（3）第十节。

第四篇——疟病脉证并治第四

1. 要点

本篇论述疟病分为瘅疟、温疟、牝疟三种。

疟病以"蓄作有时"为主要特点。本篇论疟，首先提出了"疟脉自弦"，以弦为疟病主脉，然后以弦迟、弦数，分清疟病的偏寒偏热。

疟病多寒的为牝疟，以蜀漆散吐越疟痰，升气安神；但热无寒、骨节疼烦、时呕的为温疟，以白虎加桂枝汤清热生津，导邪外出；但热无寒、欲呕、少气烦冤的为瘅疟，未出方，可考虑白虎加人参汤方。

本篇还论述了疟病不解，疟邪依痰假血在左胁下结为"疟母"，以"内有癥瘕，外有寒热"为主要证候，治宜鳖甲煎丸软坚散结。

2. 重点

（1）第一节。

（2）第二节。

（3）第四节。

（4）第五节（提附方）。

第五篇——中风历节病脉证并治第五

1. 要点

本篇论述中风和历节两病。

（1）本篇所论中风，与外感中风不同，乃是气血瘀阻，偶因外风，导致内风暴发的中风大病。以"卒倒无知"。醒后遗有"半身不遂"为主要特点。具体地说，分为中络、中经、中府、中藏。至于治疗，本篇未出方，可以活血行气祛风化痰等为治。

（2）本篇所论历节病，为肝肾先虚，加感外邪（风、湿之邪）所引起，以"肢体关节遍历而痛"为主证。治宜通阳行痹，如证偏于寒湿，以乌头汤散寒除湿；偏于风湿，以桂枝芍药知母汤祛风除湿。然此两方均不有效于关节红肿痛热的历节病。

2. 重点

（1）第一节。

（2）第二节。

（3）第四节。

（4）第八节。

（5）第十节。

第六篇——血痹虚劳病脉证并治第六

1. 要点

本篇论述血痹、虚劳两病。两者皆因阴阳血气损伤故合为一篇。

（1）本篇所论血痹证，乃正气不固，感受风邪，血液凝注于肌肤，阳气运行受阻而成，"外证身体不仁"，治宜针刺或黄芪桂枝五物汤通阳行痹。

（2）本篇所论虚劳，包括一系列的身体衰弱证候，乃五藏气血虚损，可概括为阴虚、阳虚和阴阳两虚。在治疗上，脾阴阳两虚者，用小建中汤、黄芪建中汤以建立中气调和阴阳；脾精不足兼有风气者，用薯蓣丸以补脾精而散风邪；肾阴阳两虚精滑神浮者，用桂枝加龙骨牡蛎汤以调和阴阳涩精安神；肾气不足者，用肾气丸以温补肾气；肝阴虚弱，虚烦失眠者，用酸枣仁汤以酸敛肝阴；瘀血内着。气血不养，身体羸瘦，肌肤甲错者，用大黄䗪虫丸以活血攻瘀。

2. 重点

（1）第一节。
（2）第二节。
（3）第三节。
（4）第八节。
（5）第十三节。
（6）第十五节。
（7）第十六节。
（8）第十七节。
（9）第十八节。

第七篇——肺痿肺痈咳嗽上气病脉证治第七

1. 要点

本篇论述肺痿、肺痈、咳嗽上气三病。三病均可出现"上气"。

（1）本篇所论肺痿之病，乃津液亡失，上焦虚热熏肺，致肺叶焦枯痿弱所致，以"咳唾涎沫、口咽干燥、大逆上气、脉象虚数"为主要证候（或可咳唾脓血但无腥臭），治疗上本篇出一麦门冬汤润肺养胃兼清虚热以止逆下气。此乃所谓"虚热肺痿"，是本篇肺痿的主要内容。另有所谓"虚寒肺痿"者，乃肺寒致痿、临床以头眩、多涎唾、小便多、不咳不渴为主要特点，治以甘草干姜汤温肺复气。

（2）本篇所论肺痈之病，乃风热壅肺，损伤血脉，血液凝滞，蕴积腐败，化为痈脓，以"咳即胸中隐痛，唾浊痰脓血腥臭，口中干燥，脉象滑数"为主要证候，治疗上，初病肺实而尚未成脓者，用葶苈大枣泻肺汤以开泻肺气之实；如气血腐败而痈已成脓者，用桔梗汤排脓解毒。附方"《千金》苇茎汤对治疗肺痈未成脓或已成脓，均有较好效果"。

（3）本篇所论咳嗽上气之病，属肺胀。乃素有饮邪又感受风寒外邪，外邪激动内饮上泛于肺所引起，以"上气喘逆、咳唾涎沫"、寒热脉浮为主证。治疗宜外散寒邪。内降水饮，射干麻黄汤、厚朴麻黄汤、小青龙加石膏汤、越婢加半夏汤可随证选用。如正虚脉沉而无寒热者，用泽漆汤逐饮下行兼以扶正。如痰浊阻肺、时时吐出黏稠浊痰者，用皂荚丸涤痰去垢。

2. 重点

（1）第一节。
（2）第二节。
（3）第四节。
（4）第六节。

（5）第十节。

（6）第十二节。

（7）第十五节。

第八篇——奔豚气病脉证治第八

1. 要点

本篇所论奔豚病，以"气从少腹上冲胸咽，发作欲死，复还止"为主要证候。其病机，一为惊恐所伤，致肝气郁结，化热上冲所致：一为误汗伤阳，引动冲气，或水饮内动，气逆上冲所致。前者治宜奔豚汤，疏解肝邪，清热降逆；后者治宜桂枝加桂汤加灸或茯苓桂枝甘草大枣汤散寒止冲或利水防冲。

2. 重点

（1）第一节下半。

（2）第二节。

3. 删

第一节上半。

第九篇——胸痹心痛短气病脉证治第九

1. 要点

本篇讨论胸痹、心痛、短气三病。三病常相互影响，故合为一篇讨论。

（1）本篇所论胸痹病，及胸中阳气失职，下焦浊阴之气上潜阳位致胸阳不通而成。主要证候是胸满或胸痛，短气咳唾。治宜通阳开结，以栝蒌薤白白酒汤为正方，比如栝蒌薤白半夏汤、枳实薤白桂枝汤、茯苓杏仁甘草汤、橘枳生姜汤以及桂枝生姜枳实汤均可随证选用。但遇偏于正阳不足者，则又当于人参汤、薏苡附子散二方中选用。

（2）本篇所论心痛一病，乃阴寒痼结，心阳受阻所致，以"心背彻痛"（肢冷，脉沉紧）为主要证候，治宜乌头赤石脂丸辛热散寒通阳止痛。

（3）本篇所论短气，除胸痹心痛所见短气证状外，专论短气病此只一节，乃胸腹实邪阻塞，致气机不利所引起，所谓"平人无寒热，短气不足以息者，实也"是。

2. 重点

（1）第一节。

（2）第二节。

（3）第三节。

（4）第五节。

（5）第七节。

（6）第九节。

第十篇——腹满寒疝宿食病脉证治第十

1. 要点

本篇讨论腹满、寒疝、宿食三病。

（1）本篇所论腹满，以"腹部满胀或痛"为主证。腹满不减，按之痛者为实；腹满时减，按之不痛为虚。治疗上，实则宜攻下，虚则宜温补。然亦有正虚寒盛，腹部痛而不可触近者，治宜补正散寒。

实证痛满 在于腹部的，可选用大承气汤、厚朴三物汤；在于心下的可用大柴胡汤；表里两病腹满而兼发热的，可用厚朴七物汤；寒实坚结，致胁下偏痛、发热、其脉紧弦的，可用大黄附子汤；正虚寒盛，致腹中寒气上冲皮起，出见有头足，上下痛而不可触近的，可用大建中汤；中焦虚寒上逆，致腹中雷鸣切痛，胸胁逆满而呕吐的，可用附子粳米汤。

（2）本篇所论寒疝，以"腹中痛"为主证。其中阴寒内结、阳气不行而为绕脐疼痛、汗出肢冷、脉象沉紧的大乌头煎证，是寒疝的本证。如为表兼寒邪、营卫不和，而身体疼痛的，治用乌头桂枝汤解表温里。如血虚有寒而为腹痛绵绵，并伴胁痛里急的，治宜当归生姜羊肉汤温补养血而散寒邪。

（3）本篇所论宿食病，乃宿食不消、停滞肠胃所致，以"腹中胀满疼痛、嗳腐吞酸、恶闻食臭或呕恶或下利不爽"为主要证候。以"脉滑"为主要脉象。治疗则当"因其势而利导之"其高者此因而越之，所谓"宿食在上脘，当吐之"；中满者泄之于内，所谓"脉数而滑者，此有宿食，下之愈，宜大承气汤"。它如脾胃虚寒，熟腐无能而成宿食病者，则又当治以温中散寒之法，使中阳运则宿食消而病愈。

2. 重点

（1）第二节。
（2）第三节。
（3）第十三节。
（4）第十四节。
（5）第十七节。
（6）第二十二节。
（7）第二十四节。

3. 删节

第二十节。

第十一篇——五藏风寒积聚病脉证并治第十一

重点

（1）第七节。
（2）第十五节（见《伤寒》）。
（3）第十六节。

第十二篇——痰饮咳嗽病脉证并治第十二

1. 要点

本篇论述痰饮病以及寒饮引起的咳嗽病证。

（1）本篇所论痰饮之病，一般说来，乃脾阳不运，津液聚以成湿，停于内腔而为病。

（2）本篇所论痰饮，根据饮邪偏着的部位不同而分为四种，即：在于肠胃为痰饮，所谓"其人素盛今瘦，水走肠间，沥沥有声，谓之痰饮"；在于胁下为悬饮，所谓"饮后水流在胁下，咳唾引痛，谓之悬饮"；在于肢体为溢饮，所谓"饮水流行，归于四肢，当汗出而不汗出，身体疼重，谓之溢饮"；在于胸膈为支饮，所谓"咳逆倚息，短气不得卧。其形如肿，谓之支饮"。

（3）本篇所论痰饮的治疗，总的说来，"当以温药和之"。由于痰饮病情有上下内外之分，故治法亦有发汗、利小便攻逐饮邪之别。如饮邪偏于外者，可以大、小青龙汤等方发汗，饮邪偏于下者，可用五苓散、己椒苈黄丸等方利小便；饮邪壅塞于肺者，可用葶苈大枣泻肺汤泻其肺实；饮邪停于心下者，可用苓桂术甘汤、泽泻汤健脾祛饮；饮邪停于心下而上逆者，可用小半夏汤、小半夏加茯苓汤降逆蠲饮；饮邪停于心下误经吐下而虚实错杂者，可用木防己汤、木防己去石膏加茯苓芒硝汤补正祛饮；饮盛而正不衰者，可用十枣汤、半夏甘逐汤峻攻水饮。

（4）本篇所论咳嗽，乃饮邪引起，治同饮病。本篇第三十二至第四十节充分表明这一点。

2. 重点（难点）

（1）第一、二节。
（2）第十五节。
（3）第十七节。
（4）第十八节。
（5）第二十一、二十二节（第三十二、三十三节）。
（6）第二十三节。
（7）第二十八节（第四十一节）。
（8）第三十节。
（9）第三十五——第四十节。

3. 删

第二十节。

第十三篇——消渴小便利淋病脉证并治第十三

1. 要点

本篇论述消渴、小便利、淋三病。三病的证候常交互并见，故合为一篇。

（1）本篇论述消渴一病，以"善消而大渴"为主要证候，乃厥阴风燥伤津和三焦气化失常所引起。本篇具体地提出了胃热、肾虚和肺胃燥热津伤等三个方面。由于肺胃燥热津伤者，以白术加人参汤为正治方法，此即后世所谓"上消"是也；由于肾虚不能化气者，以肾气丸为正治方法，此即后世所谓"下消"是也；由于肾阴不足，燥热伤液者，用文蛤散为治；由于胃热燥结者，本篇未出方，后者治以承气汤，称为"中消"是也。

（2）本篇论述小便利一病，文已脱落，只剩与消渴并见的"肾气丸证"一节。

（3）本篇论述淋病，包括小便利、小便淋涩疼痛、小便癃闭不通三者在内。由于水热互结、气化不行者，用五苓散；由于肾阴受伤、热郁下焦，不能化气者，用猪苓汤；由于肾阳不足、不能化气，内有水气、兼有燥热者，用栝蒌瞿麦丸；由于瘀血夹热者，用蒲灰散或滑石白鱼散；由于脾肾不足而夹湿者，用茯苓戎盐汤。然前三者五苓散、猪苓汤、栝蒌瞿麦丸又为淋与消渴并见之方证。

2. 重点

（1）第三节。
（2）第四节。
（3）第六节。
（4）第十二节。
（5）第十三节。

第十四篇——水气病脉证并治第十四

1. 要点

本篇论述水气病一病，《灵枢》称为"胀病"，近世称为"水肿病"是也。

本篇所论水气病，乃阳气失职，不能制水，水气渗于皮肤肌肉所形成，以"身体肿胀"为主要证候。且根据水气病的各个不同脉证和病机，分为风水、皮水、正水、石水、黄汗等五种。

本篇对于水气病的治疗，根据水邪的偏上、偏下，提出了"腰以下肿，当利小便；腰以上肿，当发汗乃愈"的两大原则。这就是《素问·汤液醪醴论》所谓之"开鬼门"、"洁净府"。并根据水邪蓄积于中，而提出了"可下之"的峻泄逐水的变法，然必须审其邪盛而正不衰者方可使用此法。

本篇发汗方，有甘草麻黄汤、杏子汤、防己黄芪汤、芪芍桂酒汤、桂枝加黄芪汤、麻黄附子汤、桂枝去芍药加麻辛附子汤等方为辛温发汗；有越婢汤、越婢加术汤等方为辛凉发汗。利小便方，有蒲灰散。而防己茯苓汤，则兼发汗、利小便；枳术汤，则健脾燥湿磨痞散结。至于峻下逐水法，本篇未出方，可于痰饮篇中选出，如十枣汤之类。（水气和痰饮两篇可联系阅读）

2. 重点

（1）第一节。
（2）第五节。
（3）第十二节。
（4）第十八节。
（5）第二十八节。
（6）第三十节。
（7）第三十一节。

3. 难点

（1）第五节（倒装文法）。
（2）第六、七节。
（3）第九节。

附

《诸病源候论》文：（应移前第十三篇"消渴小便利淋病"之后）

（一）《消渴候》："夫消渴者，渴不止而小便多是也。"

（二）《渴病候》："……热气在内，则津液竭少，故渴也"。

（三）《渴利候》："渴利者，随饮小便故（是）也"。

（四）《内消候》："内消病者，不渴而小便多也"。

第十五篇——黄疸病脉证并治第十五

1. 要点

本篇论述黄疸病，以"身体面目发黄"（小便不利）为主要证候。根据发病原因和临床证候不同，分为谷疸、酒疸、女劳疸等三种。

（1）本篇所论谷疸病，乃水谷湿热蕴蒸上冲所致，以"食谷即眩"为特点，治宜清利湿热而除满为法，以茵陈蒿汤为代表方剂。至于其属于寒湿者，本篇未出方。

（2）本篇所论酒疸病，乃酒毒湿热内积（血分）所致，以"心中懊憹或热痛"为特点，治宜泄热除烦为法，以栀子大黄汤为代表方剂。

（3）本篇所论女劳病，乃精血瘀积胞室所致，以"膀胱急少腹满额上黑"，治宜消瘀软坚，清热燥湿为法，以硝石矾石散为代表方剂。

（4）本篇所载方治，除上述茵陈蒿汤为谷疸主方、栀子大黄汤为酒疸主方、硝石矾石散为女劳疸主方外，尚有：猪膏发煎主治诸黄、大便秘结而为血瘀肠燥者，茵陈五苓散主治黄疸小便不利、寒热口渴而为水热互结者，大黄硝石汤主治黄疸、腹满、尿短赤自汗出而为表和里实者，小柴胡汤主治诸黄腹痛而呕者，小半夏汤主治寒湿黄疸误治变哕者，桂枝加黄芪汤主治诸黄脉浮并有寒热自汗（结合黄汗病）者。至于小建中汤主治男子黄、小便自利，乃虚劳萎黄列此以与黄疸相区别，非谓此节亦是黄疸也。

（5）本篇所述黑疸，乃酒疸误下而成。据《诸病源候论》记载，谷疸、酒疸、女劳疸久久皆可变成黑疸。

2. 重点

（1）第二节。

（2）第十三节。

（3）第十四节。

（4）第十五节。

（5）第十八节。

（6）第二十节（第三节）

（7）第二十一节。

（8）第二十二节。

3. 疑点

（1）第二节所述"女劳疸"。

（2）第十一、十二节。了解一下即可。

第十六篇——惊悸吐衄下血胸满瘀血病脉证治第十六

1. 要点

本篇论述惊悸、吐血、衄血、下血、胸满瘀血等病。吐衄下血瘀血均为血脉等病，而惊悸又与血脉有关，故合为一篇。

（1）本篇重点论述了出血病，其中包括吐血、衄血和下血在内，乃心脾藏府功能失调，无以主持和统摄血脉正常运行，使血溢出脉外，从窍而出，成为出血病证。

（2）对于出血病的治疗，本篇提出"温法"和"清法"两大法门：血上出而为吐衄者，如属邪火旺盛、逼血妄行、宜用泻心汤泄火止血；如属中气虚寒、气逆血溢，宜用柏叶汤温中止血。血下出而为下血者，如属湿热蕴积、血脉损伤，宜用赤小豆当归散清利湿热行血活瘀；如属中焦虚寒，脾不摄血，宜用黄土汤温中散寒、复脾摄血。

（3）本篇所论瘀血病，乃血脉瘀滞不能运行所致，以"胸满，唇痿舌青，口燥但欲漱水不欲咽，无寒热，脉微大来迟（涩）"为主要特点。在治疗上，本篇未出方，法宜活血祛瘀，可于本书后面"妇科"三篇及《伤寒论》中选用。

（4）至于惊悸，本篇提出"寸口脉动而弱"，阐明其病机是由于气血不足所致，惜其内容均已散佚脱落。本篇所载（第12节）桂枝去芍药加蜀漆牡蛎龙骨救逆汤乃治火邪惊狂卧起不安者，而（第13节）半夏麻黄丸则为水饮凌心、心阳被遏以致心下悸动的方治。

2. 重点

（1）第一节。
（2）第十节。
（3）第十四节。
（4）第十五节。
（5）第十六节。
（6）第十七节。

3. 难点

（1）第三、四节。
（2）第十二节。

第十七篇——呕吐哕下利病脉证治第十七

1. 要点

本篇论述呕吐、哕、下利三病。此三者常相互影响，交并出现，故合为一篇。然其具体条文近半（二十二节）见于《伤寒论》之中。

（1）本篇所论呕吐病，以"呕恶吐逆"为特征，其病因病机分为虚寒、实热、寒热错杂、水饮停蓄和宿食痰滞停于上脘等五种。如属于虚寒者，大半夏汤、吴茱萸汤、四逆汤等方可选用；属于实热者，大黄甘草汤、小柴胡汤两方可选用；属于寒热错杂者，半夏泻心汤可用；属于水饮停蓄者，小半夏汤、生姜半夏汤、半夏干姜散、茯苓泽泻汤、猪苓散等方可选用；属于宿食痰滞停于上脘者，本篇提出"不可下之"而未出方，当根据宿食病篇"宿食在上脘，当吐之"之法而从《伤寒论·太阳篇》中选用"瓜蒂散"一方。至于文蛤散一方，乃治吐后渴欲得水而贪饮者，非治呕吐之方。

（2）本篇所论哕病，即今之所谓"呃逆"。如气滞胃逆者，用橘皮汤降气止逆；如因虚热而气滞胃逆者，用橘皮竹茹汤补虚清热降逆止哕；如因下窍不通，气机壅塞而呃逆者，"当视其前后，知何部不利"而利之。

（3）本篇所论下利病，包括现在所谓的"泄泻"、"痢疾"两病。从病机上可以概括为虚寒和实热两类。病为泄泻，属于虚寒者，用四逆汤、通脉四逆汤；属于实热或积滞者，用大、小承气汤；属于湿热气滞，则当"利其小便"以"急开支河"。病为痢疾，属于虚寒者，用桃花汤；属于实热者，用白头翁汤。至于诃黎勒散之行气固脱，乃为"气利"之病而设，而黄芩加半夏生姜汤之清热降逆，又为干呕而利之病所设。

2. 重点

（1）第五节。
（2）第十六节。
（3）第二十三节。
（4）第二十四节。
（5）第三十一节。
（6）第四十节。

3. 疑问

（1）第三十四节。
（2）第四十六节。

第十八篇——疮痈肠痈浸淫病脉证并治第十八

1. 要点

本篇论述痈肿、肠痈、金疮、浸淫疮等四种外科疾病。

（1）本篇所论肢体痈肿病，以"身体某一局部痈肿疼痛化脓"为主证，乃气血凝滞郁蒸腐败而成。本篇指出，如突然发生局部固定疼痛，脉浮数而反洒淅恶寒，即为发生痈肿之象；而以手掩其肿上，热者为已化脓，无热者为尚未化脓。至于治疗，本篇未论及，原则上未化脓者当活血散瘀，已化脓者当托毒排脓。（尚用刀切开排脓。诊化脓处，以湿纸放肿上，视其先干处即为化脓处，开刀处应在化脓处稍下）

（2）本篇所论肠痈病，以"发热恶寒，少腹肿痞，按之即痛如淋，小便自调"为特点。脉迟紧为脓未成，可用大黄牡丹皮汤下其瘀血（此方也用于正化脓之时，观方后"有脓当下；如无脓，当下血"可证）；脉洪数为脓已成，可用排脓散、排脓汤等方排脓，如正阳不足则用薏苡附子败酱散助正排脓。

（3）本篇所论金疮亡血，以王不留行散续筋脉和气血为治；浸淫疮则以黄连粉清热燥湿为治，方虽未见，然方名"黄连粉"，是以黄连为主药研粉外用，似无疑义。

2. 重点

（1）第一节。
（2）第二节。
（3）第四节。

第十九篇——跌蹶手指臂肿转筋阴狐疝蛕虫病脉证治第十九

（1）第四节。

（2）第六节。

（3）第七、八节。

第二十篇——妇人妊娠病脉证并治第二十

1. 要点

本篇论述妇人妊娠的病证及治法。

（1）本篇所论妊娠呕吐，乃中焦不足，胃有寒饮所致，治方干姜人参半夏丸，温中补虚，蠲饮降逆。

（2）本篇所论妊娠下血，一为冲任脉虚、阴不内守之所致，一为瘀血素结、癥痼害胎而引起。前者治以胶艾汤，后者治以桂枝茯苓丸。

（3）本篇所论妊娠小便不利，如因血虚燥热而为小便难者，宜当归贝母苦参丸养血清热；如因气化受阻，水渗皮肤而为小便不利、身体肿重者，宜葵子茯苓丸滑窍利水；如因心热肺失通调，而不得小便，腰以下重者，宜针刺泻劳宫及关元以利小便，然针刺关元可堕胎，故此似有疑义。

（4）本篇所论妊娠腹痛，除因冲任失调而为腹痛下血治以胶艾汤方已见上述外，尚有肝脾不和、血虚夹湿而为腹中疼痛者，治以当归芍药散调肝养血补脾祛湿；阳气虚弱阴寒内盛而为腹痛恶寒少腹如扇者，治以附子汤温阳祛寒煖宫安胎。

（5）至于妊娠养胎，本篇提出当归散和白术散二方，前者适用于瘦人多火的妊娠，后者适用于肥人多痰湿的妊娠。然二方之后虽云"常服"或"服之勿置"。但亦不可无故常服。

2. 重点

（1）第一节（错）。

（2）第二节（错）。

（3）第四节。

（4）第六节。

（5）第七节。

（6）第八节（葵子滑胎）。

（7）第十一节（错）。

第二十一篇——妇人产后病脉证治第二十一

1. 要点

本篇论述妇人产后诸病。根据产后血虚的特点，首先提出了新产妇人易患的三大病——一者病痉，二者病郁冒，三者大便难。

（1）本篇所论产后痉病，乃血虚中风化燥伤筋而成，治用竹叶汤扶正祛邪，其中风而未成痉者，用阳旦汤以散风邪调和营卫。郁冒乃血虚有寒，孤阳上出而成，治用小柴胡汤损阳和阴；产后大便难乃血虚津少，胃肠燥结而成，治用大承气汤荡涤实邪，——其病如无燥热实邪，自当养血润枯为法，不得擅用大承气汤以更伤其阴液。

（2）本篇所论产后腹痛，病属血虚内寒而为腹中疼痛者，治以当归生姜羊肉汤；病属气血郁滞而为腹痛烦满者，治以枳实芍药散；病属瘀血干著而为少腹坚痛者，治以下瘀血汤攻坚破积。

（3）本篇所论产后痢疾，用白头翁汤补虚泄热；产后烦乱呕逆，用竹皮大丸安中益气。

2. 重点

（1）第一节。
（2）第二节。
（3）第三节。
（4）第六节。
（5）第九节。
（6）第十节。

3. 难点

略。

第二十二篇——妇人杂病脉证并治第二十二

1. 要点

本篇论述妇人杂病的证治。其中除热入血室四节，与《伤寒论》原文完全相同，为外感病所引起以外，其余十八节所论妇人杂病则提出了"因虚、积冷、结气"为妇人带下三十六病的总根源。

（1）本篇所论经水不利，均为瘀血所致，治宜破瘀行经，抵当汤、土瓜根散可选用。至于水与血俱结在血室而得于生后使少腹满如敦状、小便微难者，治用大黄甘遂汤破瘀逐水、补虚养血。

（2）本篇所论漏下之病，一为胶艾汤而方未见，一为旋覆花汤与病相违，均无以为法。然于漏下之治，仍可从前面妇人妊娠篇妇人产后篇及惊悸吐衄下血篇中寻悟其法。

（3）本篇所论白带病，一为子藏干血不去、湿热腐化所致，用矾石丸除湿清热；一为肾阳不足，寒湿内郁所成，治用蛇床子散温寒祛湿。

（4）本篇所论腹中痛，如为血气瘀滞而为腹中刺痛者，治以红蓝花酒；如为血气虚弱而为心悸腹中急痛者，治以小建中汤；如为血虚湿郁而为腹中疼痛、小便不利者，治以当归芍药散养血除湿。

（5）本篇论述了妇人瘀血下利，治以温经汤；肾虚转胞，治以肾气丸；阴虚藏躁，治以甘草小麦大枣汤；谷实阴吹，治以猪膏发煎；痰凝气滞咽中如有炙脔，治以半夏厚朴汤；湿热阴中生疮，治以狼牙汤洗方。这些治疗方法，在临床上，都是很有价值的。

2. 重点

（1）第五节。
（2）第六节。
（3）第八节。
（4）第九节。
（5）第十节。

（6）第十五节。

3. 疑点

第十一节。

附：第八节释文："本节为妇人杂病提纲，分五段读。虚，谓气虚血少。积冷，谓久积冷气。结气，谓气血菀结。经者，常也，来有常期，故名经水。失常则有迟速多少、崩中漏下、逢期则痛之象，故曰诸经水。断绝，谓经水因虚或积冷或结气而不来也。至有历年，血寒积结，谓肾水寒而肝木不荣，血因冷滞而不流通，致菀结于内也。胞门寒伤，为寒气所伤也。经络凝坚，谓营卫阻遏，气滞血凝，寒则牢坚也。在上则寒饮侵肺，呕吐涎唾，寒久壅塞，郁而化热，乃成肺痈，遂致以虚羸之形体而患上实（应清泻）、下虚（应温养）之证，故云形体损分也（形分，谓上下病异而有分界也）。其在中，则寒邪盘结，绕脐寒疝，或两胁疼痛，与藏相连，皆阴邪寒结，木郁乘土之病。抑或素禀阳藏；邪气郁遏，结为热中，痛在脐下关元。脉数而周身无疮疡痈毒，其肌肤甲错，竟若鱼鳞。皆为内有瘀热，新血不荣之征。以上证候，不论男女均可出现，故曰时着男子，非止女身。其在下，则经候既不应期而止，至则末流不断，所谓末流反多。而且寒则血涩，令阴中掣痛，少腹恶寒，或引腰脊，下根气街，气由气街上冲腰腹，致腰腹急痛，而痛极则在气街。冲脉与少阴之大络并起于肾，经气街伏于骺骨内髁际，痛根在气街，故膝胫亦疼烦。奄忽本训急遽，此处殆指忽发眩冒，状如厥颠也。或有忧惨，悲伤多嗔，与上第六节（甘麦大枣汤证）悲伤欲哭相仿佛，彼属藏躁，此属藏寒也。一言以蔽之曰：此皆带下，非有鬼神。所谓带下，即指肝脾下陷带脉，不能约束诸脉经之病。……设误信鬼神为祟，不按法医疗，病人则形体羸瘦，脉虚多寒。三十六病，千变万端，皆由此起。医者应审脉之阴阳、虚实紧弦，分别寒热，行其针药，治危保安。其证虽同，脉各异源，学者应辨别清楚。"

第九节释文："妇人年五十，已终七七之期，冲任体虚，天癸竭，地道不通，经水自当绝止。乃病下利数十日不止，似与月经无关，但暮即发热，为血结在阴，阳气至暮不得入于阴而反浮于外也。少腹里急腹满者，血积不行，亦阴寒在下也。手掌烦热，病在阴，掌亦阴也。唇口干燥，血内瘀者不外荣也。此为瘀血作利，不必治利，止去其瘀而利自止，故以温经汤主治之"。"带下方证，下寒上热，下寒故下利里急腹满，上热故烦热干燥……"

（写于 1972 年 10 月）

三、参 考 文 献

《世补斋医书·文一》："吴兴莫枚叔《研经言》'伤寒杂病论'十六卷，后人改题曰《金匮玉函》，王焘《外台秘要》引之概称《伤寒论》，唐慎微《证类本草》引之概称《金匮玉函方》，一从其朔，一从其后也。当时以十六卷文繁，而有删本二：其一就原书删存要略，并为三卷，题曰《金匮玉函要略方》，后为宋仁宗时王洙所得；其一就原书存脉法及六经治法又诸可不可等十卷，题曰《伤寒论》而削"杂病"二字，即今本《伤寒论》也。此书行而十六卷之原书不可得见矣。林亿等又以所存三卷，去其上卷而分中、下二卷为三卷，以合原数，改题曰《金匮方论》，即今本《金匮要略》也。此书行而删存之三卷亦不可复合矣。吁，唐宋间人，于仲景书，任意分併，一再改题，而甚去古也愈远矣。"（见卷一）

《世补斋医书·文一》："《隋书·经籍志》载《游元桂林》二十一卷、目一卷，毛子晋本作张讥撰，而《校刊记》据殿本监本改作张机。今读《陈书》有后主手授张讥玉柄麈尾，又于锺山松林下敕讥竖义，取松枝代麈两事，则南朝自有张讥能捉麈坚义者，非仲景也。子晋不误，而据别本以改之者自误耳。余曾沿其讹，采入《补传注》中，特证明之，以志吾过"。（卷一）

四、测 验 题

（1）患者，男，年40岁，发病1年多，每于饥饿时心下疼痛，吃东西后即止痛，按之心下痞鞭，下午发生腹部胀满，肠鸣亦加甚，大便先硬后溏，舌苔黄腻，脉象缓。

（2）患者，男，年30岁，今年夏天被雨淋后发病，开始恶寒，发热，随即面目浮肿，后逐渐肿及全身，咳嗽，口渴欲饮水，小便色黄，舌苔薄黄，脉浮。

（3）患者，男，年30岁，发病3天，头痛，发热，怕冷，微汗出，四肢骨节疼痛，咳嗽痰白而稀，大便稀溏，一日2～3次，舌质红，苔薄黄腻，脉浮数，经用青霉素、安乃近等药连续治疗3天未见效果。

附　请按祖国医学的理论观点，阐明各例中每一症状的发生机制和概括出总的病机，并拟出治法。

（1972年10月）

五、讨 论 题

（1）暍病、湿病、历节病、肺痈病、肺胀病、痰饮病、水气病、妇人妊娠病等，在临床上可能出现的共同证候是什么？为什么？试详细说明之。

（2）试论述小建中汤、当归生姜羊肉汤、当归芍药散证的证候、病机及治疗法则，并阐明其三者的异同点。

（3）患者，男，20岁，昨晚因饮食不慎而发病，开始怕冷，肠鸣，继而腹部膨满，时发小腹里急疼痛即欲大便，昨晚至现在一日夜发作数十次，大便时又不爽利，每次只下利少许水液，肛门后重，面容消瘦，呈困苦状，心情烦躁，手足不暖和，舌苔白，脉象缓。试阐述其各个证候的发生机制和概括出总的病机，并拟出其治疗法则和具体方药。

（1972年12月）

六、病案讨论题

（1）患者，男，年40岁，哮喘已5年，每年各季发作，至春天气候转暖时即逐渐停止。这次于1周前发病，日夜倚物端坐，不能平卧，怕冷，发热，鼻塞，流清涕，咳嗽唾白色泡沫，咳甚则呕吐，咽喉气塞，呼吸困难，有哮鸣音，胸闷，烦躁，汗出，心悸，面目浮肿，口干不渴，小便微黄，舌苔白，脉象浮。

（2）患者，男，年30岁，2年前发生吐血，连续2天不止，血鲜红，量较多，后经服"十灰散"等药而止，数月后即逐渐发生咳嗽。现心烦，心悸，头昏，失眠，身体软弱无力，胸部满闷，咳嗽唾泡沫，时带暗红色血液，引左胁微痛，语音低微，力气，多说话则感气息不相连续，每天下午4～5点时两颧微红，全身燥热不舒，夜间出盗汗，口唇干燥，鼻干，有时清涕出，小便色黄，大便干燥，舌苔薄黄，脉象虚数。

以上两例，请讨论出其病机及方药。

（1972 年 12 月）

七、复 习 要 点

第二篇

（1）痉病的主要证候以及刚痉、柔痉的区别。
（2）湿病的主要证候和治疗原则。
（3）麻黄加术汤、麻黄杏仁薏苡甘草汤、防己黄芪汤在治疗上的区别。
（4）桂枝附子汤、白术附子汤、甘草附子汤在治疗上的区别。
（5）暍病的主要证候和正治方法。

第三篇

（6）百合病的发病机制，主要证候和治疗原则。
（7）狐蟚病的发病机制和蚀上、蚀下的治疗区别。

第四篇

（8）温疟、瘅疟、牡疟的证候区别和治疗原则。
（9）一般疟病和疟母的相互关系及其证候异同。

第五篇

（10）中风病的发病机制和在络、在经、在府、在藏的临床区别。
（11）历节病的发病机制和证候特点以及乌头汤、桂枝芍药知母汤在临床运用上的区别。
（12）历节病和湿病的异同点。

第六篇

（13）血痹病的发病机制、主要证候和治疗原则。
（14）桂枝龙骨牡蛎汤、八味肾气丸在治疗上的异同点。
（15）桂枝龙骨牡蛎汤、小建中汤在治疗上的异同点。
（16）小建中汤、黄芪建中汤、薯蓣丸在临床运用上的区别。
（17）酸枣仁汤、大黄䗪虫丸在病机上的异同点。

第七篇

（18）肺痿、肺痈在病机和证候上的异同点。

（19）肺痿、肺痈的治疗原则。

（20）射干麻黄汤、厚朴麻黄汤、小青龙加石膏汤、越婢加半夏汤等四方主治证候的异同点。

第八篇

（21）奔豚气病的主要证候和正治方法。

第九篇

（22）胸痹病的发病机制，主要证候和治疗原则。

（23）瓜蒌薤白白酒汤、瓜蒌薤白半夏汤、枳实薤白桂枝汤、人参汤、薏苡附子散在临床运用上的区别。

（24）心痛病的发病机制，主要证候和治疗方法。

（25）胸痹和心痛的异同点。

（26）胸痹和肺痈在临床证候上的异同点。

第十篇

（27）腹满虚实在临床上的主要区别。

（28）大承气汤、厚朴三物汤、厚朴七物汤、大柴胡汤、大黄附子汤等方在临床运用上的区别。

（29）附子粳米汤、赤丸、大建中汤三方在临床运用上的区别。

（30）寒疝病的大乌头煎、乌头桂枝汤、当归生姜羊肉汤在临床运用上的区别。

（31）宿食病和腹满病的相互关系。

（32）宿食病的治疗方法。

第十一篇

（33）旋覆花汤、麻子仁丸、甘草干姜茯苓白术汤三方的临床运用。

第十二篇

（34）痰饮病的分类及其各自的主要证候。

（35）小半夏加茯苓汤、泽泻汤、五苓散、苓桂术甘汤等方主治病证的异同点。

（36）苓桂术甘汤、肾气丸主治饮病的异同点。

（37）大青龙汤、小青龙汤在临床运用上的区别。

（38）十枣汤、半夏甘遂丸在临床上的运用。

（39）第35～40节的小青龙汤加减五法。

第十三篇

（40）五苓散、猪苓汤、栝蒌瞿麦丸等三方主治病证的异同点。

（41）肾气丸、文蛤散、白虎加人参汤等三方主治病证的异同点。

第十四篇

（42）水气病、痰饮病、咳嗽上气等三病的相互关系。

（43）水气病的分类及其各自的主要证候。

（44）水气病的治疗原则。

（45）防己黄芪汤、越婢汤、越婢加术汤、甘草麻黄汤、麻黄附子汤等五方主治病证的异同点。

（46）桂枝去芍药加麻辛附子汤、枳术汤在临床运用上的区别。

（47）黄汗病与历节病的区别以及黄汗病的治疗原则。

第十五篇

（48）黄疸病的分类及其各疸的主要方治。

（49）茵陈蒿汤、栀子大黄汤、大黄硝石汤三方的异同点。

（50）茵陈蒿汤、茵陈五苓散在临床运用上的区别。

第十六篇

（51）胸满瘀血在临床上的主要特点及其治疗原则。

（52）泻心汤、柏叶汤在临床运用上的区别。

（53）黄土汤、赤小豆当归散在临床上的运用。

第十七篇

（54）胃反的主要证候及其主要方治。

（55）小半夏汤、半夏生姜汤、半夏干姜散的区别。

（56）小半夏汤与大黄甘草汤在临床运用上的区别。

（57）"病人欲吐者，不可下之"与"食已即吐者，大黄甘草汤主之"在病机和证情上的区别。

（58）橘皮竹茹汤在临床上的运用。

（59）下利用承气汤的依据。

（60）"下利气者，当利其小便"与"气利，诃黎勒散主之"在病机和证候上的区别。

第十八篇

（61）肢体痈肿的临床特点及其治疗原则。

（62）大黄牡丹皮汤、薏苡附子败酱散在临床运用上的区别。

第十九篇

（63）蚘虫病的诊断及其治疗。

第二十篇

（64）妊娠下血的分类、病机和治疗方法。

（65）妊娠呕吐的治疗原则。

（66）妊娠浮肿的治法。

（67）当归芍药散、附子汤二方主治病证的异同点。

（68）妊娠小便难的病机及治法。

第二十一篇

（69）产后三大病的病机及治疗方药。

（70）当归生姜羊肉汤、枳实芍药散、下瘀血汤三方主治病证的异同点。

（71）白头翁加甘草阿胶汤的临床运用。

第二十二篇

（72）妇人经水不利的治疗原则。

（73）白带的治疗方法。

（74）当归芍药散、小建中汤、红蓝花酒三方主治病证的异同点。

（75）妇人藏躁、咽中如有炙脔、转胞等病的病机及其治疗。

（76）温经汤的临床运用。

（1972 年 11 月）

张仲景的平生及其《金匮要略》演讲大纲

（1）张仲景，名机，南阳郡湟阳县人，生于东汉和平（桓帝）元年即公元 150 年，卒于延安（献帝）十六至二十四年即公元 211～219 年，约活了 70 岁（69 岁）。

（2）东汉延熹（桓帝）九年即公元 166 年，张仲景总角造颙，谓曰：“君用思精而韵不高，后将为良医”。卒如其言。（见《何颙别传》）

（3）张仲景“学医于同郡张伯祖，尽得其传”“识用精微过其师”。（张伯祖著有《藏经》二卷，见江西《医史》）

（4）张仲景“后在京师为名医，于当时为上手”。

（5）张仲景（公元 168～189 年）“灵帝时举孝廉”，“延安（献帝）中，官至长沙太守。”（？）

（6）东汉末年，豪门贵族兼并土地，庶族地主（中小地主）破产，连年战祸，疫疠流行，广大劳动人民无以为生，暴发农民革命——如东汉中平元年即公元 184 年二月，黄巾军起义。

（①狐惑“目赤如鸠眼”。②十一篇“大肠有寒者多鹜溏”，“肺水者……时时鸭溏。”“脾气衰则鹜溏。”③“肾水者，……阴下湿如牛鼻上汗”。）

（7）张仲景有法家思想，①受王充《论衡》影响，②见《自序》：

《伤寒卒病论集》序

“怪当今居世之士，曾不留神医药，精究方术……但竞逐荣势，企踵权豪，孜孜汲汲，唯名利是务，崇饰其末，忽弃其本，华其外而悴其内。皮之不存，毛将安附焉！卒然遭邪风之气，婴非常之疾，患及祸至，而方震慄，降志屈节，钦望巫祝，告穷归天，束手受败……痛夫！举世昏迷，莫能觉悟，不惜其命，君是轻生，彼何荣势之云哉！……遇灾值祸，身居厄地，蒙蒙昧昧，蠢若游魂。……”

“余宗族素多，向余二百，建安纪年以来，犹未十年，共死亡者，三分有二，伤寒十居其七，感往昔之沦丧，伤横夭之莫救，乃勤求古训，博采众方，撰用《素问》《九卷》《八十一难》《阴阳大论》《胎胪》《药录》并且主张针药并用、辨证论治，为《伤寒杂病论》合十六卷，……。”

（8）张仲景的医学著作《伤寒杂病论》；还有《评病要方》一卷，《疗妇人方》二卷，《五藏论》一卷，《口齿论》一卷；《药辨决》（此书见《医心方》）等。有徒弟二人：杜度、卫汛。

（9）张仲景《伤寒杂病论》的流传情况：（伤寒杂病论的分家）

1）王叔和整理《伤寒论》；

2）孙思邈《千金要方》：“江南诸师秘仲景书而不传”；

3）孙思邈《千金翼方》的“伤寒”；

4）王焘《外台秘要》引《金匮》之文，均题曰《伤寒论》；

5）王洙《金匮玉函要略方》三卷。

（10）现行的《金匮要略》一书，（区别于《伤寒论》别本的《金匮玉函经》，杜光庭撰的《金匮玉函经》）是宋代林亿等的校删本。林亿等《金匮要略方论》序："张仲景为《伤寒杂病论》合十六卷，今世相传《伤寒论》十卷，杂病未见其书，或于诸家当中载其一二矣。翰林学士王洙在馆阁日拾蠹简中得仲景《金匮玉函要略方》三卷，上则辨伤寒、中则论杂病，下则载其方并疗妇人，乃录而传之士流才数家耳，当以对方证对者，施之于人其效若神，然而或有证而无方，或有方而无证，救疾治病，其有未备，国家诏儒医校正医书，臣奇先校定《伤寒论》，次校定《金匮玉函经》，今又校成此书，仍以逐方次于证候之下，使会卒之际，使检用也；又采散在诸家之方，附于诸篇之末，以广其法，以其伤寒文多节略，故所自杂病以下，终于饮食禁忌，凡二十五篇，除重复合 262 方，勒成上、中、下三卷，依旧名曰《金匮方论》……"

（11）《金匮要略》的学术渊源——"撰用《素问》、《九卷》、《八十一难》、《阴阳大论》《胎胪》、《药录》"。

1）（第 14 篇 3 条）"视人之目窠上微肿，如蚕新卧起状，其颈脉动，时时咳，按其手足上隐而不起者，风水。"——《平人气象论》、《水胀》、《论疾诊尺》

2）（第 14 篇 11 条）"夫水病人目下有卧蚕，面目鲜泽……。"——《平人气象论》、《水胀》。

3）（第 1 篇经一条）"见肝之病，知肝传脾，当先实脾，四季脾王不受邪，即勿补之。"——《难经·七十七难》

4）太阳、阳明、少阳、太阴、少阴，厥阴的次序——①《热论》"一曰太阳、二曰阳明、三曰少阳、四曰太阴、五曰少阴、六曰厥阴"；②运气七篇的意义。

5）妇科三篇。

6）地黄、芍药、桂、术等。

（12）《金匮要略》的内容——共 25 篇计病。

第 1 篇 脏腑络经先后病——总则。

第 2～17 篇：内科病。

第 18 篇：外科病。

第 19 篇：琐碎病。

第 20～22 篇：妇科病。

第 23～25 篇：杂疗方。

（13）《金匮要略》的特点：（和《伤寒论》为姐妹篇，辨证施治较系统；一以六经为纲，一以病名为纲。）

1）条文辨证：如①第七篇第 6 条："咳而上气，喉中水鸡声，射干麻黄汤主之"。②第七篇第 14 条："肺胀，咳而上气，烦躁而喘，脉浮者心下有水〈气〉，小青龙加石膏汤主之"。③第七篇第 8 条："咳而脉浮者，厚朴麻黄汤主之"。④第七篇第 9 条："脉沉者，泽漆汤主之"。

又如：①第八篇第 3 条："胸痹之病，喘息咳唾，胸背痛，短气，寸口脉沉而迟。关上小紧数，栝蒌薤白白酒汤主之"。②第八篇第 4 条："胸痹，不得卧，心痛彻背者，栝蒌薤白半夏汤主之"。

再如：痰饮篇小青龙汤加减 5 条。

2）文字质朴，经验可靠：如①第十七篇第 31 条："下利气者，当利其小便"；②第十四篇第 18 条："诸有水者，腰以下肿，当利小便，腰以上肿，当发汗乃愈"（越婢汤治荆州一老太婆急性肾炎，真武汤治一小孩慢性肾炎）；③第十六篇第 17 条："心气不足，吐血、衄血，泻心汤主之"；④第十八篇第 4 条：大黄牡丹汤治肠痈；⑤第十五篇第 13 条与 18 条：茵陈蒿汤与茵陈五苓散治黄疸；⑥第二十二篇第 15 条：硝石丸治白带；⑦第二篇第 4 条：胶艾汤治崩漏；⑧第二十二篇第 5 条：半夏厚朴汤治咽中如有炙脔，吞之不下，吐之不出；⑨第十七篇第 42 条："下利便脓血者，桃花汤主之"；⑩第十七篇第 43 条："热利下重者，白头翁汤主之"；

（14）《金匮要略》存在的问题：

1）文字错简脱落，内容残缺不全；

2）经验停在在 1700 年以前。

（15）《金匮要略》的读法

1）用毛主席的哲学思想为指导，实事求是地对待本书，揭露其本来面貌，加以继承或批判（扬弃）；

2）前后条文连贯读：如①第二篇第 1、2 条和第七条上半条连读；②第三篇第一条贯串于以下百合病的各条中。③第十篇第 24 条"宿食在上脘，当吐之，宜瓜蒂散"；第十七篇第 6 条"病人欲吐者，不可下之"。

3）前后条文比较读：如①第二篇第 1、2 条相比较："太阳病，发热无汗，反恶寒者，名曰刚痉"；"太阳病，发热汗出而不恶寒，名曰柔痉"；②第十三篇第 4 条："脉浮，小便不利，微热，消渴者，宜利小便发汗，五苓散主之"和第 13 条"脉浮，发热渴欲饮水，小便不利者，猪苓汤主之"相比较。

4）和《伤寒论》联系读：如①上项引五苓散、猪苓汤证和《伤寒论》中"太阳篇"、"阳明篇"之间联系读；②第二篇第 20 条"湿家身烦疼，可与麻黄加术汤发其汗为宜，慎不可以火攻之"和《伤寒论》麻黄汤证联系读；③水湿内阻，肾阳不化的脉沉肢冷小便不利而肢体浮肿的治疗方药，要从《伤寒论》中取真武汤方。

5）读于无字处：①以证测方：第十篇第 2 条"病者腹满，按之不痛为虚，痛者为实，可下之，舌黄未下者，下之黄自去"第 3 条"腹满时减，复如故，此为寒，当温之"。第十七篇第 23 条"下利清谷，不可攻其表，汗出必胀满。"②以方测证：a. 上引第二篇第 20 条；b. 第十二篇第 17 条"夫短气有微饮，当从小便去，苓桂术甘汤主之，肾气丸亦主之"和第 23 条"病溢饮者，当发其汗，大青龙汤主之，小青龙汤亦主之"。③以方后语测证：第十五篇第 13 条"谷疸之为病，寒热不食，食即头眩，心胸不安，久之发黄，为谷疸，茵陈汤主之……分温三服。小便当利，尿如皂角汁，色正赤，一宿腹减，黄从小便去也"。

6）联系临床实际学：第十七篇第 40 条"下利已差，至其年月日时复发者，以病不尽故也，当下之，宜大承气汤"。如寒结当用温下法。

7）适当地运用考据学方法：①训诂：如 a. 第二篇第 9 条"夫痉脉，按之紧如弦，直上下行"；b. 第六篇第 12 条"脉弦而大，弦则为减，大则为芤，减则为寒，芤则为虚，虚寒相搏，此名为革，妇人则半产漏下，男子则亡血失精"；c. 第十一篇第 12 条"阴气衰者为癫，阴气衰者为狂"。d. 第二篇"身体疼烦"、"骨节疼烦"。e. 第七篇第 15 条"肺痈，胸满胀，一身面目浮肿，鼻塞，清涕出，不闻香臭酸辛，咳逆上气，喘鸣迫塞，葶苈大枣泻肺汤主之"林校注："三日一剂，可至三四剂，此先服小青龙汤一剂，乃进"。《素问·大奇论》："肺之雍，喘而两胠满"。雍、壅、廱同。②校勘：如 a. 第四篇第 4 条"温疟者，其脉平，身无寒，但热，骨节疼烦，时呕，白虎加桂枝汤主之"；b. 上引第二篇第 1、2 条"刚痉"、"柔痉"之证；c. 第十九篇第 6 条"蛔虫之为病，令人吐涎心痛，发作有时，毒药不止，甘草粉蜜汤主之。甘草粉蜜汤方：甘草二两，粉一两，蜜四两，右三味，以水三升，先煮甘草煮二升，去滓，内粉、蜜、搅令和，煎为药粥，温服一升，瘥即止。"

（16）怎样对待《金匮要略》各注家的不同论点：

1）以《金匮要略》的原文思想衡量；

2）以我们自己的实际经验衡量（注意避免经验论）；

3）以祖国医学的传统理论衡量。

（李今庸于 1980 年 1 月在全国《伤寒论》师资进修班讲稿）

《金匮要略》一书的形成

张仲景在《伤寒杂病论序》中说："感往昔之沦丧，伤横夭之莫救。乃勤求古训。博采众方，撰用《素问》、《九卷》、《八十一难》、《阴阳大论》、《胎胪》、《药录》并平脉辨证，为《伤寒杂病论》合十六卷……"。是张仲景在大疫之后抱着"感往昔之沦丧，伤横夭之莫救"的悲痛心情，发奋钻研古代医学理论知识，广泛采集各家医疗方法和治病经验，在自己医疗实践的基础上，写出了《伤寒杂病论》一书，将古代医经、经方两家冶于一炉，创立了祖国医学理、法、方药全备的辨证施治体系，其内容达十六卷之多。惜其书早已亡佚，早在北宋时期或以前即已亡佚无传了！今所传《伤寒杂病论》一书较晚出，未可遽信为张仲景《伤寒杂病论》之原书也。

现在广泛流传的《伤寒论》和《金匮要略》两书，学术界一般公认为其确系张仲景著作，为《伤寒杂病论》的两个组成部分。然《伤寒杂病论》一书怎样成为现在流传的《伤寒论》和《金匮要略》两书了呢？过去有人认为是晋代王叔和所分，有人认为是宋代林亿等人所分。其实《伤寒杂病论》分成《伤寒论》、《金匮要略》两书，既不是来自晋代王叔，也不是来自宋代林亿等人，而是在长期流传过程中逐渐地自然形成的。

众所周知，张仲景所写的《伤寒杂病论》，经过数十年后，在晋代，王叔和对其"伤寒"部分进行了整理。从而出现了《伤寒论》一书的流传。

到唐代，孙思邈《千金翼方》"卷九"、"卷十"两卷中所论述的"伤寒"，以"方证同条，比类相附"的方式，全载今本《伤寒论》中从"痉湿暍病"到"阴阳易瘥后劳复食复病"的内容，且明谓这是对张仲景《伤寒大论》"鸠集要妙，以为其方"而"用之多验"的。这里所谓的《伤寒大论》，就是王叔和整理的《伤寒论》之书。然而在王焘所撰的《外台秘要》一书里，所引现在流传的《伤寒论》和《金匮要略》两书的内容，却概称引自《伤寒论》。王焘《外台秘要》所谓的《伤寒论》一书，是既包括有今本《伤寒论》的内容，又包括有今本《金匮要略》的内容，说明了这个所谓《伤寒论》，实是《伤寒杂病论》书名的简称。从而也表明了在唐代时，王叔和整理的《伤寒论》和张仲景原著的《伤寒杂病论》两书在同时流传。

迨至北宋仁宗之朝，林亿、孙奇、高保衡奉敕校正医书时，王叔和整理的《伤寒论》继续在流传而张仲景所著《伤寒杂病论》原书则已亡佚而无传本了，故林亿等谓"张仲景为《伤寒杂病论》合十六卷，今世相传《伤寒论》十卷，杂病未见其书也。"

根据林亿等《金匮要略方论序》载：翰林学士王洙在馆阁日于蠹简中得仲景《金匮玉函要略方》三卷，上则辨伤寒，中则论杂病，下则载其方并疗妇人，乃录而传之士流才数家耳。尝以对方证对者施之于人，其效若神。然而或有证而无方，或有方而无证，救疾治病，其有未备，国家诏儒臣校正医书，臣奇先校定《伤寒论》，次校定《金匮玉函经》，今又校成此书，仍以逐方次于证候之下，使仓卒之际便于检用也，又采散在诸家之方，附于逐篇之末，以广其法。以其"伤寒"文多节略，故所自杂病以下终于"饮食禁忌"，凡二十五篇，除重复合 262 方，勒成上、中、下三卷，依旧名曰《金匮方论》。表明了宋代翰林学士王洙在馆阁蠹简中发现的《金匮玉函要略》，"上则辨伤寒，中则论杂病，下则载其方并疗妇人"，一共只有三卷，显然不是张仲景所写十六卷本的《伤寒杂病论》原文，而是唐宋间人对张仲景《伤寒杂病论》的内容进行了不少删减而摘录其自己认为的重要部分编为上、中、下三卷，是《伤寒杂病论》的一个删节本，故将其名更之曰《金匮玉函要略方》从其书更名曰《金匮玉函要略方》，也可看出其是《伤寒杂病论》的删节本，所谓"金匮玉函"者，乃"珍贵"、"贵重"、"宝贵"、"保慎"之意，犹《新书·胎教》所谓"书之玉版，藏书金匮"也，所谓"要略"者，要，略也，略，要也。要略者，乃谓其是医学精要者。同时，我们也确实发现了一些现在流传的《伤寒论》和《金匮要略》两书所未记载的张仲景著作的遗文。这就足证王洙于脱简中发现的《金匮玉函要略方》一书乃后人对张仲景《伤寒杂病论》的删节本。林亿等在校正此书时，以其书中伤寒之文甚为简略，且另有《伤寒论》一书在行世，故删其上卷，而将其下卷所载之方，又逐方次于证候之下，仍分上、中、下三卷，依旧名曰《金匮方论》。这就是现在流传的所谓《金匮要略方论》、《新编金匮要略方论》、《金匮玉函要略方》以及简称为《金匮要略》等本的来源。

据上所述。现在流传的《金匮要略》一书，是现在流传的《伤寒论》一书的姐妹篇，是张仲景《伤寒杂病论》中的"杂病部分"，也是祖国医学的经典著作之一。它汇粹了后汉及其以前的医学知识，整理了后汉及其以前的医疗经验。以阴阳五行、藏府经络、营卫气血以及六淫、七情等学说为基础。以病名为纲，创造性地发展了具有整体观念的辨证施治的祖国医学理论，而为祖国医学说明着病因病机、诊断、预防和治疗方法。它是一部理论结合实际的医学专著。第一篇为总则，第二篇至第十七篇为内科病，第十八篇为外科病，第十九篇为琐碎病（暂如此称之），第二十至第二十二篇为妇产科病，第二十三篇为杂疗方，第二十四至第二十五篇为饮食禁忌。其中包括痉病、湿痹、中暍。百合病、狐惑、阴阳毒、疟疾、中风、历节、血痹、虚劳、肺痿、肺痈、肺胀、心痛、短气、奔豚气、腹满、寒疝、宿食、五藏风寒、肝着、肾着、脾约、三焦病、大肠病、小肠病、积聚、癫、痰饮、咳嗽、消渴、小便利、淋病、水气病、黄疸病、惊悸、出血、瘀血胸满、呕吐、哕证、下利（泄泻、痢疾）。创伤、肠痈、浸淫疮、跌蹶、手指臂肿、转筋、阴狐疝、蚘虫病、尸厥、客忤和妇人胎前诸疾。妇科杂病等数十种病证及其辨证治疗以及溺死、缢死的解救方法，它在以辨证施治为特点的祖国医学里，又具有"分类简明、辨证切要、文字质朴、经验可靠"的优点，所以它1700年来一直是在指导着中医临床工作的实践，它实为中医治疗内、妇科疾病的一部宝贵典籍。因而它也就是我们每个修习中医和研究祖国医学的一部必读之书。

（李今庸于20世纪70年代末至80年代初于中国中医研究院、

北京中医学院两院研究生班《金匮要略》讲稿）

张仲景和《金匮要略》的基本内容及其学习方法

　　张仲景，名机，后汉南阳郡涅阳县人。据考证：仲景生于汉桓帝建和二年至元嘉二年。即公元148～152年，卒于汉献帝建安十六年至二十四年即公元211～219年。范晔写《后汉书》未为其立传。从其熟悉农家生活的情况来看，似是一个农家出身的知识分子。延熹九年即公元166年，仲景总角造颙，即"总聚其发以为两角"而往见何颙。何颙谓曰："君用思精而颙不高，后将为良医"。卒如其言。仲景"学医于同郡张伯祖，将得其传"，人言其"识用精微过其师"。"后在京师（洛阳）为名医，于当附为上手"，晋有《伤寒杂病论》一书。仲景"灵帝时举孝廉"。所传"官至长沙太守"之说，未可确信。

　　后汉时代，疫病多次流行，仲景"宗族素多，向余二百"，在建安纪年以后未及十年，其宗族就病死了2/3，而其中死于伤寒之病的竟占了7/10。仲景"感往昔之沦丧，伤横夭之莫救"，感伤不已，遂"勤求古训，博采众方"，刻苦钻研古代医学理论知识，广泛采用各家医疗方法和治病经验，在自己医疗实践的基础上，撰用《素问》、《九卷》、《八十一难》、《阴阳大论》、《胎胪》、《药录》并"平脉辨证"，写出了《伤寒杂病论》合十六卷，将古医经，经方两家治于一炉，创立了祖国医学理、法、方、药完备的辨证施治体系，促进了我国古代医学的一大发展。

　　《伤寒杂病论》一书问世后，到了晋代，其中论伤寒的部分，经由王叔和整理而为《伤寒论》一书。于是，遂有《伤寒杂病论》和《伤寒论》两书并传与世，直到唐代。之后，《伤寒杂病论》一书即告亡失而世遂无传本，故宋人孙奇、林亿等谓"今世但传《伤寒论》十卷，杂病未见其书，或于诸家方中载其一、二矣。"

　　根据孙奇、林亿等所写《金匮要略方论序》载："翰林学士王洙在馆阁日，于馆阁蠹中得仲景《金匮玉函要略方》三卷，上则辨伤寒，中则论杂病，则载其方并疗妇人，乃录而传之士流才数家耳！尝以对方证对者施之于人，其效若神。然而或有证而无方。或有方而无证，救疾治病，有未备。国家诏儒臣校正医书，医奇先校定《伤寒论》，次校定《金匮玉函经》，今又校成此书，仍似逐方次于证候之下，使仓卒之际，便于检用也。又采散在诸家之方，附于逐篇之末，以广其法。以其伤寒文多节略。故所自杂病以下，终于饮食禁忌，凡二十五篇，除重复合262方，勒成上、中、下三卷，仍旧名曰《金匮方论》。"表明宋翰林学士王洙在灵简中发现的《金匮玉函要略方》三卷，不是张仲景所写十六卷本的《伤寒杂病论》原本，而是唐、宋间人对张仲景《伤寒杂病论》的删节本，故更其名曰《金匮玉函要略方》。孙奇、林亿等在校正此书时，以其书中伤寒之文甚为简略，且另有《伤寒论》一书在行世，故删其上卷，而将下卷所载之方，又逐方次于证候之下，仍分为上、中、下三卷，依旧名曰《金匮方论》使之流传至今。这就是现在流传的所谓《金匮要略方论》、《新编金匮要略方论》、《金匮玉函要略方》以及简称为《金匮要略》等本的来源。

　　现在流传的《金匮要略》一书，是现在流传的《伤寒论》一书姐妹篇，是张仲景《伤寒杂病论》中的"杂病部分"，也是祖国医学的经典著作之一。它汇粹了后汉及其以前的医学知识，整理了后汉及其以前的医疗经验，以阴阳五行、藏府经络、营卫气血以及六淫、七情等学说为基础，以病名为纲，创造性地发展了具有整体观念的辨证施治的祖国医学理论，而为祖国医学说明着病因病机、诊断、预防和治疗方法。它是一部理论结合实际的医学专著，第一篇为总则，第二篇至第十七篇为内科病，第十八篇为外科病，第十九篇为琐碎病（暂如此称之），第二十至第二十二篇为妇产科病，第二十三篇为杂疗方，第二十四至第二十五篇为饮食禁忌。其中包括痉病、湿痹、中暍、百合病、狐惑、阴阳毒、疟疾、中风、历节、血痹、虚劳、肺痿、肺痈、肺胀、胸痹、心痛、短气、奔豚气、腹满、寒疝、宿食、五藏风寒、肝着、肾着、脾约、三焦病、大肠病、小肠病、积聚、癫狂、痰饮、咳嗽、消渴、小便利、淋病、水气病、黄疸病、惊悸、出血、瘀血胸满、呕吐、哕证、下利（泄泻、痢疾）、创伤、痈疡、肠痈、浸淫疮跌蹶、手指臂肿、转筋、阴狐疝、蚘虫病、尸厥、客忤和妇人胎前诸疾、产后诸疾、妇科杂病等数十种病证及其辨证治疗以及溺死、溢死的解救方法。它在以辨证施治为特点的祖国医学里，又具有"分类简明、辨证切要、文字质朴、经验可靠"的优点，所以它1700年来一直是在指导着中医临床工作的实践，它实为中医治疗内、妇科疾病的一部宝贵典籍，因而它也就是我们每个修习中医和研究祖国医学的一部必读之书。现在为了继承发扬祖国医学遗产，为了使《金匮要略》这部书在祖国社会主义建设事业中为新时期的总任务实现四个现代化服务发挥更大的作用，我们有必要对它进行认真的学习和研究，以求得彻底理解它、掌握它和利用它，使其更好地"古为今用"。

《金匮要略》成书于1700年前的后汉时代，文字既然古奥，内容又颇多错漏和脱简，如不运用一定的学习方法，是不容易把它学好的。然而，只要明确了学习目的，知道了它的特点，运用适当的学习方法，再利用一些阅读该书的工具帮助学习，求得完全掌握它也并不是什么非常困难的事情。现在将我个人对《金匮要略》一书的读法介绍出来，以供《金匮要略》的读者作为参考。

一、学习主要精神，不要死扣字眼或死于句下

由于现行《金匮要略》之书，为宋代翰林学士王洙在馆阁于蠹简中发现，其中错简脱误颇多。例如《五藏风寒积聚病脉证并治》五藏各有中风、中寒，今脾只载中风不载中寒，而肾中风、中寒均不载；又如（痉湿暍病篇）第七、八节错脱等，再加上汉代的文字古奥，笔法古老，学习时应该掌握其主要的精神实质，不能光钻牛角尖死扣字眼以辞害义。如《藏府经络先后病篇》第十三节说："风中于前，寒中于暮"《百合狐惑阴阳毒病篇》第十一节说："百合病……每溺时头痛者，六十日乃愈，若溺时头不痛淅然者，四十日愈，若溺快然但头眩者，二十日愈"。前者是说热邪归阳，寒邪归阴，邪气总是循着"物从其类"的规律伤人；后者是说百合病证现"溺时头痛的"为病重而愈期较慢，证见"头不痛淅然的"为病较轻而愈期较快，证见"溺快然但头眩的"为病更轻而愈期更快。绝对不能机械地把前者理解为风邪只在上午伤人而下午不伤人、寒邪只在下午伤人而上午不伤人，也绝对不能机械地把后者理解为现出不同证候的百合病，一定要是"六十日乃愈"、"四十日愈"、"二十日愈"、一天也不能多，一天也不能少。如果这样死死地去理解，就将与临床的实际情况不相合。再如《血痹虚劳病篇》第三节说："夫男子平人，脉大为劳，极虚亦为劳。"意思是说人的形体虽无症状而脉象已出现了"大"或"极虚"，这是虚劳之渐，精气内损，已将成为虚劳病证。所谓"男子"，是指病由房劳伤肾，并不是说本节之病只害男子而女子不害，所谓"平人"，是指脉病形不病，并不是指真正健康人，与《素问·平人气象论》中所谓"平人者，不病也"的"平人"一词的意义不同。否则，何以解释其"大"或"极虚"的脉象？

二、参阅汉代及其前后相距不远时代的医学著述

如《黄帝内经》、《八十一难经》、《神农本草经》、《伤寒论》、《金匮玉函经》、《甲乙经》、《脉经》、《肘后方》、《诸病源候论》、《备急千金要方》、《千金翼方》以及《外台秘要》等，来帮助学习。其作用有二：一因其著作年代与《金匮要略》的成书年代相距较远，因而，其语言文字和学术思想都比较相近，可以相互会通，这就大大地便利于学习时能够比较正确地理解《金匮要略》内容的原意；一因其记载有《金匮要略》的某些内容，可以校正《金匮要略》某些文字的谬误，使其现出本来面貌而便于学习。

关于前者，例如《黄疸病篇》第十五节说："黄疸病，茵陈五苓散主之"。文中只有"黄疸病"三字，而没有具体证状，然茵陈五苓散又不可能主治所有的黄疸病，这就需要考究《素问·平人气象论》"溺黄赤安卧者，黄疸"、"目黄者，曰黄疸"之文，才可了解本节黄疸病有"目黄"、"溺黄赤"、"安卧"等证在内；再例如《腹满寒疝宿食病篇》第二十一节说："问曰：人病有宿食，何以别之？师曰：寸口脉浮而大，按之仅涩，尺中亦微而涩，故知有宿食，大承气汤主之。"本节只有脉象而未载证状，若但从所载"寸口脉浮而大，按之反涩，尺中亦微而涩"的脉象上看，实际上无法"知其有宿食"，也无法贸然给以"大承气汤主之"。当然，可以从本节的文气上读出其包括有前面"腹满"、"寒疝"二病中所叙述的"腹部胀满"或"绕脐疼痛"的症状在内，但能以《伤寒论·阳明病篇》第258节"……烦不解，腹满而痛，此有燥屎也，所以然者，本有宿食故也，宜大承气汤"之文相参，就更为明了、切实；又例如《肺痿肺痈咳嗽上气病篇》第八、九节说："咳而脉浮者，厚朴麻黄汤主之"、"脉沉者，泽漆汤主之"。然仅凭"咳而脉浮"或"脉沉"，就无法运用厚朴麻黄汤或泽漆汤，这在《备急千金要方》和《脉经》上记载较详：《备急千金要方》卷十八第五："咳而大逆上气、胸满、喉中不利，如水鸡声，其脉浮者，厚朴麻黄汤"、"夫上气，其脉沉者，泽漆汤"，《脉经》卷二第三："寸口脉沉，胸中引胁痛，胸中有水气，宜服泽漆汤"。

关于后者，例如《腹满寒疝宿食病篇》第十七节说："寒疝绕脐痛苦，发则白津出，手足厥冷，其脉沉紧者，大乌头煎主之"。何为"白津"？《外台秘要·寒疝腹痛方门》载："仲景《伤寒论》寒疝绕脐苦痛，若发则白汗出，手足厥寒，若脉沉弦者，二物大乌头煎主之"，表明了所谓"白津"，乃"白汗"之误；再例如《水气病篇》第四节说："……咳而喘不渴者，此为脾胀，其状如肿，发汗即愈"。既为"脾胀"，其证何以出现"咳而喘"且"其状如肿"而在治疗上"发汗即愈"？《灵枢·经脉》载："肺手太阴之脉……是动则病肺胀满，膨膨而喘咳"，《肺痿肺痈咳嗽上气病篇》第四节载："上气，喘而躁者，此为肺胀，欲作风水，发汗则愈"，表明了所谓"脾胀"，乃"肺胀"之误；又例如《痉湿暍病篇》第二十二节说："风湿，脉浮，身重，汗出，恶风者，防己黄芪汤主之。防己黄芪汤方：防己一两，黄芪一两一分，甘草半两炙，白术七钱半，右剉麻豆大，每抄五钱匕，生姜四片，大枣一枚，水盏半，煎八分，去滓温服，良久再服。喘者加麻黄半两，胃不知者加芍药三分，气上冲者加桂枝三分，下有陈寒者加细辛三分。服后当如虫行皮中，从腰下如冰，后坐被上，又以一被绕腰下，温冷微汗，差。"其方的煎法及药物用量何以与《金匮要略》中其他方剂的煎法及药物用量不一样？《备急千金要方》卷八第八载："治风湿脉浮，身重，汗出，恶风，方：汉防己四两，甘草二两，黄芪五两，生姜、白术各三两，大枣十二枚。右六味㕮咀，以水六升，煮取三升，分三服，服了坐被中，欲解如虫行皮中，卧取汗。"表明了其方的煎法和药物用量均为后人所改定，而不是《金匮要略》的原方。

另外，《金匮要略》一书中的少数内容，还要运用"训诂学"知识才能对它得到正确理解。如《五藏风寒积聚病篇》第12节说："阴气衰者为癫，阳气衰者为狂。"如用现在一般理解的字

义，把"衰"字当作"虚少"解释是不能把它读通的，必须根据《说文·衣部》所谓"衰，草雨衣"之义，作"重叠"讲，始与《难经·二十难》"重阳者狂，重阴者癫"之义相符合。

三、读于无字处

对于《金匮要略》书中的内容，不仅要从其文字的正面、反面、侧面去进行学习，进行理解，而且要从其没有字句的地方找出问题，发现内容。

（一）从下文找出上面内容

在《金匮要略》的文章中，往往有省笔法的出现，这必须从下文中发现上面的内容，如《痰饮咳嗽病篇》第18节说："病者脉浮，其人欲自利，利反快，虽利，心下续坚满……"。从"心下续坚满"之句，就可确定其"病者脉浮"句下，原有"心下坚满"之证存在；再如《黄疸病篇》第13节说："谷疸之为病，寒热不食，食即头眩，心胸不安，久久发黄为谷疸，茵陈蒿汤主之。茵陈蒿汤方：茵陈蒿六两，栀子十四枚炒，大黄三两。右三味，煮取三升，去滓，分温三服，小便当利，尿如皂荚汁状，色正赤，一宿腹减，黄从小便去也"。从其文的"小便当利"和"一宿腹减"之句，就可确定其病原有"小便不利"和"腹满"之证存在。

（二）以方测证，即从方药中找出证状

《金匮要略》书中，很多条文叙述的证候不详而包括在所用的方药之中，这叫做"证从方略"，或者说"寓证于方"。例如《痉湿暍病篇》第20节说："湿家身烦疼，可与麻黄加术汤，发其汗为宜……"。仅只"湿家身烦疼"，是无法确定"可与麻黄加术汤"的。既然是可与麻黄加术汤，这就表明其病还有"麻黄汤"的"头痛，身痛、发热，恶寒，无汗而喘，脉浮紧"等征象存在；再例如《痰饮咳喘病篇》第17节说："夫短气，有微饮，当从小便去之，苓桂术甘汤主之，肾气丸亦主之。"同一微饮"短气"（当然还有"小便不利"之证）而方治何以有二？这又必须从方药中找出二方的主治病证：苓桂术甘汤为温化中阳而利小便之剂，其病当有"心下逆满"之证，肾气丸为温化肾气而利小便之剂，其病当有"腰部疼痛"之证。

（三）以证测方，即从病证中找出方药

《金匮要略》书中，也有很多条文叙述病证较详而未出方治，这必须从病证中找出方治来，因为方治是包括在病证之中，这叫做"方以证略"，或者说是"寓方于证"。例如《痉湿暍病篇》第25节说："太阳中暍，发热恶寒，身重而疼痛，其脉弦细芤迟，小便已，洒洒然毛耸，手足逆冷，小有劳，身即热，口开，前板齿燥。若发其汗则其恶寒甚，加温针则发热甚，数下之则淋甚"。从其所述的病证及治疗禁忌，即知当用甘凉撤热、保津益气之法而宜"白虎加人参汤"方；再例如《水气病篇》第11节说："……病水，腹大，小便不利，其脉沉绝者，有水，可下之"和《惊悸吐衄下血胸满瘀血病篇》第11节说："病者如热状，烦满，口干燥不（原误为"而"今改）渴，其脉反无热，此为阴伏，是瘀血也，当下之"。从其叙述的病证上，前者"有水"，知其可用"十枣汤类"下其水，后者"是瘀血也"，知其当用"下瘀血汤类"下其瘀血。

四、前后条文连贯读

前面说过，《金匮要略》一书的文章中有很多省笔法，除以下文找出上面内容和从方药中找

病证、从病证中找方药外，还必须把前后条文连贯起来读，才能对条文内容掌握的更完全，理解得更好。例如《痉湿暍病篇》第1节说："太阳病，发热无汗，反（衍文，当删）恶寒者，名曰刚痉"，第二节说："太阳病，发热汗出，而不（此'不'字衍，当删）恶寒，名曰柔痉"等，均须连接该篇第7节上半"病者身热足寒，颈项强急、恶寒，时头热，面赤目赤、独头动摇，卒口噤，背反张者，痉病也"读，否则，前者即为"伤寒"，后者即为"中风"，而无能区别其为"痉病"了；再例如《痰饮咳嗽病篇》第21节说："脉沉而弦者，悬饮内痛。病悬饮者，十枣汤主之"，须连接该篇第2节"饮后水流在胁下，咳唾引痛，谓之悬饮"读，才能更好地确定"十枣汤"之治"悬饮"的具体适应证；该篇小青龙汤加减五法的第34～39节，共六节更是需要紧密地连贯在一起读。

五、前后条文、前后疾病比较读

在《金匮要略》一书里，和在祖国医学的其他书中一样，每个疾病都有着一定的特点，而各个疾病的每一发展过程同样也都有着自己的特点，但是许多疾病和各个疾病的许多发展过程又都有着相互联系和相类似的证状。这必须依据各自的特点，才能区别于其他疾病或疾病的其他过程。因此，学习时必须将前后条文、前后疾病进行比较，才能得出同中之异和异中之同，而达到掌握辨证施治的法则。例如《胸痹心痛短气病篇》第3节说："胸痹之病，喘息咳唾，胸背痛，短气寸口脉沉而迟，关上小紧数，瓜蒌薤白白酒汤主之。瓜蒌薤白白酒汤方：瓜蒌实一枚捣薤白半斤，白酒七升。右三味，同煮取二升，分温再服"，第4节说："胸痹不得卧，心痛彻背者，瓜蒌薤白半夏汤主之。瓜蒌薤白半夏汤方：瓜蒌实一枚捣，薤白三两，半夏半升，白酒一斗。右四味，同煮取四升，温服一升，日三服"。其第3节为胸痹病的主证主方，而第四节则是第3节的基础上多"不得卧"一证，为痰气阻塞，故瓜蒌薤白半夏汤为瓜蒌薤白白酒汤的加减复纳"半夏"以化痰；再例如《痉湿暍病篇》第1节和第2节，都在该篇第7节上半证状的基础上，一为无汗而成刚痉，治用葛根汤，一为有汗而成柔痉，治用瓜蒌桂枝汤；又例如"痰饮病"和"水气病"，前者是水积于人体内腔，后者是水渗于人体肌肤，然都是水湿为病，临床上常互为因果，互相影响。

六、和《伤寒论》内容联系读

《金匮要略》和《伤寒论》两书，原是《伤寒杂病论》这一部书的内容，是《伤寒杂病论》在流传过程中逐渐被人分开出来的。它们的内容之间实有许多相联结之处，所以在学习《金匮要略》中的某些内容时，必须和《伤寒论》中的某些内容相联系才能把它读好，如《消渴小便利淋病篇》第4节说："脉浮，小便不利，微热，消渴者，宜利小便发汗，五苓散主之"，第13节说："脉浮、发热、渴欲饮水，小便不利者，猪苓汤主之"。这两节文字虽有不同，其所述证候则均为"脉浮"、"发热"、"口渴"、"小便不利"等四证。然在治疗上，前者用"五苓散"发汗、利小便，后者用"猪苓汤"育阴、利小便。这就必须根据《伤寒论》中《太阳病篇》的"五苓散证"和《阳明病篇》的"猪苓汤证"加以理解，以区别两者在临床上的证候。

七、倒 装 文 法

在《金匮要略》一书中，有许多倒装文法和夹注文法的条文，必须加以认识，才能对其条文内容进行正确理解。所谓"倒装文法"，是文章中某些句子进行着倒装的排列，如《疮痈肠痈浸淫病篇》第四节说："肠痈者，少腹肿痞，按之即痛如淋，小便自调，时时发热，自汗出，复恶寒，其脉迟紧者，脓未成也，可下之，当有血；脉洪数者，脓已成，不可下也。大黄牡丹皮汤主之"。这里"大黄牡丹皮主之"之句，应当移于"当有血"句下，读为"肠痈者……其脉迟紧者，脓未成，可下之，当有血，大黄牡丹皮汤主之；脉洪数者，脓已成，不可下也"等。所谓"夹注文法"，是文章中自行注释，即条文中某些句子又是另一些句子的注释，如《妇人产后病篇》第2节说："产妇郁冒，其脉微弱，呕不能食，大便反坚，但头汗出，所以然者，血虚而厥，厥而必冒，冒家欲解，必大汗出。以血虚下厥，孤阳上出，故头汗出。所以产妇喜汗出者，亡阴血虚，阳气独盛，故当汗出，阴阳乃复。大便坚，呕不能食，小柴胡汤主之。"其中从"所以然者"句起到"阴阳乃复"句止等十三句，就是层层注释本节后产郁冒病证的发病和病愈机制。

八、据《金匮要略》的写作文例来读它

　　《金匮要略》一书年代久远，其纸烂虫蛀、臆添妄改、辗转抄误均在所难免，在学习过程中，除以汉代及其前后相距不远时代的医学著作进行会通和校勘外，还应该从《金匮要略》的写作文例来确定其内容的是非，如《呕吐哕下利病篇》第19节说："吐后渴欲得水而贪饮者，文蛤汤主之。兼主微风脉紧头痛"。这一节若据《金匮要略》文章先叙病证、后列方药的文例，"则其兼主微风脉紧头痛"一句就不是《金匮要略》的原文，而是《金匮要略》的注者不究文蛤汤为文蛤散之误遂妄加注释，又被后人抄写将注语混入正文之中的。另外，有些内容，通过古代书籍的校考和医学理论的会通以及临床实践的体会也无法理解，这就应该阙疑，不要死死地钻牛角尖和强加解释，因为这样做是徒劳无益的，如《奔豚气病篇》第1节说："师曰：病有奔豚，有吐脓，有惊怖，有火邪，此四部病，皆从惊发得之"？这是于理难通的，自应当付之阙如，以待将来。否则，是吃力不会讨好的。

　　总之，《金匮要略》是一部理论结合实际的古代医学著作，它比较难读，但只要掌握和运用了对它的读法，还是容易把它学好的，而且作为一个中医工作者，也应该把它学好，因为它是中医治疗妇科等疾病的重要典籍。以它为基础，可以比较容易地学好后世中医的内妇科方面的著作，给学习后世中医内妇科书籍铺平了道路。《金匮要略》之书，在指导中医内妇科的临床实践上，实有着不可移易的地位，因而，对每一个中医内妇科学者就具有不容忽视的重要价值。——当然，它的经验还是1700年前的经验，这点我们还是应该看到的。

　　　　　　　　　　（李今庸于20世纪70至80年代间北京中医研究院研究生班讲稿）

《金匮要略》中"天雄散方"考

《金匮要略·血痹虚劳病脉证并治第六》载："天雄散方：天雄三两炮，白术八两，桂枝六两，龙骨三两。右四味，杵为散，酒服半钱七，日三服，不知，稍增之"。

按：本方刁然独立于此，末载明其所主病证，与本书他方之例不合。本书原方均为先述病证后列方，附方则均为方名下述其主治病证，而本方"天雄散"之体例独异，故除各注家有"原方"、"附方"之争外，其《医宗金鉴》竟疑而删之。其实，天雄散一方，实为张仲景之原方，唯文字讹误而致人生疑窦耳。

考本方上文所载："夫失精家，少腹弦急，阴头寒，目眩（原注：一作'目眶痛'），发落，脉极虚芤迟，为清谷、亡血、失精。脉得诸芤动微紧，男子失精，女子梦交，桂枝（加）龙骨牡蛎汤主之。桂枝加龙骨牡蛎汤方：桂枝、芍药、生姜各三两，甘草二两，大枣十二枚，龙骨、牡蛎各三两。右七味，以水七升，煮取三升，分温三服。"这里"男子失精"与"女子梦交"并称，且同治以"桂枝加龙骨牡蛎汤"之方，说明其"失精"为"梦失精"，殆即后世之所谓"梦遗"。与首句"夫失精家"之"失精"指后世之所谓"滑精"者不同。在这一条文字中，前半即曰"失精家"（指滑精），后半又曰"男子失精"（指梦遗）；前半即曰"脉极虚芤迟"，后半又曰"脉得诸芤动微紧"（此句疑亦有字误），这样的文章结构，明是两条而被讹误并混在一起的，《脉经》卷八第六载此说："夫失精家，少腹弦急，阴头寒，目眶痛（原注：一作'目眩'），发落，脉极虚芤迟，为清谷亡血失精"。又说："脉得诸芤动微紧，男子失精，女子梦交通。桂枝加龙骨牡蛎汤主之"。作两条，可为证明。如此，则其文通而理亦顺矣。

《外台秘要·虚劳梦泄精方》载："深师……桂心汤，疗虚喜梦与女邪交接，精为自出。方：桂心、牡蛎、芍药、龙骨、甘草各二两炙，大枣三七枚，生姜五两。右七味咬咀，以水八升，煎取三升，去滓，温分三服。忌海藻，菘菜，生葱"。又载："《小品》龙骨汤，疗梦失精，诸脉浮动，心悸，少（腹）急，隐处寒，目眶痛，头发脱者，常七日许一剂，至良。方：龙骨、甘草炙各二分，牡蛎三分熬，桂心、芍药各四分，大枣四枚，生姜五分。右七味切，以水四升，煮取一升半，分再服。虚羸浮热汗出者，除桂，加白薇三分、附子三分炮，故曰'二加龙骨汤'。忌海藻、菘菜、生葱、猪肉、冷水"。此"桂心汤"、"龙骨汤"两方的药用分量，虽与"桂枝加龙骨牡蛎汤"一方有异，但其三方均为"桂枝"、"芍药"、"甘草"、"大枣"、"生姜"、"龙骨"、"牡蛎"等七味药物所组成，"桂枝加龙骨牡蛎汤方"文下之注是宋人已认《小品》"龙骨汤"即仲景"桂枝加龙骨牡蛎汤"矣。这就进一步表明"桂枝加龙骨牡蛎汤"之治"男子失精"为后世之所谓"梦遗"更无疑义。

《诸病源候论·虚劳病诸候下·虚劳失精候》说："肾气虚损，不能藏精，故精漏失。其病小腹弦急，阴头寒，目眶痛、发落"。此足证"夫失精家，少腹弦急……"等文乃论述后世之所谓"滑精"者，而非桂枝加龙骨牡蛎汤所主治。《外台秘要·虚劳失精方》中载"范汪疗男子虚失精，三物天雄散方：天雄三两炮，白术八分，桂心六分。右药捣下筛，服半钱七，日三，稍稍增之。忌猪肉、冷水、桃、李、雀肉、生葱。"原注：张仲景方有'龙骨'。这就清楚地告诉人们"夫失精家，少腹弦急……"之证是治以"天雄散"。而"天雄散"一方是用以治疗"夫失精家，少腹弦急……"之滑精证的。从而不难看出：在"夫失精家，少腹弦急……"等文之下脱落了"天雄散主之"一句,而"天雄散"全方之文又被误置于"桂枝加龙骨牡蛎汤"方药之后,且前后两条之文又被并混在一起,遂致"天雄散"之方刁然独立而无所归属矣。

综上所述,本方"天雄散"和上条之文,如改正后则应作:"夫失精家,少腹弦急,阴头寒,目眩,发落,脉极虚芤迟,为清谷亡血失精,天雄散主之。天雄散方:天雄三两炮,白术八两,桂枝六两,龙骨三两。右四味,杵为散,酒服半钱七,日三服,不知,稍增之"。

"脉得诸芤动微紧,男子失精,女子梦交,桂枝(加)龙骨牡蛎汤主之。桂枝加龙骨牡蛎汤方:桂枝、芍药、生姜各三两,甘草二两,大枣十二枚,龙骨、牡蛎各三两。右七味,以水七升,煮取三升,分温三服"。

(李今庸于 20 世纪 70 至 80 年代北京中医研究院研究生班讲稿)

葶苈大枣泻肺汤主治肺痈病证考

《金匮要略·肺痿肺痈咳嗽上气病脉证治第七》说："肺痈，胸满胀，一身面目浮肿，鼻塞，清涕出，不闻香臭酸辛，咳逆上气，喘鸣迫塞，葶苈大枣泻肺汤王之。"原注："方见上。三日一剂，可至三、四剂，此先服小青龙汤一剂乃进"。

按：本节文后林亿等注谓"方见上"，即指本篇前文"肺痈，喘不得卧，葶苈大枣泻肺汤主之"后所列药方："葶苈大枣泻肺汤方：葶苈熬如黄色捣丸如弹子大，大枣十二枚。右先以水三升，煮枣取二升，去枣，内葶苈煮取一升，顿服"。据《备急千金要方》卷十七第七所载此文，则本节当紧接前文"肺痈，咳不得卧，葶苈大枣泻肺汤主之"一节之次，乃承其文进一步论述肺痈病葶苈大枣泻肺汤的证治。然本节现居于本篇之末者，当为后人编次之误也。《金匮》注家有据之以为附方者，盖疏于考核耳。

本节"葶苈大枣泻肺汤"之治的所谓"肺痈"一病，《金匮》注家多释为肺部"蓄结痈脓"的肺痈病，如赵良、尤怡、吴谦、魏念庭、陈念祖等均是。他们谓"葶苈大枣泻肺汤"是治"肺痈病"始萌之时"血结而脓未成"者，似属望文生训，实有商榷的余地。

考本篇前文说："问曰：病咳逆，脉之何以知此为肺痈，当吐脓血，吐之则死？其脉何类？师曰：寸口脉微而数，微则为风，数则为热，微则汗出，数则恶寒，风中于卫，呼气不入，热过于荣，吸而不出，风伤皮毛，热伤血脉。风舍于肺，其入则咳，口干，喘满，咽燥不渴，时唾浊沫，时时振寒，热之所过，血为之凝滞，蓄结痈脓，吐如米粥……"。这表明"蓄结痈脓"的"肺痈病"，其病因病机是风热之邪始伤皮毛而后入于肺之血脉，遂壅塞于血脉之中畜结不解腐败气血而化为痈脓的。如果本节所述确为这个"肺痈病"的"血结而脓未成"，治疗上为何不"活血以散结"，而要用葶苈大枣泻肺汤"以泻肺之气闭？"如果本节所述确为"蓄结痈脓"的"肺痈病"，其风热未全入里而表证尚在时，自当先服以辛凉解表药，而《备急千金要方》卷十七此文后何谓"先服小青龙汤一剂"以辛温发表？林亿等于本节后何以偏据《备急千金要方》卷十第七注谓"此先服小青龙汤一剂"以辛温发表？说实在的，亦未见有用"葶苈在枣泻肺汤"治愈"蓄结痈脓"的"肺痈病"者。

本篇两节"葶苈大枣泻肺汤"之治的"肺痈"，我认为，都不是指"风热壅遏"，"蓄结痈脓"的"肺痈"一病，而是指"水饮之邪逆于肺中"所导致的"肺气壅塞"。肺痈者，肺壅也。特本节兼有寒邪束表之证也。

痈，壅也，在古代医学文献里，"壅塞"之"壅"，每有写作"痈"字者，如：《素问·大奇论》说："肺之雍，喘而两胠满"。雍，古与"壅"通，《汉书、元帝纪》说："是故壬人在位古士雍蔽"，颜师古注："雍读曰壅"，《骈字分笺》说："辟雍：雍……之为言壅也"，可证。是"肺之雍"，即"肺之壅也"，然《甲乙经》卷十一第八载此文，即作"肺之痈"。

《难经·五十六难》说："令人洒淅寒热，喘咳，发肺壅"，而《脉经》卷六第七引此文，即作"令人洒洒寒热气逆，喘咳，发肺痈"。

还有《灵枢·论疾诊尺》说"视人之目窠上微痈如新卧起状"，即"视人之目窠上微壅如新卧起状"也，《素问·病能论》说："夫痈气之瘾者，宜以针开除去之"，即"夫壅气之瘾者，宜以针开除去之"也。

　　从上所述，是"痈"字在古代可作为"壅"用。则本节的所谓"肺痈"，据其"先服小青龙汤一剂"又治以"葶苈大枣泻肺汤"方，自当可能为"肺气壅闭"的"肺壅"，而不是"蓄结痈脓"的"肺痈"。现在再来考察一下本节的葶苈大枣泻肺汤，其方在张仲景的《伤寒论》和《金匮要略》里，除见于本篇两节治疗所谓"肺痈"外，还见于本书《痰饮咳嗽病脉证并治第十二》"支饮不得息，葶苈大枣泻肺汤主之"一节。葶苈大枣泻肺汤方中主药为"葶苈"，《神农本草经》谓其"主癥瘕积聚结气，饮食寒热，破坚逐邪，通利水道"（见顾观光辑本卷四），陶弘景谓其"下膀胱水，伏留热气，皮间邪水上出，面目浮肿，身暴中风热痱痒，利小腹，久服令人虚"，甄权谓其"疗肺壅上气咳嗽，止喘促，除胸中痰饮"（均见《本草纲目》卷十六引）。汉唐时期这三家"本草"，只谓"葶苈"能除"癥瘕积聚"，饮食寒热，"面目浮肿"，"风热痱痒"，"上气咳嗽"等证，均未述其有主治痈脓之效，而张仲景之用"葶苈"、除"葶苈大枣泻肺汤"一方之外，尚用于"鳖甲煎丸"方中，以治疗"疟母"的"外有寒热，内有癥瘕"（《疟病脉证并治第四》），用于"己椒苈黄丸"方中，以治疗"痰饮"的"水流肠间，腹满口干"（见本书《痰饮咳嗽病脉证并治第十二》），用于"大陷胸丸"方中，以治疗"水结胸胁"的"结胸项强"（见《伤寒论·辨太阳病脉证并治下第七》），用于"牡蛎泽泻散"方中，以治疗"大病瘥后，水溢下焦"的"腰以下肿"等，全与上述三家"本草"之论合，且甄权明谓葶苈"疗肺壅"，更足以证明本节所谓的"肺痈"，不是蓄结痈脓的"肺痈"，而是指的"肺气壅闭"本节肺气壅闭，乃饮邪逆于肺部，息道闭塞难通，肺气失调，故证见"胸胀满……不闻食臭酸辛（'酸辛'二字乃衍文，当删，《备急千金要方》卷十七第七载此无酸辛二字），咳逆上气，喘鸣迫塞"，饮邪从肺之合而浸渍于皮肤，故证又见"一身面目浮肿"。葶苈大枣泻肺泻逐饮泄闭，因本节之证兼有"鼻塞"，"清涕出"的风寒表证，故林亿等据《备急千金要方》卷十七第七之文于本节后注曰："此先服小青经汤一剂乃进"。这实符合于临床实际，患者，女，17岁，住湖北省黄陂区。1963年秋，因突然发生全身浮肿而来汉就治于中医，证见：恶寒，发热，咳嗽，气粗，小便短少色黄，全身洪肿，苔白，脉浮，面呈急性病容，西医检查血压增高，诊断为"急性肾炎"而收留住院治疗，一医投以小青龙汤一剂，寒热已而余证不减，另一医改为利水药加所谓降压药服至数十剂而不效，后更一医本"葶苈大枣泻肺汤"之法，于前方利水药中加入"葶苈三钱"，服后即小便如涌，旋而诸证悉退而血压亦降至正常，病愈出院。这表明本节是仲景给我们留下的宝贵遗产，惜历代《金匮》注家不识真义，有的曲为之释，有的删而不论，都给本节医学内容在指导临床医疗工作方面带来了不利作用，故特在这里以析其疑。

（李今庸于20世纪70至80年代北京中医研究院研究生讲稿）

甘草粉蜜汤的方证考

《金匮要略·跌蹶手指臂肿转筋阴狐疝蛔虫病脉证治第十九》说："蛔虫之为病，令人吐涎，心痛，发作有时，毒药不止，甘草粉蜜汤主之。

甘草粉蜜汤方：

甘草二两　粉一两　蜜四两

右三味，以水三升，先煮甘草二升，去滓，内粉、蜜、搅令和、煎如薄粥、温服一升，差即止。"

按： 此"甘草粉蜜汤"方中之"粉"究系何种药物，自明代赵良《金匮衍义》以来，注家多释为"铅粉"，因为他们均把此方的主治病证误解为"蛔虫之病"。然而这种见解，显然是不准确的。此方之"粉"，只能是"米粉"。现在这里就来考察一下或者说是探讨一下这个问题。

一、从"粉"这一药物名词来看

《释名·释首饰》说："粉，分也，研米使分散也"，《说文·米部》说："粉，傅面者也。从米，分声"，徐锴注："《周礼》馈食有粉餈，米粉也"，古傅面亦用米粉，故《齐民要术》有"傅面英粉，渍粉为之也"，段玉裁注："许所谓'傅面'者，凡外曰'面'，《周礼》傅于饵餈之上者是也"，朱骏声注"米末谓之'粉'……傅饵餈之上，亦谓之'傅面'欤"然"粉"字的结构，"从米"而"分声"，其"研米使分散"则为"粉"矣。是"粉"之取义即为"米分"也，故古单称"粉"者，必为"米粉"，丹波元简在《金匮玉函要略辑义》中也说过："古单称'粉'者，'米粉'也。"

二、从"甘草粉蜜汤"方的剂型来看

此甘草粉蜜汤方是一个"汤剂"，而《神农本草经集注·序录》和《备急千金要方》卷一第七，均明谓"药不宜入汤、酒者：……胡粉"。胡粉即"铅粉"。铅粉既不宜入汤剂，则甘草粉蜜汤这一汤剂中的"粉"自然不会是铅粉而只能是"米粉"了。

三、从汤药煎成后的质态来看

此甘草粉蜜汤方后记载说，对此汤方药"煎如薄粥"。考《说文·弜部》"鬻"字条下徐颢笺：……粥，本有鬻字，唯鬻字艰于书写，故以鬻代，又省为粥耳；《说文·鬲部》说："鬻，鬻也"；《春秋·左隐十一年传》说："而使馏其口于四方"，杜预注"。"馏，鬻也"，孙颖达疏："鬻，本又作粥"。是"粥"、"鬻"、"鬻"三字同也。《尔雅·释言》说："鬻，糜也"、《说文·米部》说："糜，糁也"，段玉裁注说："以米和羹谓之糁，专用米粒为之谓之糁，糜亦谓鬻"，《广雅·释器》说："糜，糊也"，王念孙疏证："糊之言屑屑也，《玉篇》：糊，碎米也"，《释名·释饮食》说："糜，煮米使糜烂也；粥，濯于糜粥粥然也"，说明粥是用米加水在鼎中煮得糜烂而成。换言之，即米煮至糜烂致水亦胶黏如糊者为粥。只有米粉之性恋滞，加水煮熟即成糊状而如薄粥，铅粉是绝对不能"煎如薄粥"的。所谓"如薄粥"者，以其究竟是和甘草、蜜一起用于治病的药方，而不是用于饮食的糜粥也。

四、从服药法来看

此"甘草粉蜜汤"方后载有服用此方："瘥即止"。考《方言》卷三说："瘥，愈也"。《广雅·释言》说："则，即也"，《经传释词》卷八说："'则'与'即'，古同声而通用"。此"瘥即止"的"即"字作"则"字读。所谓"瘥即止"者，是说服用这个甘草粉蜜汤，"病瘥，则止服，病不瘥，则更作服"，和《备急千金要方》卷二十一第一"栝蒌粉治大渴秘方"的"取瘥止"，《外台秘要·解诸药草中毒方》"疗一切诸药毒方"的"以定止"同义，一直服到病愈为止。只有味甘益气的米粉才能久久连续服用而无害，具有毒性的铅粉是无论如何也不能这样服用的。

"瘥即止"这句话，在《备急千金要方》卷十五第七也用过。它说："治积久三十年常下痢神方：赤松皮，去上苍皮，切一斗为散，麦粥和一升服之，日三，瘥即止，不过服一斗永瘥，三十年痢服之，百日瘥。"其方无毒，故亦可久久连续服用，而取"瘥即止。"

五、从古文献的记载来看

现将《备急千金要方》、《千金翼方》、《外台秘要》等书所载三方抄录在下面：

1.《备急千金要方》卷二十四第二载

"解鸩毒及一切毒药不止，烦懑方：
甘草、蜜各四分、粱米粉一升
右三味，以水五升，煮甘草取二升，去滓、歇大热，内粉汤中，搅令匀调，内白蜜更煎，令熟如薄粥，适寒温，饮一升，佳。"

2.《千金翼方》卷二十第三载

"药毒不止，解烦方：
甘草二两　粱米粉一升　蜜四两
右三味，以水三升，煮甘草取二升，去滓，歇大热，内粉汤中搅令调，内白蜜煎令熟如薄粥，适寒温，饮一升。"

3.《外台秘要·解诸药草中毒方》引《千金翼方》载

疗药毒不止，解烦闷方。
甘草二两炙切　白粱粉一升　蜜四两
右三味，以水三升，煮甘草取二升，去滓，内粉汤中，搅令调下蜜，煎令熟如薄粥，适寒温，饮一升。

上列三方，均作"粱米粉"或"白粱粉"，是"甘草粉蜜汤"方中之"粉"为"米粉"无疑，且明谓其用于"药毒不止"，自当不是杀蚘之剂，而为一"和胃解毒"之方。古方多用米粉解毒者如：

(1)《肘后备急方》卷七第六十八载："治中酖毒已死方：粉三合，水三升，和，饮之。口噤，以竹管强灌之。"

（2）《千金翼方》卷二十第三载："一切诸毒方：

甘草三两　　梁米粉一合　　蜜半两

右一味，以水五升。煮取二升，内粉一合，更煎，又内蜜半两服七合，须臾更服之。"

（3）《外台秘要·解诸药中毒方》载："疗一切诸药毒方：

甘草三两炙

以水五升，煮取二升，内粉一合，更煎三两沸，内蜜半两，分服，以定止。"

综上所述，甘草粉蜜汤方中的"粉"确实是米粉，其方具有和胃补中，甘缓解毒的作用，《备急千金要方》、《千金翼方》、《外台秘要》等书均列之于"解毒门"中，用以治疗"药毒不止"，是一个解毒药方，并非杀蚘之剂，其上所谓"蚘虫之为病，令人吐涎，心痛，发作有时"等文，乃论述蛔虫病的证候特征，与甘草粉蜜汤方证本不相涉。今之所以合为一条者，以其文字错简而致甘草粉蜜汤方证之文被误续于其后也。

（李今庸于 20 世纪 70 至 80 年代北京中医研究院研究生班讲稿）

经典病证：咳喘的病因病机及其辨证施治

咳喘，又称"喘咳"，其名首见于《黄帝内经》，如《素问·五常政大论》所谓"从革之纪……其发咳喘"，《素问·标本病传论》所谓"肺病喘咳"等均是。咳和喘是两种不同的临床证候，《释名·释疾病》说："咳，刻也，气奔至出入不平调若刻物也。喘，湍也；湍，疾也，气出入湍疾也"，《说文·欠部》说："咳逆气也，从欠，亥声"（"咳"学原作"欬"，故云"从欠"）《说文·口部》说："喘，疾息也，从口，耑声"。这说明咳是逆气奔至出入不平调若刻物然而致喉咙作声，喘是呼吸快促，两者的临床表现是不一样的。然这涉于肺气的两个证候，在临床上对于各个病人来说，咳者不必皆喘，喘者也不必皆咳。虽然如此，但它们两者确实是常常相兼并见，所以在 2000 年前写成的《黄帝内经》里就开始了"喘"、"咳"两字的连用。

本文所述的"咳喘"，将包括古代所谓的"上气"一证在内。它就是《周礼·天官·疾医》中所载"冬时有嗽上气疾"的所谓"嗽上气疾"。"上气"者，"大气逆上"也。《济生方·喘》说："夫喘者，上气也"，以"上气"释"喘"，从而把"上气"和"喘"混之为一而不分这是不恰当的。上面已述"喘"是"呼吸快促"，而"上气"则不只是"呼吸快促"，更主要地它是如《灵枢·刺节真邪》所说的"饲不得息"、《金匮要略·肺痿肺痈咳嗽上气病脉证治》所说的"喘鸣迫塞"、"咽喉不利"，其气逆于喉嗌之间而感息道狭窄，气息堵塞不通，以致喉嗌之间发出哮鸣之声，殆即后世所称之为"哮"者是也，因而《证治准绳·杂病·喘》说："所谓上气者，气上而不下，升而不降，痞满膈中，气道奔迫，喘息有音者是也。"上气和喘，明是两种不同的临床证候，尽管在临床上，上气者必兼喘，然喘者未必有上气，所以《金匮要略·藏府经络先后病脉证》在述"阴病十八"时，把"上气"和"喘"两证给了平行并列，这是正确的，《素问·调经论》说："气有余则喘咳上气"，就是把"喘"，"上气"并提的。

咳、喘、上气等三证皆病于气，人身之气虽根于肾而所主则在于肺。肺主气，其性清肃下降，一有所伤，则肺气失调而为咳、为喘、为上气。这就表明咳、喘、上气等三证的出现，无论病因为何，其发生机制则皆在于肺气之失调，因而在临床上三者常相伴而见。本文为了叙述上的方便，以下各处在一般情况下，对咳、喘、上气等三证只以"咳喘"一词概之，必要时，则仍将分别列出咳、喘和上气。

一、咳喘的病因病机

本文不打算讨论外感急性病发展过程中出现的咳喘证象，而只论述祖国医学所谓"内科杂病"领域里的咳喘病证。

本文咳喘所概括的咳、喘、上气等三证的发生，皆由肺气失调所引起。肺为娇脏，居胸中，为五脏六腑之上盖，主气以行呼吸而出治节，许多因素均可导致肺气失调而发病。实者，多因寒，因热，因燥，因痰，因饮，因瘀；虚者，多因津少，因血虚，因气耗，因精亏。

（1）因寒：肺恶寒，形寒饮冷则伤肺。寒邪犯肺则肺气逆乱而发为咳嗽。

（2）因热：肺属金而畏火，火热之邪刑金伤肺，则肺金失其清肃之令，肺气上逆，发为咳喘；或热伤肺之血脉，蓄结痈脓，发为肺痈而咳喘。

（3）因燥：肺应秋令而主燥。燥邪淫胜则伤肺，肺伤则其气逆而不顺，发为咳喘。

（4）因痰：肺为贮痰之器。痰停肺内，壅遏气息之道路，致肺气受阻而郁结逆上，发为咳喘。

（5）因饮：肺为太阴而居胸阳之位。饮停胸胁，支妨于肺，则胸阳不振而肺气失和发为咳喘。

（6）因瘀：肺主气，而气又赖血以运输。血液瘀积，则气亦不行，气不行而郁遏于肺发为咳喘。

（7）因津少：肺主敷布津液而又赖津液以濡养。或吐，或下，或汗，或多尿，或生疮，致津液伤耗而虚少，津液虚少不足以濡养于肺，肺失养则其叶焦弱不能布息，遂发为肺痿而咳喘。

（8）因血虚：心肺同居上焦，肺主气而属金，心主血而属火。或吐血，或衄血，吐衄太甚则失血必多，致心血不足而心火偏盛，虚火刑金，则肺气伤而郁结不行发为咳喘。

（9）因气耗：肺主气而劳则气耗。劳作过甚则喘且汗出而其气外内皆越，肺气伤耗，不足以布息，或又有所郁，则气少而结，发为咳喘。亦有因咳喘久而导致气耗者。

（10）因精亏：肺主气而肾为气之根，肾脉上贯肝膈入肺中。肾精亏损，无以化生元气，则肺所主之气少，气之根则气难于归根而遂浮郁于肺发为咳喘。

这里所述的咳喘十种致病因素，都可以引起咳喘病证。但并不是说其中的每一因素都可以引起咳、喘、上气等三证的任何一证，如肾精亏损就只能引起喘、咳而不可能引起上气之证。

这里所说的咳喘十种致病因素，在咳喘病证的发生发展过程中，有时是先病而存在以引起发病，有时是在咳喘证中又产生新的因素，有时这种因素引起发病而在咳喘病证过程中又转化为另一种因素，有时为单一因素致人于病，有时则为两种或多种因素交互为病。

二、咳喘的辨证施治

咳喘病证的病机虽然都是肺气失调，但由于引起咳喘病证的病因不同，病人体质不同，疾病久传不同和临床证候不同，治疗上必须区别对待，具体问题具体分析，在祖国医学基本理论指导下进行辨证施治，这里就咳喘病证的证治择其要者记述如下：

1. 风寒束肺，气郁化热

肺胀，脉浮大，咳喘上气，唾白色泡沫，目如脱状，口渴欲饮水，烦躁，法宜外散寒邪、内清郁热，治以越婢加半夏汤。方用：麻黄四钱，石膏八钱，生姜三钱，红枣五枚，炙甘草二钱，法半夏三钱打破。上六味，以水适量，先煎麻黄去上沫，纳诸药再煮，汤成去渣，温服。

2. 外寒激动内饮，上逆犯肺

肺胀，肺浮，咳而上气，唾白色泡沫，喉中有哮鸣声，治宜外散寒邪，内降水饮，治以射干麻黄汤。方用：射干三钱，麻黄四钱，生姜四钱，细辛二钱，紫苑三钱，款冬花三钱，红枣三枚，法半夏三钱打破，五味子三钱。上九味，以水适量，先煮麻黄两沸，去上沫，纳诸药再煮，汤成去渣，温服。如表邪甚而为肺胀脉浮，恶寒发热，咳喘上气，唾白色泡沫，喉中有哮鸣声，心下有水气，治以小青龙汤。方用：麻黄三钱，桂枝三钱，白芍药三钱，细辛二钱，干姜三钱，炙甘草三钱，五味子二钱，法半夏三钱打破。上八味，以水适量，先煮麻黄去上沫，纳诸药再煮，温服。烦躁者，内有郁热，方中加生石膏三钱。如肺气壅闭，胸满胀，一身面目浮肿，鼻塞清涕出，不闻香臭，咳逆上气，喘鸣迫塞，不得平卧，服小青龙汤后，鼻塞清涕出等表证已解而余证未退，法宜决壅泻闭，治以葶苈大枣泻肺汤。方用：葶苈四钱熬令黄色捣丸，红枣四枚擘。

上二味，先以水适量煮枣取汁，去枣纳葶苈再煮，汤成去渣，温服。

3. 饮伏胸胁，支塞于肺

咳嗽唾涎沫，胸中痛，短气，烦乱，不得坐卧，眼胞微肿，或咳引胁痛，苔白，脉弦，法宜峻逐水饮，治以十枣汤，方用：芫花，甘遂，大戟并熬等分。上三味，各别捣细，过筛，以水适量，先煮肥大枣十枚擘开，去渣，纳诸药末，强人温服一钱匕，羸人温服半钱匕，平旦服，若下少病不除者，明日加药末半钱匕更服，得快下利后，糜粥自养。

4. 痰浊阻遏肺窍，息道闭塞

咳逆上气，时时吐出浊涕浓痰，但倚物而坐不得眠卧，法宜涤浊除痰，治以皂荚丸。方用：皂荚八两。上一味，研为细末，过筛，炼蜜为丸如梧桐子大，大枣膏和汤服三丸，日服三次，夜服一次。

5. 痰湿停肺

咳嗽吐白色痰，痰多，滑而易咳出，胸闷，舌苔白，脉弦或缓，法宜燥湿化痰止咳，治以二陈汤加味。方用法半夏三钱打破，陈皮三钱，茯苓三钱，炙甘草三钱，干姜二钱，细辛一钱，五味子二钱。上七味，以水适量，煎药，汤成去渣，温服。脉浮喘气者，肺失宣散，方加麻黄三钱，杏仁去皮尖三钱；脉虚少气，肢体乏力者，气虚肺弱，方加党参三钱，白术三钱。

6. 痰热壅肺

咳喘胸痛，唾黄痰或血色痰，发热，口渴，舌苔黄，脉浮滑或兼数，法宜泄热开结化痰，治以小陷胸汤加味。方用：瓜蒌仁四钱打破，黄连三钱，法半夏三钱打破，大贝母三钱，桔梗三钱，前胡三钱，甘草二钱。上七味，以水适量，煎药，汤成去渣温服。

7. 热毒壅肺，蓄结痈脓

肺痈，肺数实，口中干燥，咳即胸中隐痛，唾出脓痰腥臭或唾出脓血腥臭，法宜清热解毒，活血排脓，治以千金苇茎汤。方用：苇茎一两，冬瓜仁五钱打破，薏苡仁五钱，桃仁去皮尖三钱。上四味，加水适量，煎药，汤成去渣，温服。

8. 燥热伤肺，清降失常

干咳无痰，呼吸气喘，鼻咽干燥，心烦口渴，舌干无苔，脉细数；或肺阴虚弱，气燥生痰，黏着喉间，滞塞声音，喘咳发热，脉细数；或失血之后，肺燥成痿，痰凝气郁，久咳不止，脉细数，法宜清燥润肺，治以清燥救肺汤，方用：冬桑叶三钱，生石膏三钱，党参一钱，甘草一钱，胡麻仁二钱，阿胶一钱烊化，麦门冬去心二钱，杏仁去皮尖炒一钱，枇杷叶二钱去毛蜜炙。上九味，以水适量，煎药，汤成去渣，温服。

9. 津伤阴虚，肺气逆上

肺痿，脉虚数，大逆上气咽喉不利，口舌干燥，咳吐浊唾涎沫，或为半声咳者，法宜生津养阴，止逆下气，治以金匮麦门冬汤。方用：麦门冬七钱，法半夏二钱打破，党参三钱，炙甘草二钱，炒粳米四钱，红枣四枚擘。上六味，以水适量。煎至米熟汤成，去渣，温服。

10. 阴血亏损，虚火刑金

心烦心悸，咳嗽气喘，咽喉疼痛干燥，或痰中带血，唇色淡白，舌红少苔，脉细弱而数，法宜养血滋阴，清热润肺，治以百合固金汤。方用：生地三钱，熟地三钱，当归二钱，白芍药炒二钱，麦门冬二钱，玄参二钱，百合二钱，贝母二钱，生甘草二钱，桔梗一钱。上十味，以水适量煎服。

11. 瘀血停滞，阻塞息道

咳逆倚息，不能平卧，咳痰涎或带乌红色血，胸胁满闷或有刺痛，舌青或舌有紫斑块，脉涩，法宜活血破瘀，治以代抵当汤加味。方用：大黄二钱酒炒，莪术二钱醋炒，当归三钱，丹皮三钱，穿山甲二钱炮，红花二钱，桃仁去皮尖三钱，牛膝二钱，夜明沙三钱，茯苓三钱，法半夏三钱打破。上十一味，以水适量煎药，汤成去渣，温服。如咳嗽侧卧一边，翻身则咳嗽不休者，治以血府逐瘀汤。方用：当归三钱，生地三钱，桃仁去皮尖三钱，红花一钱，赤芍三钱，川芎一钱，柴胡二钱，枳壳二钱，牛膝二钱，甘草一钱。上十一味，以水适量，煎药，汤成去渣，温服。

12. 肾元虚惫，气不归根而浮于上

咳嗽，短气，腰痛，胫肿，小便短少，动则喘息。舌苔薄，脉虚弱细微，法宜补肾益精纳气归根，治以金匮肾气丸。方用：干地黄八两，山药、山茱萸各四两，泽泻、丹皮、茯苓各三两，肉桂、附子各一两。上八味，共研为末，过筛，炼蜜为如梧桐子大，酒下十五丸，加至二十丸，日再服，或改丸为汤服。如肾气衰竭，生气欲脱，证见呼吸喘急，气息出多入少，两足厥冷，额上汗出，脉浮而无根，法当本"急则治标"原则，宜温补真元，镇纳浮阳，治以黑锡丹。方用：金铃子蒸去皮核、葫芦巴酒浸炒、附子炮去皮脐、舶上茴香炒、肉豆蔻面裹煨、补骨脂酒浸炒、阳起石酒煮一日焙干研、木香、沉香各一两，肉桂半两，黑锡去渣、硫黄透明者各二两。上十二味，用黑盏或新铁铫内，如常法结黑锡、硫黄沙子，放地上去火毒，研令极细末，余药亦研为细末，过筛，再将二末一处和匀入研，自朝至暮，以黑光色为度，酒糊丸如梧桐子大，阴干，入布袋内擦令光莹，每服二钱，温开水送下。

上述祖国医学对咳喘病证的十二点治法，虽未足以尽咳喘病证的临床治疗，也不可能以尽咳喘病证的临床治疗，但其主要方面已揭出。这就为治疗和研究咳喘病证，提供了一定的基础。

著作《金匮要略讲解》"绪论"

一、《金匮要略》的源流

张仲景，名机，后汉南阳郡涅阳县人。据考证，仲景生于汉桓帝建和二年至元嘉二年，即公元 148～152 年，卒于汉献帝建安十六年至二十四年即公元 211～219 年。著有《伤寒杂病论》一书。

现在广泛流传的《伤寒论》和《金匮要略》两书，学术界一般公认为其确系张仲景著作，为《伤寒杂病论》的两个组成部分。然《伤寒杂病论》一书，是怎样成为现在流传的《伤寒论》和《金匮要略》两书了的呢？过去有人认为是晋代王叔和所分，有人认为是宋代林亿等人所分。其实，《伤寒杂病论》分成《伤寒论》、《金匮要略》两书，既不是分自晋代王叔和，也不是分自宋代林亿等人，而是在它长期流传过程中逐渐地自然形成的。

众所周知，张仲景所写的《伤寒杂病论》，经过数十年后，在晋代，王叔和对其"伤寒"部分进行了整理，从而出现了《伤寒论》一书的流传。到唐代，孙思邈《千金翼方》卷九、卷十两卷中所论述的"伤寒"，以"方证同条，比类相附"的方式，全载今本《伤寒论》中，从"痉湿暍病"到"阴阳易瘥后劳复食复病"的内容，且明谓这是对张仲景《伤寒大论》"鸠集要妙，以为其方"而"用之多验"的。这里所谓的《伤寒大论》，就是王叔和整理的《伤寒论》之书。然而在王焘所撰的《外台秘要》一书里，所引现在流传的《伤寒论》和《金匮要略》两书的内容，却概称引自《伤寒论》。王焘《外台秘要》所谓的《伤寒论》一书，既包括有今本《伤寒论》的内容，又包括有今本《金匮要略》的内容，说明了这个所谓《伤寒论》，实是《伤寒杂病论》书名的简称。从而也表明了在唐代，王叔和整理的《伤寒论》和张仲景原著的《伤寒杂病论》二书在同时流传。

迨至北宋仁宗之朝，林亿、孙奇、高保衡奉敕校正医书时，王叔和整理的《伤寒论》继续在流传，而张仲景所著《伤寒杂病论》原书则已亡佚而无传本了，故林亿等谓"张仲景为《伤寒杂病论》合十六卷，今世但传《伤寒论》十卷，杂病未见其书"也。

根据林亿等《金匮要略方论序》载："翰林学士王洙在馆阁日于蠹简中得仲景《金匮玉函要略方》三卷，上则辨伤寒，中则论杂病，下则载其方并疗妇人，乃录而传之士流才数家耳。尝以对方证对者施之于人，其效若神。然而或有证而无方，或有方而无证，救疾治病，其有未备，国家诏儒臣校正医书，臣奇先校定《伤寒论》，次校定《金匮玉函经》，今又校成此书，仍以逐方次于证候之下，使仓卒之际便于检用也，又采散在诸家之方，附于逐篇之末，以广其法。以其"伤寒"文多节略，故所自'杂病'以下，终于'饮食禁忌'，凡二十五篇，除重复合二百六十二方，勒成上、中、下三卷，依旧名曰《金匮方论》。"表明了宋翰林学士王洙发现的《金匮玉函要略方》，"上则辨伤寒，中则论杂病，下则载其方并疗妇人"，一共只有三卷，显然不是张仲景所写十六卷本的《伤寒杂病论》原书，而是唐宋间人对张仲景《伤寒杂病论》的内容进行了不少删削而摘录其中自己认为重要的部分编为上、中、下三卷，是《伤寒杂病论》的一个删节本，故将其名更之曰《金匮玉函要略方》。从其书更名曰《金匮玉函要略方》，也可看出其是

《伤寒杂病论》的删节本，所谓"金匮玉函"者，乃"珍贵"、"宝贵"、"贵重"、"保慎"之意，犹贾谊《新书·胎教》所谓"书之玉版，藏书金匮"也；所谓"要略"者，要，略也，略，要也。要、略二字，义可互训，叠词同义，故以为词。许慎注《淮南子·要略》说："略数其要，明其所指，字其微妙，论其大体也。"此所谓"要略"者，乃谓其内容是医学精要中之最精要者。我们也发现了一些现在流传的《伤寒论》和《金匮要略》两书所未记载的张仲景著作的遗文，如《备急千金要方》卷二十六第一载："仲景曰：人体平和，唯须好将养，勿妄服药，药势偏有所助，令人藏气不平，易受外患"，《外台秘要·疗疟方》载："张仲景《伤寒论·辨疟病》……疟岁岁发至三岁发，连日发不解者，以胁下有痞也。疗之不得攻其痞，但虚其津液，先其时发汗，先小寒者，渐引衣自覆，汗出小便利则愈。疟者，病人形瘦肉上必粟起"等等是其例。这就足证王洙在蠹简中发现的《金匮玉函要略方》一书乃后人对张仲景《伤寒杂病论》的删节本。同时，在《金匮要略》一书中，所载"胸痹，胸中气塞，短气，茯苓杏仁甘草汤主之，橘枳姜汤亦主之"，"病溢饮者，当发其汗，大青龙汤主之，小青龙汤亦主之"，"小便不利，蒲灰散主之，滑石白鱼散、茯苓戎盐汤并主之"等文之文例，不见于汉唐时期的中医其他方书中，显然这是唐宋间人对张仲景《伤寒杂病论》一书进行删节时，而将有关条文归并如此的。这就从另一方面证明了王洙在蠹简中发现的《金匮玉函要略方》一书乃后人对张仲景《伤寒杂病论》的删节本。林亿等在校正此书时，以其书中伤寒之文甚为简略，且另有《伤寒论》一书在行世，故删其上卷，而将其下卷所载之方，又逐方次于证候之下，仍分上、中、下三卷，依旧名曰《金匮方论》。这就是现在流传的所谓《金匮要略方论》、《新编金匮要略方论》、《金匮玉函要略方》以及简称为《金匮要略》等本的来源。

二、《金匮要略》主要内容

现在流传的《金匮要略》一书，是现在流传的《伤寒论》一书的姐妹篇，是张仲景《伤寒杂病论》中的"杂病部分"，也是中医学的经典著作之一，它汇粹了后汉及其以前的医学知识，整理了后汉及其以前的医疗经验，以阴阳五行、藏府经络、营卫气血以及六淫、七情等学说为基础，以病名为纲，创造性地发展了具有整体观念的辨证施治的中医学理论，并且，依据这一理论来阐述病因病机、诊断、预防和治疗方法。它是一部理论结合实际的医学专著。第一篇为总则，第二篇至十七篇为内科病，第十八篇为外科病，第十九篇为其他杂病，第二十篇至二十二篇为妇产科病，第二十三篇为杂疗方，第二十四篇至二十五篇为饮食禁忌。全书包括痉病、湿病、中暍、百合病、狐惑、阴阳毒、疟疾、中风、历节、血痹、虚劳、肺痿、肺痈、肺胀、胸痹、心痛、短气、奔豚气、腹满、寒疝、宿食、五藏风寒、肝着、肾着、脾约、三焦病、大肠病、小肠病、积聚、癫狂、痰饮、咳嗽、消渴、小便利、淋病、水气病、黄疸病、惊悸、出血、瘀血胸满、呕吐、哕证、下利（泄泻、痢疾）、创伤、痈疡、肠痈、浸淫疮、跌蹶、手指臂肿、转筋、阴狐疝、蚘虫病、尸厥、客忤和妇人胎前诸疾、产后诸疾、妇科杂病等数十种病证的辨证治疗及溺死、缢死的解救方法。为了帮助读者了解全书内容概况，现将各篇内容要点介绍如下：

《藏府经络先后病脉证第一》，说明人身藏府经络隐于内而不见于外，然其活动情况却外着之于声息色脉、寒热痛痒、喜怒爱憎、便溺饮食之中，可以用望、闻、问、切的方法来诊知藏府经络的病变。所载关于藏府经络先后患病的脉象、症状和诊治法则的概论，具有全书纲领的意义，所以学习的人应当先研究它、领会它的基本精神实质。

《痉湿暍病脉证治第二》所论述的是痉、湿、暍三种不同的病证。痉病，是以项背强急，口噤不开，甚则角弓反张为其特征；湿病，是以身重，骨节疼烦为其特征；暍病，是以发热，口渴，汗出，恶寒，身重为其特征。由于痉、湿、暍三病，均为外感所引起，都属于太阳经之病，有太阳见症；并且痉病有因湿的，暍病有夹湿的，湿病之主因为湿，三者相类似的地方很多，所以合为一篇。

《百合狐惑阴阳毒病脉证治第三》，论述百合、狐惑、阴阳毒三种病的辨证和治疗。百合病是以精神恍惚不定，饮食、行为、语言的失调，以及口苦、小便赤、脉微数为其特征的一种疾病；狐惑病是以目赤、咽喉以及前后二阴腐蚀溃烂为特征的疾病；阴阳毒是以发斑、咽痛为特征的一种感染疫毒引起的病变。虽然三者的病源不同，但它们在某些症状上却有一些类似的地方，如：在神志方面，百合病有神情恍惚不定之症，而狐惑病有神思迷乱，类似百合病；狐惑病有腐蚀溃烂之症，而阴阳毒也有脓血腐败，类似狐惑病，所以三病列为一篇。

《疟病脉证并治第四》是专论疟病，对于疟病的症因脉治都有论述，它的理论和治法都比较精微和周密，其论证处方，可以补《素问》疟病刺法的不足。本篇的条文不多，但很有指导意义。

《中风历节病脉证并治第五》论述中风、历节病。中风，是以猝然昏倒，半身不遂，口眼㖞斜，甚则神识不清，不能言语为其特征；历节病是以关节疼痛剧烈，甚至肿大为其特征。由于二者都是体质薄弱，正气先虚，感受外在的风邪所引起，并且均有四肢部位的症状，所以合为一篇。

《血痹虚劳病脉证并治第六》，血痹病是因荣卫虚弱，腠理不密，外受风邪，痹于肌表，使血脉痹滞而不通者就是；虚劳病起因虽多，但终有至于血痹者，所谓"内有干血，肌肤甲错，两目黯黑"者就是。其血痹、虚劳二病，因虚所致，证有相通，所以合为一篇。

《肺痿肺痈咳嗽上气病脉证治第七》包括肺痿、肺痈、咳嗽上气三种病证。肺痿，就是肺叶萎弱不用，以多唾涎沫为主的病证；肺痈，就是肺生痈脓，以咳嗽、胸痛、吐脓痰腥臭为主的病证；咳嗽上气，就是肺气不利，气逆于上，以喘咳上气，不能平卧为主的病证。由于这三种病证的病变部位均在肺部，均有咳嗽、喘逆等症状，且这三者多互相影响，所以从《血痹虚劳病脉证并治第六》后，特立三病为一篇。

《奔豚气病脉证治第八》，奔，奔跑；豚，小猪，奔豚，是形容本病的证候发生犹如小猪之奔突，故名。奔豚气病就是以"气从少腹上冲咽喉，发作欲死，复还止"为其特征。本篇即专论此病的发病原因、机制、证候和治疗方法。

《胸痹心痛短气病脉证治第九》，痹，是痹闭不通的意思。胸痹，就是指胸中痹闭不通，它是以胸膺部疼痛为其主症的；心痛是指心窝部位的疼痛证；短气，是指呼吸迫促气短。本篇所载胸痹、心痛、短气三种病，其发病的部位相近，病理上往往互相影响，并且三者每每同时出现，所以合为一篇论述。

《腹满寒疝宿食病脉证治第十》，论述腹满、寒疝、宿食三种疾病。腹满，就是腹部胀满证；寒疝，就是寒性腹痛证；宿食，就是伤食证。由于三者都是胃肠病变，都能产生胀满滞塞或疼痛的症状，都为藏府所病，所以合为一篇。

《五藏风寒积聚病脉证并治第十一》首先论述五藏风寒和真藏脉象，其次论述三焦各种病证，最后论述藏府积聚脉证。从一定意义上说，也有全书纲领的意义。

《痰饮咳嗽病脉证并治第十二》论述痰饮病，如痰饮、悬饮、溢饮、支饮等。其篇题所说之痰饮是广义的，指本篇各种饮病；篇中各条所说之痰饮是狭义的，只是四饮中的一种。然咳嗽一证，由于饮邪而发者附于本篇，以表示和《肺痿肺痈咳嗽上气病篇》所载之"咳嗽"不同。

《消渴小便利淋病脉证并治第十三》，论述消渴、小便利、淋病三种病证。消渴，是以"善消而大渴"为特征的病证；小便利，是指小便利多的病证；淋病，是小便涩痛不畅和癃闭不通的病证。由于这三种病证都有小便异常，且往往相兼并现，所以合为一篇。

《水气病脉证并治第十四》，是论述水气病的专篇。论述的内容有水气病的病因病机、辨证治疗等。水气病是由于外感和内伤，导致阳气失职，不能制水，水气渗于皮肤肌肉所形成，其证是以"身体肿胀"为主。本篇根据其各个不同脉证和病机，把水气病分为五种：风水、皮水、正水、石水和黄汗。对于其治疗，以水邪所在的部位不同，分别提出了"腰以下肿，当利小便；腰以上肿，当发汗乃愈"以及"可下之"的治疗原则。

《黄疸病脉证并治第十五》专论黄疸病的脉因证治。并从黄疸病的不同原因和证候，分为谷疸、酒疸、女劳疸三种类型。最后载虚劳萎黄一条，以与黄疸病相鉴别。

《惊悸吐衄下血胸满瘀血病脉证治第十六》论述惊悸、吐血、衄血、下血、胸满瘀血等多种病证。由于它们都与心及其所主之血有着密切的关系，发病的原因多为心肝有病，营卫气血失调所引起，故而列为一篇。

《呕吐哕下利病脉证治第十七》论述呕吐、哕、下利等病证。哕，即呃逆；下利，即包括泄泻和痢疾两种。由于呕吐、哕、下利这三种病证，都是属于肠胃之病，由肠胃功能失调引起，在证候上三者往往互兼，所以列为一篇讨论。

《疮痈肠痈浸淫病脉证并治第十八》，疮，即金疮。痈，即痈肿。本篇论述痈肿、肠痈、金疮、浸淫疮等疾病的诊断和证治。这几种疾病都属于外科疾患，所以合为一篇。

《趺蹶手指臂肿转筋阴狐疝蛔虫病脉证治第十九》，论述趺蹶，手指臂肿，转筋，阴狐疝，蛔虫五种病证。其中蛔虫病是本篇论述的重点。由于这些碎杂病证未经各篇收载叙述过，所以一概补论于本篇。

《妇人妊娠病脉证并治第二十》，论述妇人妊娠病脉证和治疗的专篇。其论述的内容有妊娠呕吐、妊娠下血、妊娠小便不利、妊娠腹痛、妊娠养胎等。

《妇人产后病脉证治第二十一》，论妇人产后诸病的专篇。由于妇人分娩以后，身体虚弱，气血不足，往往产生一些产后有关疾病。本篇论述产后各种疾病，包括有产后郁冒、产后大便难、产后腹痛、产后中虚、产后发热、产后中风、产后下利等等病证。

《妇人杂病脉证并治第二十二》，论妇人杂病之病因、病证和治疗方法。妇人杂病的总的起因，有因虚、积冷、结气三种，而其病证有热入血室、经水不利、带下、漏下、腹痛、咽中如有炙脔、藏躁、转胞、阴吹、阴疮等等。

《杂病方第二十三》、《禽兽鱼虫禁忌并治第二十四》、《果实菜谷禁忌并治第二十五》，此三篇为宋人所附。暂不录入本书中。

三、如何学习《金匮要略》

本书总结了汉以前丰富的临床经验，提供了辨证论治和方药配伍的一些基本原则，创立了脏腑、气血辨证方法。所以，1700年来，它一直指导着中医临床实践，为中医治疗内、外、妇科疾病的一部宝贵典籍。因而，它是学习和研究中医学的人的一部必读之书。然其文字古朴，言简意赅，故而当明了其读法，才能理解原书原意。

（一）学习主要精神，不要死扣字眼或死于句下

由于现传《金匮要略》之书，为宋代翰林学士王洙在馆阁日于蠹简中发现，其中错简脱误颇多，例如《五藏风寒积聚病脉证并治第十一》，五藏各有中风、中寒，今脾只载中风不载中寒，而肾中风、中寒均不载；又如《痉湿暍病脉证第二》第七、八条错脱等等，再加上汉代的文字古奥，笔法古老，学习时应该掌握其主要的精神实质，不能尽钻牛角尖死扣字眼以辞害义。如《藏府经络先后病脉证第一》第十三条说："风中于前，寒中于暮"；《百合狐惑阴阳毒病脉证治第三》第一条说："百合病……每溺时头痛者，六十日乃愈，若溺时头不痛淅然者，四十日

愈，若溺快然但头眩者，二十日愈。"前者是说热邪归阳，寒邪归阴，邪气总是循着"物从其类"的规律伤人；后者是说百合病证现"溺时头痛的"为病重而愈期较慢，证现"头不痛淅然的"为病较轻而愈期较快，证现"溺快然但头眩的"为病更轻而愈期更快。绝对不能机械地把前者理解为风邪只在上午伤人而下午不伤人、寒邪只在下午伤人而上午不伤人，也绝对不能机械地把后者理解为现出不同证候的百合病，一定要是"六十日乃愈"、"四十日愈"、"二十日愈"，一天也不能多，一天也不能少。如果这样死死地去理解，就将与临床的实际情况不相合。再如《血痹虚劳病脉证并治第六》第三条说："夫男子平人，脉大为劳，极虚亦为劳。"意思是说人的形体虽无症状而脉象已出现了"大"或"极虚"，这是虚劳之渐，精气内损，已将成为虚劳病证。所谓"男子"，是指病由房劳伤肾，并不是说本条之病只害男子而女子不害；所谓"平人"，是指脉病形不病，并不是指真正健康之人，与《素问·平人气象论》中所谓"平人者，不病也"的"平人"一词的意义不同。否则，何以解释其"大"或"极虚"的脉象？

（二）参阅汉代及其前后相距不远时代的医学著述

如《黄帝内经》、《难经》、《神农本草经》、《伤寒论》、《金匮玉函经》、《针灸甲乙经》、《脉经》、《肘后备急方》、《诸病源候论》、《备急千金要方》、《千金翼方》以及《外台秘要》等等，来帮助学习。其作用有二：一因其著作年代与《金匮要略》的成书年代相距不远，因而，其语言文字和学术思想都比较相近，可以互相会通，这就大大地便利于学习时能够比较正确地理解《金匮要略》内容的原意；一因其记载有《金匮要略》的某些内容，可以校正《金匮要略》某些文字的谬误，使其现出本来面貌而便于学习。

关于前者，例如《黄疸病脉证并治第十五》"黄疸病，茵陈五苓散主之。"文中只有"黄疸病"三字，而没有具体症状，然茵陈五苓散又不可能主治所有的黄疸病，这就需要考究《素问·平人气象论》"溺黄赤安卧者，黄疸"、"目黄者，曰黄疸"之文，才可了解本条黄疸病有"目黄"、"溺黄赤"、"安卧"等症在内；再例如《腹满寒疝宿食病脉证治第十》"问曰：人病有宿食，何以别之？师曰：寸口脉浮而大，按之反涩，尺中亦微而涩，故知有宿食，大承气汤主之"。本条只有脉象而未载症状，若但从所载"寸口脉浮而大，按之反涩，尺中亦微而涩"的脉象上看，实际上无法"知其有宿食"，也无法贸然给以"大承气汤主之"。当然，可以从本条的文气上读出其包括有前面"腹满"、"寒疝"两病中所叙述的"腹部胀满"或"绕脐疼痛"的症状在内，倘能以《伤寒论·辨阳明病脉证并治》中"……烦不解，腹满而痛，此有燥屎也。所以然者，本有宿食故也，宜大承气汤"之文相参，就更为明了，切实；又例如《肺痿肺痈咳嗽上气病脉证治第七》"咳而脉浮者，厚朴麻黄汤主之"、"脉沉者，泽漆汤主之"，如果仅凭"咳而脉浮"或"脉沉"，就无法运用厚朴麻黄汤或泽漆汤，这在《备急千金要方》和《脉经》上记载较详，《备急千金要方·卷十八·第五》："咳而大逆上气、胸满。喉中不利，如水鸡声，其脉浮者，厚朴麻黄汤"、"夫上气，其脉沉者，泽漆汤"，《脉经·卷二·第三》："寸口脉沉，胸中引胁痛，胸中有水气，宜服泽漆汤"。

关于后者，例如《水气病脉证并治第十四》"……咳而喘不渴者，此为脾胀，其状如肿，发汗即愈。"既为"脾胀"，其证何以出现"咳而喘"且"其状如肿"而在治疗上"发汗即愈"？《灵枢·经脉》载："肺手太阴之脉……是动则病肺胀满，膨膨而喘咳"，《肺痿肺痈咳嗽上气病脉证治第七》"上气，喘而躁者，此为肺胀，欲作风水，发汗则愈"，表明了所谓"脾胀"，乃"肺胀"之误；再例如《痉湿暍病脉证治第二》"风湿，脉浮，身重，汗出，恶风者，防己黄芪汤主之。防己黄芪汤方：防己一两，黄芪一两一分，甘草半两炙，白术七钱半，上剉麻豆大，每抄五钱匕，生姜四片，大枣一枚，水盏半，煎八分，去滓温服，良久再服。喘者加麻黄半两，胃不和者加芍药三分，气上冲者加桂枝三分，下有陈寒者加细辛三分。服后当如虫行皮中，从腰下如冰，后坐被上，又以一被绕腰下，温令微汗，瘥。"其方的煎法及药物用量何以与《金匮要略》中其他方剂的煎法及药物用量不一样？《备急千金要方》卷八载："治风湿脉浮，身重，汗出，恶风，方：汉防己四两，甘草二两，黄芪五两，生姜、白术各三两，大枣十二枚。上六味㕮咀，以水六升，煮取三升，分三服，服了坐被中，欲解如虫行皮中，卧取汗。"表明了其方的煎法和药物用量均为后人所改定，而不是《金匮要略》的原方。

另外，《金匮要略》一书中的少数内容，还要运用"训诂学"知识，才能对它得到正确理解。如《五藏风寒积聚病脉证并治第十一》"阴气衰者为癫，阳气衰者为狂。"如用现在一般理解的字义，把"衰"字当作"虚少"解释是不能把它读通的，必须根据《说文·衣部》所谓"衰，草雨衣"之义，作"重叠"讲，始与《难经·十二难》"重阳者狂，重阴者癫"之义相符合。

（三）读于无字处

对于《金匮要略》书中的内容，不仅要从其文字的正面、反面、侧面去进行学习，进行理解，而且要从其没有字句的地方找出问题，发现内容。

1. 从下文找出上面内容

在《金匮要略》的文章中，往往有省笔法的语句，这必须从下文中发现上面的内容，如《痰饮咳嗽病脉证并治第十二》"病者脉伏，其人欲自利，利反快，虽利，心下续坚满……"从"心下续坚满"之句，就可确定其"病者脉伏"句下，原有"心下坚满"之症存在；再如《黄疸病脉证并治第十五》"谷疸之为病，寒热不食，食即头眩，心胸不安，久久发黄为谷疸，茵陈蒿汤主之。茵陈蒿汤方：茵陈蒿六两，栀子十四枚炒，大黄三两。上三味，煮取三升，去滓，分温三服，小便当利，尿如皂荚汁状，色正赤，一宿腹减，黄从小便去也。"从其文的"小便当利"和"一宿腹减"之句，就可确定其病原有"小便不利"和"腹满"之症存在。

2. 以方测证，即从方药中找出症状

《金匮要略》书中，很多条文叙述的证候不详而包括在所用的方药之中，这叫做"证以方略"，或者说"寓证于方"。例如《痉湿暍病脉证治第二》"湿家身烦疼，可与麻黄加术汤，发其汗为宜……"仅只"湿家身烦疼"，是无法确定"可与麻黄加术汤"的。既然是可与麻黄加术汤，这就表明其病还有"麻黄汤"的"头痛、身痛、发热、恶寒、无汗而喘、脉浮紧"等征象存在；再例如《痰饮咳嗽病脉证并治第十二》"夫短气，有微饮，当从小便去之，苓桂术甘汤主之，肾气丸亦主之。"同一"微饮""短气"（当然还有"小便不利"之症）而方治何以有二？这又必须从方药中找出二方的主治病证，苓桂术甘汤为温化中阳而利小便之剂，其病当有"心下逆满"之症，肾气丸为温化肾气而利小便之剂，其病当有"腰部酸痛"之症。

3. 以证测方，即从病证中找出方药

《金匮要略》书中，也有很多条文叙述病证较详而未出方治，这必须从病证中找出方治来，因为方治是包括在病证之中，这叫做"方以证略"，或者说是"寓方于证"。例如《痉湿暍病脉证治第二》"太阳中暍，发热恶寒，身重而疼痛，其脉弦细芤迟，小便已，洒洒然毛耸，手足逆冷，小有劳，身即热，口开，前板齿燥。若发其汗则其恶寒甚，加温针则发热甚，数下之则淋甚"。从其所述的病证及治疗禁忌，即知当用甘凉撤热、保津益气之法而宜"白虎加人参汤"方；再例如《水气病脉证并治第十四》"……病水，腹大，小便不利，其脉沉绝者，有水，可下之"和《惊悸吐衄下血胸满瘀血病脉证治第十六》"病者如热状，烦满，口干燥不（原误为

"而",今改)渴,其脉反无热,此为阴伏,是瘀血也,当下之。"从其叙述的病证上,前者"有水",知其可用"十枣汤类"下其水,后者"是瘀血也",知其当用"下瘀血汤类"下其瘀血。

(四)前后条文连贯读

前面说过,《金匮要略》一书的文章中有很多省笔法,除以下文找出上面内容和从方药中找病证、从病证中找方药外,还必须把前后条文连贯起来读,才能对条文内容掌握得更完全,理解得更好。例如《痉湿暍病脉证治第二》"太阳病,发热无汗,反(衍文,当删)恶寒者,名曰刚痉","太阳病,发热汗出,而不(此"不"字衍,当删)恶寒,名曰柔痉"等,均须连接该篇"病者身热足寒,颈项强急,恶寒,时头热,面赤目赤,独头动摇,卒口噤,背反张者,痉病也"读,否则,前者即为"伤寒",后者即为"中风",而无能区别其为"痉病"了;再例如《痰饮咳嗽病脉证并治第十二》"脉沉而弦者,悬饮内痛","病悬饮者,十枣汤主之",须连接该篇的"饮后水流在胁下,咳唾引痛,谓之悬饮"读,才能更好地确定"十枣汤"之治"悬饮"的具体适应证;该篇小青龙汤加减五法的六段条文,更是需要紧密地连贯在一起读。

(五)前后条文、前后疾病比较读

在《金匮要略》一书里,和在中医学的其他书中一样,每个疾病都有着一定的特点,而各个疾病的每一发展过程同样也都有着自己的特点,但是许多疾病和各个疾病的许多发展过程又都有着相互联系和相类似的症状。这必须依据各自的特点,才能区别于其他疾病或疾病的其他过程。因此,学习时必须将前后条文、前后疾病进行比较,才能得出同中之异和异中之同,而达到掌握辨证施治的法则。例如《胸痹心痛短气病脉证治第九》"脾痹之病,喘息咳唾,胸背痛,短气,寸口脉沉而迟,关上小紧数,瓜蒌薤白白酒汤主之。瓜蒌薤白白酒汤方:瓜蒌实一枚捣,薤白半斤,白酒七升。上三味,同煮取二升,分温再服"。"胸痹不得卧,心痛彻背者,瓜蒌薤白半夏汤主之。瓜蒌薤白半夏汤方:瓜蒌实一枚捣,薤白三两,半夏半升,白酒一斗。上四味,同煮取四升,温服一升,日三服。"前条为胸痹病的主证主方,而后条则是在前条的基础上多"不得卧"一症,为痰气阻塞,故瓜蒌薤白半夏汤为瓜蒌薤白白酒汤的加减,复纳"半夏"以化痰;再例如《痉湿暍病脉证治第二》第一条和第二条,都是在该篇第七条上半条症状的基础上,一为无汗而成刚痉,治用葛根汤,一为有汗而成柔痉,治用瓜蒌桂枝汤;又例如"痰饮病"和"水气病",前者是水积于人体内腔,后者是水渗于人体肌肤,然都是水湿为病,临床上常互为因果,互相影响。

(六)和《伤寒论》内容联系读

《金匮要略》和《伤寒论》两书,原是《伤寒杂病论》这一部书的内容,是《伤寒杂病论》在流传过程中逐渐被人分开出来的。它们的内容之间实有许多相联结之处,所以在学习《金匮要略》中的某些内容时,必须和《伤寒论》中的某些内容相联系才能把它读好。如《消渴小便利淋病脉证并治第十三》"脉浮,小便不利,微热,消渴者,宜利小便发汗,五苓散主之","脉浮,发热,渴欲饮水,小便不利者,猪苓汤主之。"这两条文字虽有不同,其所述证候则均为"脉浮"、"发热"、"口渴"、"小便不利"等四症。然在治疗上,前者用"五苓散"发汗、利小便,后者用"猪苓汤"育阴、利小便。这就必须根据《伤寒论》中太阳病篇的"五苓散证"和阳明病篇的"猪苓汤证"加以理解,以区别二者在临床上的证候。

(七)倒装文法

在《金匮要略》一书中,有许多倒装文法和夹注文法的条文,必须加以认识,才能正确理解其条文内容。所谓"倒装文法",是文章中某些句子进行着倒装的排列,如《疮痈肠痈浸淫病脉证并治第十八》"肠痈者,少腹肿痞,按之即痛如淋,小便自调,时时发热,自汗出,复恶寒,其脉迟紧者,脓未成也,可下之,当有血;脉洪数者,脓已成,不可下也。大黄牡丹汤主之。"这里"大黄牡丹汤主之"之句,应当移于"当有血"句下,读为"肠痈者……其脉迟紧者,脓未成,可下之,当有血,大黄牡丹汤主之;脉洪数者,脓已成,不可下也"等等。所谓"夹注文法",是文章中自行注释,即条文中某些句子又是另一些句子的注释,如《妇人产后病脉证治第二十一》"产妇郁冒,其脉微弱,呕不能食,大便反坚,但头汗出,所以然者,血虚而厥,厥而必冒,冒家欲解,必大汗出。以血虚下厥,孤阳上出,故头汗出,所以产妇喜汗出者,亡阴血虚,阳气独盛,故当汗出,阴阳乃复,大便坚,呕不能食,小柴胡汤主之。"其中从"所以然者"句起到"阴阳乃复"句止等十三句,就是层层注释本节产后郁冒病证的发病和病愈机制。

(八)判定内容是非

《金匮要略》一书年代久远,其纸烂虫蛀,臆添妄改,辗转抄误均在所难免,在学习过程中,除以汉代及其前后相距不远时代的医学著作进行会通和校勘外,还应该从《金匮要略》的写作文例来确定其内容的是非,如《呕吐哕下利病脉证治第十七》"吐后渴欲得水而贪饮者,文蛤汤主之。兼主微风脉紧头痛。"这一条若据《金匮要略》文章先叙病证、后列方药的文例,则其"兼主微风脉紧头痛"一句,就不是《金匮要略》的原文,而是《金匮要略》的注者不究文蛤汤为文蛤散之误遂妄加注释,又被后人抄写将注语混入正文之中。另外,有些内容,通过古代书籍的校考和医学理论的会通以及临床实践的体会也无法理解,这就应该缺疑,不要死死地钻牛角尖和强加解释,因为这样做是徒劳无益的,如《奔豚气病脉证治第八》"师曰:病有奔豚,有吐脓,有惊怖,有火邪,此四部病,皆从惊发得之。"这是于理难通的,权且付之阙如,以待将来学者考证。

总之,《金匮要略》是一部理论结合实际的古代医学著作,应该把它学好,以指导我们的临床实践工作,并为继承发扬祖国医学创造条件。

四、著作中关于金匮要略的授时学数与目的要求

著作《金匮要略讲解》,是为光明中医函授大学的函授教学而写,乃高等中医函授教材之一。本书选用了1963年9月出版的全国中医学院第二版试用教材《金匮要略讲义》的《金匮要略》原文为底本,条文次序不变,改正了明显错字。起于"藏府经络先后病脉证第一",终于"妇人杂病脉证并治第二十二",共计22篇,"讲解"开头,列有绪论一篇,简述《金匮要略》一书的形成过程、基本内容以及其学习方法,再用通俗浅显文字逐篇详释《金匮要略》一书的内容,在讲解各篇时,于每篇篇题下先以简练文字概述其篇中所载疾病以及其数种疾病的相互关系,从而阐明篇题的意义,篇中各条原文依次排列,各条原文之前,加序码"一"、"二"、"三"、"四"……以醒眉目;各条原文之后,置"讲解"和"临证意义"两个项目。其"讲解"项下,先对本条主要精神作出提要,再详解其有关发病,脉证,预后的机理以及其治疗原则和方药作用,并训释其疑难字词,校正其文字错简;而"临证意义"各项,则结合临床实际讲述本条脉、证、方、药的特殊之点,或注意事项,或与他条脉证比较,或与他条方药比较。某些与《伤寒论》内容重复的相同条文,则省去"讲解"和"临证意义"二项,只指出其见于《伤寒论》某篇之中。某些勿须阐明临证意义的,则阙如个别难懂条文,则阙疑待考,未作解释。篇末列"小结",阐明全篇的主要内容,即各种疾病的发病原因、证候特征、治疗原则和具体的各

种治疗方药；论述篇中内容对后世的影响，或对篇中有争议的内容进行比较后提出自己见解，指出篇中内容的重点所在。最后列出"复习思考题"，促使和启发学员对篇中主要内容进行思考复习，以加深其对所学内容的理解，巩固其学习成绩，培养其思考能力。

通过本课程学习，要求学员能了解《金匮要略》概貌，熟习祖国医学对内科杂病与外、妇科各种病证的病因、病机及其辨证论治的基本知识，掌握藏府气血辨证的内容和方法。具体要求则按教材各章内容统一划分为三级。第一级"掌握"，为重点内容；第二级"熟悉"，为次重点内容；第三级"了解"，为非重点内容，学员在自学过程中宜按此三级要求分别主次，抓住重点，结合临床，融会贯通。在此基础上，再结合复习思考题进行练习和自我测试，以巩固所学内容。本课程计划安排自学 130 学时，面授 70 学时，详见各篇学习进度安排。

由于编者学术水平有限，加之编写时间仓促，其中谬误之处在所难免，敬请广大读者提出意见，以资日后改正，是所至盼！

以下内容是关于金匮要略课程教学要求：

绪论

【自学时数】3 学时。
【面授时数】3 学时。
【目的要求】
（1）了解《金匮要略》一书的源流和内容。
（2）熟悉《金匮要略》一书的学习方法。

藏府经络先后病脉证第一

【自学时数】6 学时。
【面授时数】3 学时。
【目的要求】
（1）掌握人与自然相关的医学思想和人体发病及其发展的传变规律。
（2）掌握望、闻、问、切等四诊的基本方法和治疗疾病的先后缓急原则。
（3）了解随五藏常性和随其所得的治疗原则以及古代疾病的分类情况。
（4）掌握第一、三、五、九、十、十一、十四、十五条。
（5）熟悉第二、四、六、十二等条。
（6）了解第七、八、十三、十六、十七条。

痉湿暍病脉证治第二

【自学时数】9 学时。
【面授时数】4 学时。
【目的要求】
（1）掌握外感痉病的脉证和刚痉、柔痉的证治区别。
（2）掌握湿邪的特性和湿病的辨证施治以及其治疗上的禁忌。
（3）掌握中暍的病证和治疗，并了解治疗中的禁忌。
（4）熟悉暍病兼湿的证治。
（5）掌握第一、二、九、十一、十二、十三、十四、二十、十一、二十二、二十三、二十四、二十五、二十六等条和第七条的上半条。
（6）熟悉第十八、十九、二十五、二十七等条。

（7）了解第三、四、五、六、八、十、十五、十六、十七等条和第七条的下半条。

百合狐蜜阴阳毒病脉证治第三

【自学时数】4 学时。

【面授时数】2 学时。

【目的要求】

（1）掌握百合病的病因、病机，辨证要点，治疗大法及其辨证治疗。

（2）熟悉狐蜜病的证治。

（3）了解阴阳毒病的成因和证治。

（4）掌握第一、五、六、八、十等条。

（5）熟悉第二、三、四、七、十一、十二、十三等条。

（6）了解第九、十四、十五等条。

疟病脉证并治第四

【自学时数】2 学时。

【面授时数】2 学时。

【目的要求】

（1）熟悉疟病的病机与治疗原则。

（2）掌握疟病的辨证施治。

（3）掌握第二、三、四等条。

（4）熟悉第一、五等条。

（5）了解附方牡蛎汤、柴胡去半夏加栝蒌根汤、柴胡桂姜汤的用途。

中风历节病脉证并治第五

【自学时数】5 学时。

【面授时数】3 学时。

【目的要求】

（1）熟悉中风病概念、病机和辨证特点。

（2）掌握历节病的病因，病机和证治。

（3）了解风引汤等各个附方的应用。

（4）掌握第一、二、八、十等条。

（5）熟悉第三、四等条。

（6）了解第五、六、七、九等条及各附方的应用。

血痹虚劳病脉证并治第六

【自学时数】6 学时。

【面授时数】3 学时。

【目的要求】

（1）掌握血痹病的成因、证候特征和治疗原则。

（2）掌握虚劳病的概念、病机和辨证施治。

（3）了解血痹病和虚劳病之间的关系。

（4）掌握第一、二、三、八、十三、十五、十六、十七、十八等条和天雄散方。

（5）熟悉第四、五、六、七、十四等条。

（6）了解第九、十、十一、十二等条。

肺痿肺痈咳嗽上气病脉证治第七

【自学时数】6 学时。

【面授时数】4 学时。

【目的要求】

（1）掌握肺痿病的成因、病机和证治，了解甘草干姜汤证。

（2）掌握肺痈病的病因、病机和证治以及与肺痿病的异同。熟悉葶苈大枣泻肺汤证的病机和证候。

（3）掌握咳嗽上气的病机及其辨证施治。

（4）了解肺痿、肺痈、咳嗽上气三者的关系。

（5）掌握第一、二、三、四、六、十三、十四等条和附方千金苇茎汤。

（6）熟悉第五、七、八、九、十一、十五等条。

（7）了解第三条和各附方的应用。

奔豚气病脉证治第八

【自学时数】1 学时。

【面授时数】1 学时。

【目的要求】

（1）熟悉奔豚气病的成因、证候特征和方治。

（2）了解外感误治欲作奔豚病的证治。

（3）掌握第二条。

（4）熟悉第一条的下半条。

（5）了解第三、四两条。

胸痹心痛短气病脉证治第九

【自学时数】3 学时。

【面授时数】2 学时。

【目的要求】

（1）熟悉胸痹、心痛、短气三者的关系。

（2）掌握胸痹病的病机及其辨证施治。

（3）掌握心痛病的证治。

（4）掌握第一、三、七、九等条。

（5）熟悉第四、五、六、八等条。

（6）了解第二条和附方"九痛丸"的应用。

腹满寒疝宿食病脉证治第十

【自学时数】9 学时。

【面授时数】5 学时。

【目的要求】

（1）掌握腹满、寒疝二病的关系及其辨证施治。

（2）熟悉宿食病的脉证和治疗方法。

（3）掌握第二、九、十、十一、十二、十四、十五、十六、十七、十八、二十一、二十四等条。

（4）熟悉第六、七、八、十九、二十二、二十三、二十六等条。

（5）了解第一、三、四、五、十三、二十、二十五等条和各附方的应用。

五藏风寒积聚病脉证并治第十一

【自学时数】5 学时。

【面授时数】3 学时。

【目的要求】

（1）掌握肝着、肾着、脾约的病机和证治。

（2）熟悉热在上、中、下三焦和大肠、小肠寒热的病变。

（3）了解积、聚、𧅡气三者的区别和五藏风寒的病变以及五藏死脉。

（4）掌握第七、十六、十九等条。

（5）熟悉第十二、十五、十八、二十等条。

（6）了解第一、二、三、四、五、六、八、九、十、十一、十三、十四、十七等条。

痰饮咳嗽病脉证并治第十二

【自学时数】15 学时。

【面授时数】6 学时。

【目的要求】

（1）熟悉痰饮的成因和分类。

（2）掌握痰饮的治疗原则及其辨证施治。

（3）了解痰饮的概念及其与咳嗽的关系。

（4）掌握第二、十一、十二、十五、十六、二十一、二十二、二十三、二十七、二十八、二十九、三十、三十一、三十三、三十五、三十六、三十七、三十八、三十九、四十等条。

（5）熟悉第一、九、十、十七、十八、二十四、二十五、三十二、四十一等条。

（6）了解第三、四、五、六、七、八、十三、十四、十九、二十、二十六、三十四等条和附方"茯苓饮"。

消渴小便利淋病脉证并治第十三

【自学时数】4 学时。

【面授时数】2 学时。

【目的要求】

（1）了解消渴、小便利、淋病的概念及三者之间的关系。

（2）掌握消渴、淋病的辨证施治。

（3）掌握第三、六、七、十等条。

（4）熟悉第二、八、十一、十二、十三等条。

（5）了解第一、四、五、七等条。

水气病脉证并治第十四

【自学时数】11 学时。

【面授时数】6 学时。

【目的要求】

（1）熟悉水气病的病机、分类和治疗原则。

（2）掌握水气病的辨证施治。

（3）掌握第一、五、十一、十八、二十、二十三、二十四、二十六、二十八、三十、三十一、三十二等条。

（4）熟悉第三、十、十九、二十一、二十二、二十五、二十七、二十九等条。

（5）了解第二、四、六、七、八、九、十二、十三、十四、十五、十六、十七等条和附方的应用。

黄疸病脉证并治第十五

【自学时数】7 学时。

【面授时数】4 学时。

【目的要求】

（1）熟悉黄疸病的病因、病机、分类和治疗原则。

（2）掌握黄疸病的辨证施治。

（3）了解黄疸病的预后。

（4）掌握第二、四、五、十三、十四、十五、十八等条。

（5）熟悉第一、六、七、九、十六、十七、十九、二十、二十一等条。

（6）了解第三、八、十、十一、十二、二十二等条及各附方的应用。

惊悸吐衄下血胸满瘀血病脉证治第十六

【自学时数】5 学时。

【面授时数】3 学时。

【目的要求】

（1）熟悉惊悸的病机、脉证和治疗。

（2）掌握出血疾患的病因病机和辨证施治，了解其治疗上的禁忌和预后。

（3）掌握瘀血的证候特征和治疗原则。

（4）掌握第一、二、十、十一、十四、十五、十七等条。

（5）熟悉第五、六、七、十三等条。

（6）了解第三、四、八、九、十二等条。

呕吐哕下利病脉证治第十七

【自学时数】12 学时。

【面授时数】6 学时。

【目的要求】

（1）了解呕吐、哕、下利三者的关系和呕吐、下利在治疗上的禁忌。

（2）掌握呕吐、哕、下利的病因病机和辨证施治。

（3）掌握第五、六、八、九、十、十二、十六、十七、二十、二十三、三十一、三十七、三十八、三十九、四十、四十七等条。

（4）熟悉第二、七、十一、十三、十八、二十一、二十二、二十四、四十二、四十八等条。

疮痈肠痈浸淫病脉证并治第十八

【自学时数】2 学时。

【面授时数】2 学时。

【目的要求】

（1）掌握痈肿的辨证和肠痈的辨证施治。

（2）了解浸淫疮的概念和治疗。

（3）掌握第一、二、三、四、六等条。

（4）熟悉第五、七、八等条。

（5）了解附方的应用。

趺蹶手指臂肿转筋阴狐疝蛔虫病脉证治第十九

【自学时数】2 学时。

【面授时数】1 学时。

【目的要求】

（1）掌握蛔虫病的脉证和蛔厥的方治。

（2）熟悉转筋、阴狐疝二病的证候特征和治疗方药。

（3）了解趺蹶的成因和证候和手指臂肿的证治以及甘草粉蜜汤的主治病证。

（4）掌握第四、七、八等条。

（5）熟悉第二、三、五等条。

（6）了解第一、六等条。

妇人妊娠病脉证并治第二十

【自学时数】4 学时。

【面授时数】2 学时。

【目的要求】

（1）掌握妊娠呕吐、妊娠下血、妊娠腹痛、妊娠小便不利、妊娠有水气等病的病机及其辨证施治。

（2）熟悉妊娠养胎的意义和当归散、白术散的辨证应用。

（3）掌握第二、四、五、六、七、八等条。

（4）熟悉第三、九、十等条。

（5）了解第一、十一等条。

妇人产后病脉证治第二十一

【自学时数】4 学时。

【面授时数】2 学时。

【目的要求】

（1）熟悉产后三证的病机和治法。

（2）掌握产后腹痛的辨证施治。

（3）了解产后呕吐、下利虚极的方治和附方的应用。

（4）掌握第二、三、四、五、六、九、十、十一等条。

（5）了解第七条。

妇人妊娠病脉证并治第二十二

【自学时数】8 学时。

【面授时数】4 学时。

【目的要求】

(1) 掌握妇人经闭、漏下、经水不利、白带和腹痛等病的辨证施治。

(2) 掌握藏躁、阴吹、转胞、咽中如有炙脔、少腹如扇等病的证治。

(3) 熟悉妇人下利的病机、证候和治疗方法。

(4) 了解妇人杂病的一般病因以及阴疮的方法。

(5) 掌握第五、六、九、十、十二、十三、十四、十五、十九、二十、二十二等条。

(6) 熟悉第七、八、十六、十七、十八等条。

(7) 了解第一、二、三、四、十一、二十一等条和附方的应用。

（李今庸于 1986 年 4 月写的全国光明函授大学教材稿）

《金匮要略讲解》各篇基本内容与思考

藏府经络先后病脉证第一

本篇冠于《金匮》篇首，共有17节。篇中首先扼要地承用了《内经》、《难经》等古典医经的医学理论，内容相当广泛，包括有疾病的预防、预后、病因、病理、诊断，以及疾病治疗的一些基本原则，指导着临床工作的具体实践，实具有全书纲领的意义。

本篇根据人体与天地相参、阴阳平秘、五行生克的整体观念，认为四时气候对于人体的影响很大，人体内藏与内藏之间更有不可分割的联系。因此，首先昭示了气候的变化有助于万物的生长，但在另一情况下，又是引起人体发病的重要因素，"夫人禀五常，因风气而生长，风气虽能生万物，亦能害万物"。并且以肝病传脾举例，说明内脏相互影响的必然性和规律性。

本篇在整体观的思想指导下，认为邪气之所以能害人，首先是由于正气的失调，若五藏元真通畅，则人即安和无病，与《内经》里"邪之所凑，其气必虚"、"正气存内，邪不可干"的理论完全一致，说明正邪之间，正气的强弱是极为关键的，因而教人内养正气，外慎邪风，使病邪无由人其腠理。这种预防医学思想，在中医学中有其重要意义。

本篇基于宇宙间皆"物从其类"的精神，说明邪气中人，是各有其一定的法度，即各有其一定的规律，总是阳邪亲上，阴邪亲下，热邪归阳，寒邪归阴。且又本于经络藏府的内外表里，说明病邪的进展，一般都是从外而内，从表而里，从经络而藏府的。

人类疾病的来源和发展，本来是千头万绪和变化多端的。本篇根据内外虚实及其他，把许多疾病的起因，归纳而分为三条，并且论及治疗疾病应当防微杜渐、治此应当顾彼，如知肝传脾当先实脾，从而构成了本篇在治疗学上的"治未病"的防治医学思想。

本篇对于望、闻、问、切，即所谓"四诊"的诊断方法，扼要地作了讨论。在望诊方面，主要以面部的色泽配以其他特征，来诊断疾病的原因、病情和预测疾病的后果；在闻诊方面，根据声音、呼吸以测知疾病情况和病势所在；在问诊方面，注意到病人的疾病历史、治疗经过和饮食习惯，以诊断其疾病的起因，从而决定其治疗步骤和方法；在切诊方面，重点地提出了"脉浮在前，其病在表；脉浮在后，其病在里"，以诊知疾病的在表、在里、外感、内伤，同时又认为色脉时令如不相应，即所谓"非其时色脉"，皆能发病。并以卒厥的脉候结合症状以判断其病为入府、入藏。此外，又提出病邪从内出外者可治，从外入内者不可治；入府的即愈，入藏的即死。可启发学者从表面现象探讨疾病的本质，做出客观的诊断，以知病情吉凶的预后。

本篇对于疾病的治疗方法，也本着辨证论治的精神进行了讨论。其根据病邪在人体内的传变规律，首先提出了治未病，继而则分疾病的新久、在表在里、属实属虚和五藏常性，以及五藏所合，而提出了①分缓急施治；②分先后施治；③随五藏常性施治；④随疾病所得施治等治疗原则。

本篇在《金匮要略》全书中，具有纲领性，富有指导临床实践意义。要想学好《金匮要略》全书内容，必须首先学好本篇作为基础。

复习思考问题

（1）本篇所说的疾病来由有哪三条？根据这三条疾病来由，临床上应如何进行预防？

（2）内藏的疾病是怎样传变的？其理论根据是什么？在临床上应该采取哪些治疗措施？

（3）邪气中人的规律是什么？它的道理又是什么？

（4）望闻问切是中医的诊断大法，其在临床上如何运用？试以本篇的内容说明之。

（5）本篇的治疗法则是什么？它是根据什么拟出的？

痉湿暍病脉证治第二

本篇所载的痉湿暍三病，都是以外感为主的。痉病多因于风燥；湿病主要为伤湿；暍病则是伤于暑，三者虽然病因不同，病变的过程、机制不同，但是，其病邪则均首犯于太阳经。

本篇所论及的痉病，其主要证候是"身热足寒，颈项强急，恶寒，时头热，面赤目赤，独头动摇，卒口噤。背反张"，脉象是沉紧弦直。其表实无汗者为"刚痉"；表虚有汗者为"柔痉"。

本篇主要所论及的痉病，是由于六淫之邪气侵袭，化风化燥致伤筋耗液所引起。所以在许多条文里皆冠以"太阳病"三个字以示注意经脉，又于第三条论难治之脉，第四、第五、第六各条论因误治而致痉之由，第十条申明有灸疮难治，是将病因与治法谆谆详示无遗。学者体会经旨，审证处方，自无不愈之理。其所示汗下的三个方剂，有葛根汤，栝蒌桂枝汤，一为发汗，一为解肌，但都有滋养津液，舒缓筋脉之功，故治风寒之邪，亦必注意生津；用大承气汤取其急下存阴，是适宜于燥热实证的痉病。因此，知本篇所载三方，是于痉病的正治法之外，又有因证施治的汗下法，学者尤应知经文略常规、详变例的道理。

湿是六淫之一，感湿致病，一般有内湿和外湿。其病在上、在表者为外湿；其病在下、在里者为内湿。本篇所载湿病，外湿占的比重大。湿病的主要症状是。"骨节疼烦"或"一身尽痛，发热"、"小便不利"等。

湿病之分类，一般可以分为"湿热"和"寒湿"两种，本篇所论寒湿之治疗比较详细。湿热之治疗则因详于《伤寒论》而叙述简略。

湿病之治法，内湿在里者，当利其小便，使湿邪从水道去之；外湿在表者，当取微微似欲汗，使湿邪从表分而解。然湿邪在表分者，如表实无汗，宜麻黄加术汤，麻黄杏仁薏苡甘草汤等方发表散湿；如表虚汗出，宜防己黄芪汤；若湿盛阳微，虽有表证，也当选用桂枝附子汤、桂枝附子去桂加白术汤、甘草附予汤等方助阳祛湿。

治疗表湿，必须微微发汗，使营卫畅行，则停留在肌腠或骨节的湿邪，得以缓缓而解。同时，湿为阴邪，最易伤阳，因此在发汗时，要不妄利湿，在泄湿时，更要照顾阳气。

暑气也是六淫之一。暑热伤人，多从外受，所以本篇中暍三条均冠以"太阳"字样。然本篇所论之"中暍"，是一种伤暑病证，即《素问》热论里所说的"后夏至日为病暑"的疾病，和后世所说之中暑、中暍之由于避暑而伤于寒或由于烈日远行，中恶触秽致卒然昏倒的中暍不同。本篇所论述的虽只三条，例举了虚证、实证、夹湿证，可以说暑病的主要证候已经完备了。

本篇对于中暍，首先指出不可汗、下，温针，而作为治疗暍病的纲领。本病纯于热者，宜用清热法，如白虎加人参汤是；其夹水湿者，宜用行经去水法，如一物瓜蒂汤是。

复习思考问题

（1）痉病的主要证候是什么？刚痉、柔痉怎样区别？

（2）葛根汤、栝蒌桂枝汤、大承气汤三方，各用于治疗痉病的意义何在？

（3）湿病的起因是什么？主证是什么？其治疗法则又是什么？

（4）暍病的治疗有哪些方法？其禁忌是什么？

百合狐惑阴阳毒病脉证治第三

百合病是因为"百脉一宗，悉致其病"而命名。其发病原因，一部分是由于伤寒大病前后热邪熏灼肺阴所致，另一部分是由于七情之刺激所引起。

百合病之症状是：精神恍惚，神志不定——"意欲食复不能食，常默然，欲卧不能卧，欲行不能行，饮食或有美时，或有不用闻食臭时，如寒无寒，如热无热，口苦、小便赤，诸药不能治，得药则剧吐利，如有神灵者，身形如和，其脉微数"这一系列之症状，和《素问·疏五过论》里所说之。"不在藏府，不变躯形，诊之而疑，不知病名"，正是相同。

从本篇所举百合病之"口苦、小便赤、脉微数"等证候方面来看，本病是属于肺经之阴虚燥热，在治法上用平剂调补、清解邪热，故以百合地黄汤为主治疗本病。

狐惑病之起因，是一种温热之邪气停积过久，腐蒸气血成为瘀浊，腐蚀于人身幽阴之部位。其主要症状表现为神态恍惚之"默默欲眠，目不得闭，卧起不安"和病人之咽喉部以及前阴或后阴之蚀烂，所以本病在治法上是"清化湿热"、"解毒杀虫"。如腐蚀在于咽喉部者，用甘草泻心汤；腐蚀见于前后阴部者，用苦参汤洗法或者是雄黄熏法。

阴阳毒病为一种疫疠之气伤人，有犯阴阳之不同，然总为邪毒令血壅结而致气机不得升降。其症状主要表现为"咽喉痛"、"面赤斑斑如锦文"或"面目青，身痛如被杖"，所以用解毒活血之升麻鳖甲汤为主，进行加减治疗。但是，在疫疠流行之际，因各地的气候不同，治法亦应有异，决不能执一方以统应之。

复习思考问题

（1）百合病的起因是什么？其主要症状表现有哪些？临床上应该怎样处理？

（2）狐惑病有哪些治疗方法？临床上怎样运用？

（3）阴阳毒病的发病原因是什么？其临床表现又是什么？

疟病脉证并治第四

本篇专论疟病。首先，提出了"疟脉自弦"一句，作为疟病之总纲，次以"弦迟"、"弦数"之脉象，分别疟病的偏寒、偏热，作为疟病总纲之两翼；同时，并以疟邪之多寒多热和在阴在阳高之不同，而分别决定汗、吐、下、温、针灸、饮食等治疗方法。

本篇分疟病为瘅疟、温疟、牡疟三种。疟病但热无寒而少气烦冤的为瘅疟，虽未出方，但可以试用白虎加人参汤清解偏盛之热，滋益亏耗之津气；疟病但热无寒而骨节烦痛的为温疟，用白虎汤清解邪热，加桂枝导邪外出；疟病多寒的为牡疟，以蜀漆散吐越疟痰，安神助阳。另外，疟病日久不解，疟邪依假痰、食、血，在左胁下结为"疟母"，以"内有癥瘕，外有寒热"为主要证候，治宜鳖甲煎丸软坚散结，扶助正气。

1. 临床意义

（1）后世认为，饮食不节，脾胃损伤，是疟病发生的内在因素，疟邪夹风、夹寒、夹暑、夹湿，从外而感，是疟病发生的外在因素，也是主要致病因素。由于脾虚体弱、营卫不利，疟邪及风寒暑湿之气侵入人体，邪正交争而发病。如果发病日久不解，则往往形成正虚邪留之虚实夹杂病证。

（2）疟病的分类，后世在《金匮要略》的基础上，根据寒战与发热的多少和病情的轻重、病程的长短，邪正的盛衰，把它分为正疟、瘅疟、温疟、寒疟、劳疟、疟母等类型。治疗上，总的原则是，初期以和解祛邪为法，中、后期以扶正截疟为治。具体说来，正疟用和解达邪的方法治疗；瘅疟用清热益气的方法治疗；温疟用清热导邪的方法治疗；寒疟用辛温助阳的方法治疗；劳疟用扶正调和的方法治疗；疟母用化瘀去痰的方法治疗。

2. 复习思考问题

（1）为什么疟脉自弦？疟病有哪些治疗方法？

（2）疟疾的临床表现是什么？鳖甲煎丸治疗疟母的道理是什么？

（3）瘅疟、温疟、牡疟在临床上怎样鉴别？

中风历节病脉证并治第五

本篇所载为中风和历节二病。其中风一病与《伤寒论》中所载之外感中风不同。中风病的发病原因，是由于人体的正气先虚，发生气郁血滞，偶触外风，诱而发病。其症状的主要表现是口眼㖞斜，半身不遂，但亦有中络、中经、中府、中藏之异。

本篇论述的中风，原文三条，未及处方。但从所附的侯氏黑散、风引汤、防己地黄丸三方推测，其治疗大法也可以明了，即补虚祛邪通络。针对其病因病机，补其虚体，祛其邪气，通其经络。具体证治，尚须参看后世有关文献。

本篇所载历节之病，以"历节痛不可屈伸"、"历节黄汗出"、"身体魁羸"，即关节肿大等证为其主要证候。它的发病原因，为肝肾先虚，气血不足，再汗出入水中，或饮酒汗出当风等等，复感外邪而引起。所以在治疗上，必以助正祛邪为主要方法。其因风湿之邪者，"诸肢节疼痛，身体魁羸，脚肿如脱，头眩短气，温温欲吐"，用桂枝芍药知母汤；因寒湿之邪者，"历节疼痛不可屈伸"，用乌头汤。所附的《古今录验》续命汤、《近效》术附汤、《千金》三黄汤、头风摩散，虽然不是本篇主方，也可随证选用。

复习思考问题

（1）中风是怎样发病的，临床表现有哪些？

（2）历节病的主要症状是什么？发病的原因有哪些？

（3）桂枝芍药知母汤与乌头汤临证如何鉴别应用？

血痹虚劳病脉证并治第六

本篇论述血痹和虚劳二病，都是因虚所致之疾患，也是临床上常见之病证。

本篇依据《素问·五藏生成论》所说："卧出而风吹之，血凝于肤者为痹"之精神，指出血痹病之成因，是"骨弱肌肤盛，重因疲劳汗出，卧不时动摇，加被微风遂得之"，也即是阳气虚不能卫外，邪风乘虚入内，营血因而发生滞涩所引起。其外证为"身体不仁"，治疗上应该"针引阳气"，但如果病人阴阳形气俱不足者，则又宜黄芪桂枝五物汤，调和营卫而宣化阳气。

本篇所载虚劳之病，首先提出："夫男子平人，脉大为劳，极虚亦为劳"，以脉象说明其病专重在先天之肾和后天之脾。

本篇所载虚劳病之主要症状为："腹里拘急，心悸，腹中痛，梦失精，四肢酸痛，手足烦热"，"喘喝"，"盗汗"、"腰痛"、"发落"、"虚烦不得眠"，"精冷无子"，"痹侠背行"等。

本篇对虚劳病的治疗，是本《难经·十四难》所说："损其脾者，调其饮食，适其寒温……损其肾者，益其精"，《素问·阴阳应象大论》所说："形不足者，温之以气，精不足者，补之以味"的精神，以建中补精为主要方法。然由于其病有阴虚，有阳虚，有阴阳俱虚，以及有风气、有干血，所以在具体措施上，又根据其临床表现施以不同方剂。如虚劳病之属于阴虚者，用酸枣仁汤补虚养血以清热除烦；如虚劳病之属于阳虚者，用桂枝加龙骨牡蛎汤补虚调气血以燮阴阳、敛浮越；如虚劳病之属于阴阳俱虚者，用小建中汤、黄芪建中汤建立中气以和阴阳、调营卫，或八味肾气丸滋阴助阳以补益肾气；如虚劳病之属于有风气者，用薯蓣丸益气补中焦以去风散邪；如虚劳病之属于有干血者，用大黄䗪虫丸通经络攻瘀血以缓中补虚。这些都是临床上屡收效果的治疗方剂。

复习思考问题

（1）血痹病怎样治疗？

（2）虚劳病的发病原因是什么？

（3）小建中汤、六味肾气丸、桂枝加龙骨牡蛎汤、酸枣仁汤等方剂在临床上怎样运用？

肺痿肺痈咳嗽上气病脉证治第七

本篇所论肺痿、肺痈、咳嗽上气三种病，都是属于肺部病变。然由于致病因素之不同和病人体质强弱之差异，因而在证候之表现上也就不尽一致。

本篇所载肺痿一病，是由于某种原因，致使津液枯竭产生燥热而发生。其病之主要证候是："脉数虚"，"咳，口中反有浊唾涎沫"。在治疗上，以麦门冬汤为主方。然肺痿亦有属于虚寒者，则用甘草干姜汤方。

本篇所载肺痈一病，是由于风热之邪蓄结壅阻，致使血郁痰裹聚而为毒所成。其病之主要证候是："脉数实"、"口中辟辟燥，咳即胸中隐隐痛"，"时出浊唾腥臭"。肺痈病原是属于邪气盛实，其附方《千金》苇茎汤散结通瘀为其病初成的一个有效方剂，若其脓成毒溃以后，正气也亏，用桔梗汤清热排脓。

本篇所载肺痿、肺痈二病，主要方面是同属"热在上焦"，证候都表现为"脉数，咳唾脓血"。然肺痿属虚热，其证候为脉数虚，咳嗽不剧，不引胸痛，唾出脓血不腥臭；肺痈属实热，其证候表现为脉数实，咳嗽剧烈，且引胸中隐隐痛，唾出脓血有腥臭。

本篇所载咳嗽上气一病，除肺痿、肺痈证候中伴有者而外，则是由于外邪和内饮相和，壅逆于肺气所引起。其病之主要证候是："咳逆上气"，并常伴有"喘满"、"脉浮"等。在治疗上，指出"上气喘而燥者，属肺胀，欲作风水，发汗则愈"。是用越婢加半夏汤、小青龙加石膏汤、射干麻黄汤、厚朴麻黄汤等发散表邪以降逆逐饮。如表邪已解，内饮未除而仍壅塞于肺，致胸满浮肿咳嗽上气喘鸣迫塞者，以葶苈大枣泻肺汤以泄闭排浊。如完全由于内邪上逆为病者，则是皂荚丸、泽漆汤等决通壅塞以蠲痰泻水。

复习思考问题

（1）肺痿、肺痈二病在临床上怎样鉴别？

（2）肺痈病起因是什么？治疗上初用什么方法？脓成后又用什么方法？

（3）肺胀病是怎样形成的？其正治方法是什么？

奔豚气病脉证治第八

本篇专论奔豚气病，其原文除第一条上段错简难读外，虽然只有四条经文，但对奔豚气一病的发病原因，临床症状和治疗方法都做了细致讨论。

本篇认为引起奔豚气病的原因是：一为情志之惊恐内伤肝肾，下焦之气厥逆上冲而成；二为发汗以后，复加烧针取汗，外寒从针孔侵入，肾气遂夹外寒妄动而起；三为内有虚寒水气，再经误汗损伤阳气所致。其症状主要是，气从少腹上冲心胸或至咽喉，发作欲死，复还止。在治疗方面，本于"辨证论治"的精神，根据不同情况，施以不同方剂。如奔豚气为发于肝木之邪者，用奔豚汤清肝滋血，下降冲逆；如奔豚气为肾中水邪乘外寒妄动而发者，用艾先灸核上，温以除寒，并杜绝再入之患，用桂枝加桂汤解除外寒，助阳散阴，平止冲气；如奔豚气为发汗亡失心中阳气，水邪相乘，而欲作奔豚者，用茯苓桂枝甘草大枣汤行阳补脾，直伐肾中之邪。

复习思考问题

（1）奔豚气的证候特征是什么？奔豚汤的药物组成又是什么？

（2）桂枝加桂汤与茯苓桂枝甘草大枣汤的方证有什么不同？

胸痹心痛短气病脉证治第九

本篇记载胸痹心痛短气三种疾病，其条文共有九段，然以论述胸痹者为多。

胸痹病的成因，是由于上焦之阳气衰微、下焦之阴寒太盛，其阴邪上潜阳位所引起。主要症状为"胸满"或者"胸背痛"，并常伴有"喘息咳唾"、"短气"、"不得卧"和筋脉"缓急"等征象出现。在治疗上，以瓜蒌薤白白酒汤为其主方。如其病偏重于邪气壅塞者，瓜蒌薤白半夏汤、枳实薤白桂枝汤、茯苓杏仁甘草汤、橘枳姜汤、桂枝生姜枳实汤等方可以选服；如其病偏重于正阳不足者，人参汤、薏苡附子散等方可以择用。

本篇所载心痛一病，为心背俱受寒邪，凌迫阳位而致发生"心痛彻背，背痛彻心"之症状，用乌头赤石脂丸温阳祛寒治疗。

本篇所论短气一病，是为里气暴实而致忽然发生短气不足以息的症状，虽未列处方，但可以察证酌用开泄的方法处理。

复习思考问题

（1）胸痹病的发病原因和主要症状是什么？

（2）胸痹病的治疗方法怎样？人参汤、橘枳姜汤、薏苡附子散同治胸痹病临床上怎样区别？

（3）心痛病的脉因证治是什么？

腹满寒疝宿食病脉证治第十

本篇记载腹满、寒疝、宿食三种病，条文共有 26 条。由于腹满之病较为复杂，其论述所占的篇幅也较大，但其论述腹满一病中，也包含有宿食病证的内容。

本篇所载腹满一病，是以腹部胀满或疼痛为其主要证候，它发病的原因虽有多种，但总起来是脾胃功能失职，产生寒热虚实而引起的。病变的性质可以分为实热、虚寒、寒实三种，病证的虚实要点是以按之痛与不痛，腹满减与不减来辨，病证的分类，属于虚寒证的，有大建中汤、附子粳米汤等；属于实热的，有大承气汤、厚朴三物汤、大柴胡汤、厚朴七物汤；属于寒实的，有大黄附子汤。病证的治疗，虚寒的以温补之法，实热的以攻下之法，寒实的以温下之法。

本篇所载寒疝病之主要症状为"绕脐痛"，其引起的主要原因，多是阴寒之邪气，因此，在治疗上，总是以温里祛寒为主要方法。其证属于寒饮厥逆的，用赤丸散寒化饮；其证属于血虚气寒的，用当归生姜羊肉汤补益血虚，温暖气寒；其证属于阳衰寒结的，用大乌头汤壮阳祛寒；其证属于内外俱寒的，用乌头桂枝汤温里解肌。

本篇所载宿食一病，除脉象作过较详的讨论外，没有细致论述其证候，这必须通过本篇条文，互相参照研究。宿食病的发病原因，是由于饮食不节，谷气经宿不消，停滞于肠胃所引起的。其治疗的方法，本篇根据"因势利导"，的原则。指出了宿食在上脘的用涌吐方法，以瓜蒂散为治；宿食在中下脘的用攻下方法，以大承气汤为治。

总之，本篇的腹满、寒疝、宿食三种病证，既是各自独立的，然而又是相互联系的，临床上要全面而又灵活地掌握它们。

复习思考问题

（1）腹满病有虚寒证、实热证、寒实证三种，它们之间在临床上如何区别？各用什么主要方法治疗？试举一方剂为例说明之。

（2）赤丸、当归生姜羊肉汤、大乌头煎、乌头桂枝汤都是治疗寒疝病，其在临床上怎样运用？

（3）宿食病的主要治疗法则是什么？临床上怎样运用？试说明其道理。

五藏风寒积聚病脉证并治第十一

本篇记载藏府疾病，首先论述了五藏风寒之病证和其真藏脉象，这是临床医学之大纲。然后又论述了三焦之各种病证，大、小肠之寒热病证；最后又论述了藏府积聚之脉证。当然，其中还论述了肝着、肾着、脾约、縈气等病证的脉因证治。所以本篇所论之内容较多。

本篇提出了三首方剂：旋覆花汤、麻子仁丸、甘姜苓术汤。旋覆花汤具有疏肝通络的作用，是用于肝着之病证；麻子仁丸具有润肠通便的作用，是用于脾约之病证；甘姜苓术汤具有祛寒除湿的作用，是用于肾着之病证。

本篇和《藏府经络先后病脉证第一》一样，具有全书纲领性意义，虽然篇中的内容脱简较多，但在一定程度上仍不失其所具有的指导价值。

复习思考问题

（1）肝着病有哪些临床表现？为什么？

（2）肾着病之发病原因、临床症状和治疗方法是什么？

（3）积病和聚病在临床上怎样鉴别？其属性各为什么？

痰饮咳嗽病脉证并治第十二

本篇主要是论述痰饮病（广义者），其中咳嗽虽然与痰饮相提并论，但咳嗽只不过是痰饮病之一个症状，因而本篇所指之咳嗽一证，就只是由于痰饮病所引起之一部分，至于其他原因所致之咳嗽则不包括在内。

痰饮病之发病原因，一般是由于脾胃之阳气失常，不能运化，使饮邪停聚而发生。

痰饮病在发病过程中，有些症状如咳嗽、喘满、心悸、头眩、气短、胁痛以及肠间有声等等。并不是全部都出现，而是因痰饮所在之部位不同，其所反映出之症状就有所差别，所以本篇把它分为痰饮、悬饮、溢饮、支饮等四种病名。

至于痰饮病之治疗，温化为其正治方法。其兼有表证或流溢四肢者，则宜温而发汗，使水邪从外而泄，用大、小青龙汤等。没有表证而水饮只停聚在里分者，则宜温化或利小便，使水饮化津四布，或从小便排去，用苓桂术甘汤、肾气丸、五苓散、泽泻汤、小半夏加茯苓汤、木防己汤等。若属水饮内结，深痼难化，其发汗利小便方法之力量均感不足者，则宜温而攻逐，使水饮从大、小便排除，用十枣汤、己椒苈黄丸、甘遂半夏汤、木防己去石膏加茯苓芒硝汤等。

痰饮病之所在虽然有在上、在下、在内、在外之不同，治法也有发汗、攻下、利小便之区别，但总起来说，痰饮病之发生，一般是由于阳气不运，治法则多以温养阳气为主，纵使是攻下逐水，其目的也是为了使饮去而阳气通行，因为阳气如不恢复正常功能，则痰饮之邪气就终难化除。

复习思考问题

（1）痰饮、悬饮、溢饮、支饮等四饮在临床上怎样鉴别？
（2）痰饮病（广义的）之治疗方法有哪些？试各举一方例。
（3）十枣汤一方，在临床上怎样运用？

消渴小便利淋病脉证并治第十三

本篇论述了消渴、小便利、淋病等三种病，这三病的证候常交互并见，消渴常见有小便病变，淋病即小便病变，小便利病又可见消渴证候。

本篇论述消渴一病，以"善消而大渴"为主要证候，乃厥阴风燥伤津和三焦气化失常所引起。本篇具体地提出了胃热、肾虚和肺胃燥热伤津等三个方面。由于肺胃燥热伤津者，以白虎加人参汤为正治方法，此即后世所谓"上消"，由于肾虚不能化气者，以肾气丸为正治方法，此即后世所谓"下消"；由于肾阴不足，燥火伤液者，以文蛤散为治疗方剂；由于胃热燥结者，本篇未出其方，后世治以承气汤，称为"中消"。

本篇论述小便利一病，只有肾气丸证一条，而且是小便利多与消渴并见。

本篇论述淋病，包括小便不利、小便淋涩疼痛、小便癃闭不通三者在内。由于气化不利、水气内停者，用五苓散；由于郁热伤阴、水湿内留者，用猪苓汤；由于肾虚水停、上有燥热者，用瓜蒌瞿麦丸；由于热盛血瘀、湿热为患者，用蒲灰散或滑石白鱼散；由于脾肾不足、湿邪偏盛者，用茯苓戎盐汤。然而，五苓散证、瓜蒌瞿麦丸证、猪苓汤证三者，又为淋与消渴并见之方证。

复习思考问题

（1）肾气丸和白虎加人参汤之主治症状各是什么？
（2）肾气丸和瓜蒌瞿麦丸都有温助肾阳的作用，两者的临床应用有什么区别？
（3）何谓淋病？其证治有哪些？

水气病脉证并治第十四

本篇所载之水气病，就是后世所说之水肿病，其主要证候为身体面目浮肿。

本篇根据其不同发病原因和不同病情表现，把水气病分为五种，即风水、皮水、正水、石水、黄汗。然五水又各有其的特征：风水其脉自浮，外证骨节疼痛，恶风；皮水其脉亦浮，外证胕肿，按之没指，不恶风，其腹如鼓不渴；正水其脉沉迟，外证自喘；石水其脉自沉，外证腹满不喘；黄汗其脉沉迟，身发热，胸满，四肢头面肿，久不愈必致痈脓。

本篇所载水气病，其风水、皮水病在表，正水、石水病在里，黄汗则病在表里。但因水气病在各种不同情况下所影响之内藏不同，所以又根据各个内藏之经络部分与藏气之受病，而分别讨论了心水、肝水、肺水、脾水、肾水等五藏水之证候不同。水气病尽管有藏府表里之区别，名称不一，证候不同，但总起来只不过气分、血分二者而已。然其病之起于气分者，只较起于血分者为多。

关于水气病的治疗，本篇提出了"利小便"、"发汗"和"下之"三法作为治疗水气病证的准则。

至于本篇方剂在临床运用上，仍是根据辨证施治的原则，对于不同病证，采用不同方剂。如风水脉浮、汗出身重、恶风者，用防己黄芪汤；风水恶风、一身悉肿、脉浮不渴、续自汗出、无大热者，用越婢汤；脉浮风水者，用杏子汤。皮水四肢肿，水气在皮肤中，四肢聂聂动者，用防己茯苓汤；厥而皮水者，用蒲灰散；里水一身面目黄肿、其脉沉、小便不利者，用越婢加术汤、或用甘草麻黄汤。黄汗身体肿、发热汗出而渴、状如风水、汗沾衣、色正黄如柏汁、脉自沉者，用芪芍桂酒汤；黄汗胫冷、身重汗出已辄轻、久久身瞤、瞤即胸中痛、腰以上汗出、下无汗、腰髋弛痛、如有物在皮中状、剧者不能食、身疼重、烦躁、小便不利者，用桂枝加黄芪汤。气分心下坚、大如盘、边如旋杯，且具有手足逆冷、腹满胁鸣，或身冷、或骨疼、或恶寒、或麻痹不仁等症者，用桂枝去芍药加麻辛附子汤；心下坚、大如盘、边如旋盘者，用枳术汤等。

复习思考问题

（1）水气病分为五种，其在临床上怎样鉴别？
（2）水气病之治疗法则有哪些？临床上怎样运用？
（3）黄汗病是怎样发生的？其病证特征是什么？

黄疸病脉证并治第十五

本篇记载黄疸一病，其证候主要表现为一身面目尽黄，发病总因是为湿热瘀结所造成。

本篇所载黄疸病，共分为谷疸、酒疸、女劳疸三种，如果这三种疸病经久不愈，正气渐衰，都可以发展成为黑疸之病。

本篇所载谷疸，是由于胃热脾湿、谷气不消、浊气交相郁蒸而引起的。其临床特点表现为"食谷即眩"，在治疗上以茵陈蒿汤为其主要方剂。至于寒湿引起的谷疸，则本篇略而未详。酒疸是由于饮酒过多，湿热之邪气上蒸所致。其临床特点表现为"心中懊憹而热"，在治疗上以栀子大黄汤为其主要方剂。女劳疸是由于房劳伤肾、肾虚所导致的。其临床特点表现为"额上黑，手足中热，薄暮即发"，在治疗上以硝石矾石散为其主要方剂。

另外，本篇还记载有发汗之桂枝加黄芪汤；攻下之大黄硝石汤；润导之猪膏发煎；和解之小柴胡汤；温降之小半夏汤等方，都是黄疸病之兼有症时用是方之变例。唯小建中汤之治虚劳萎黄，列此以相比较，并非治疗黄疸之方剂。

复习思考问题

（1）谷疸、酒疸、女劳疸三病之起因各是什么？在临床上怎样辨别？

（2）黄疸病之正治方法是什么？

（3）茵陈蒿汤、栀子大黄汤、硝石矾石散等三方，在临床上怎样运用？

惊悸吐衄下血胸满瘀血病脉证治第十六

本篇首以脉象论述惊悸之病源，并借以阐明吐衄下血胸满瘀血诸病，悉由木火失调所导致，虽见症不一，而其总的病理机制则相同。

惊悸的发生，多由里气亏虚和外有所触而导致，其与血证，关系亦多密切。仲景于滋阴镇心之常法外，特示半夏麻黄丸之治水气凌心、降胃涤饮、通阳开塞，而收升降阴阳之效。

治疗血证诸方、宜寒宜温，活血行瘀，各有法度。气寒血脱，则温其气；血热上逆，则清其血。篇中如柏叶汤、黄土汤之温通疏肝并兼顾脾肾；泻心汤和赤小豆当归散之清利、化瘀宁血，不使留血为患；至于瘀血停积为病，虽未出方，但已提出破血攻瘀的"当下之"之治疗原则，下瘀血汤等方可以借用之。

复习思考问题

（1）惊悸产生的原因是什么？桂枝夫芍药加蜀漆牡蛎龙骨救逆汤与半夏麻黄丸在临床上如何运用。

（2）治疗血证的两大法则是什么？怎样运用？试举本篇的方例说明之。

（3）胸满瘀血证，在临床上怎样诊断？怎样治疗？

呕吐哕下利病脉证治第十七

本篇论述呕吐、哕、下利三病，由于此三病常常相互影响，交并出现，所以合为一篇。然而需注意的是，本篇的具体条文，有将近一半见于《伤寒论》中，故学习本篇时应结合《伤寒论》读。

本篇所论呕吐病，以"呕恶吐逆"为特征，其病因、病机分为虚寒、实热、寒热错杂，水饮停蓄和宿食痰滞停于上脘等。如属于虚寒者，大半夏汤、吴茱萸汤、四逆汤等方可以选用；属于实热者，大黄甘草汤、小柴胡汤等方可以选用；属寒热错杂者，半夏泻心汤方可以选用；属于水饮停蓄者，小半夏汤、生姜半夏汤、半夏干姜散、茯苓泽泻汤、猪苓散等方可以选用；属于宿食痰滞、停于上脘者，本篇提出"不可下之"而未出，但可以根据《腹满寒疝宿食病脉证治第十》"宿食在上脘，当吐之"之法而从《伤寒论·辨太阳病脉证并治下》中选用"瓜蒂散"一方。至于文蛤散一方，乃治吐后渴欲得水而贪饮者，并非治疗呕吐之方。

本篇所论哕病，即今之所谓"呃逆"。如因气闭胃逆而有寒者，用橘皮汤降气止逆而散寒；如因胃虚气逆而有热者，用橘皮竹茹汤补虚降逆而清热；如因下窍不通，气机壅塞而呃逆者，"当视其前后，知何部不利"而利之。

本篇所论下利病，包括现在所谓的"泄泻"、"痢疾"两病。从病机上可以概括为虚寒和实热两类。病为泄泻，属于虚寒者，用四逆汤、通脉四逆汤；属于实热或积滞者，用大、小承气汤；属于湿热气滞，则当"利其小便"。病为痢疾，属于虚寒者，用桃花汤；属于实热者，用白头翁汤。至于诃黎勒散之行气固滑，乃为"气利"之病而设；而黄芩加半夏生姜汤之清热降逆，又为干呕而利之病所设。

复习思考问题

（1）有哪几种原因可以引起吐证？临床上又各为如何处理？试举本篇方例说明之。

（2）病人欲吐者，不可用下法，为什么食已即吐者，又可以用大黄甘草汤，试说明其道理。

（3）吴茱萸汤、半夏泻心汤并治呕证，其在临床上怎样运用？

疮痈肠痈浸淫病脉证并治第十八

本篇讨论的痈肿、肠痈、金疮、浸淫疮等病，都是属于外科范围，虽然所载内容不多，但对于痈肿、肠痈是否化脓之察，都提出了简明而正确的方法。并为肠痈证未化脓，或将化脓者提出一大黄牡丹皮汤方，已化脓者提出一薏苡附子败酱散方。另外，尚有排脓散和排脓汤二方，用以排出内藏之痈脓，也有相当的治疗价值。

至于金疮一病，是由于金刃所伤而成，本篇用王不留行散续创伤、行血气以恢复经脉营卫之正常流行，也是一个很好的方剂，但必须平素储备，方可应急。

本篇对浸淫疮一病也提出了预后和治疗。

复习思考问题

（1）怎样诊断痈肿之发生？其诊断之理论根据是什么？试加以说明。

（2）薏苡附子败酱散和大黄牡丹汤在临床上怎样运用？

跌蹶手指臂肿转筋阴狐疝蛔虫病脉证治第十九

本篇论述跌蹶、手指臂肿、转筋、阴狐疝气、蛔虫病。原文只有八条，而对蛔虫病的证候特征及其蛔厥证论述颇详，并在治法上出一乌梅丸方，清上温下以恢复人体功能而治蛔厥。

至于藜芦甘草汤方之治手指臂肿动，鸡屎白散方之治转筋入腹，蜘蛛散方之治阴狐疝气等，也都有一定的研究价值。另外，甘草粉蜜汤方之治药毒不止，为一甘缓解毒之方，则是他篇之文错简于此。

复习思考问题

（1）阴狐疝气之临床症状是什么？

（2）蛔虫病的证候特征及跌厥证的治疗方法是什么？

妇人妊娠病脉证并治第二十

本篇论述妊娠之征象与养胎方法，以及妊娠疾病之证治。原文共有十一条，除提出妊娠早期诊断之方法外，重点介绍了一般妇人在妊娠期间最易发生之疾病，且指出了有些疾病还常常会直接或间接地影响到胎产之安全。

本篇对于妇人妊娠疾病之治疗，指出不但要针对病害起一定作用，并且须照顾母体之安全与维护胎儿之正常发育。因此，处理这一类病人就不同于一般疾病。试看本篇之药物治疗方剂共十首，而丸散就居其七，这就说明了治疗妊娠疾病当以安胎为主，攻补之方法皆宜缓缓相图。

本篇治疗妊娠疾病，在以安胎为主的基础上，又根据不同的原因，采取不同的治法。有如：恶阻一证，属于津液不布、胃府不和，恶阻而渴呕不能食者，用桂枝汤调和阴阳、治理脾胃，而桂枝汤与其证欠合，疑有错简；属于胃气虚弱，饮邪素重，出现呕吐不止者，用干姜人参半夏丸温化降逆，补虚散饮。前阴下血一证，属于癥瘕妨碍胎孕者，用桂枝茯苓丸活血化瘀，除去宿癥；属于冲、任二脉失调者，用胶艾汤温暖血海，滋养气血。小便难或不利一证，属于血虚热结、津液涩少者，用当归贝母苦参丸活血润燥，开郁除热；属于水气阻遏，阳气不伸者，用葵子茯苓散滑窍利水，畅通阳气。腹痛一证，属于子藏洞开、阴寒内逆者，用附子汤复阳温里，散寒安胎；属于湿浊下流、搏结阴血者，用当归芍药散益脾渗湿，坚固胎孕，然这二者的腹痛又均与胶艾汤之腹中痛不相同。

至于在养胎问题上，本篇也是根据妊娠之不同情况采取不同措施。即妊娠之偏于湿热者，用当归散；偏于寒湿者，用白术散。如果因为心气实、致太阴当养不养，而已伤胎者，则又应当刺泻劳宫、关元二穴，使心火去，小便微利而愈。

复习思考问题

（1）怎样诊断妇人妊娠？对于妊娠疾病的治疗应该怎样？

（2）妊娠前阴下血有哪些原因？在临床上怎样处理？试就本篇举出相宜方剂？

（3）妊娠呕吐不止之恶阻病，用什么方法进行治疗？为什么？

妇人产后病脉证治第二十一

本篇论述妇人产后一般常见疾病。首先，提出了产后血虚多汗的特点。由于产后血虚多汗，因之容易发生亡血伤津而导致产后三大病证——痉、郁冒、大便难。然这三种病证，本篇在治疗上，特根据亡血伤津这种致病原因和各个病证之特性，采用了各种不同的治疗方法，以消除耗血劫津之病变，使阴津有整复之机会，这是治疗产后三大病证的一个重要关键。

关于产后腹痛，是妇人分娩以后，气血失调所引起。产后血去正虚，冲任不养；或血少气弱，运行涩滞；或寒入胞脉，血液凝阻；或气机郁结，不能疏通；或瘀血内留，恶露当下不下等，都可以导致产后腹痛病证的发生。本篇关于产后腹痛一病，论述得较为详细，有因血虚内寒引起的产后腹痛；有因气血郁滞引起的产后腹痛；有因瘀血内阻引起的产后腹痛等。血虚内寒腹痛是以腹中刺痛为特征；气血郁滞腹痛是以腹痛、烦满、不得卧为特征；血瘀阻结腹痛是以腹痛坚满拒按为特征。并根据其不同的病证特征，分别提出了当归生姜羊肉汤、枳实芍药散、下瘀血汤等方进行治疗：或温中散寒、养血补虚；或行气活血、宣通散滞；或攻瘀逐血、去结止痛。

本篇论述产后中风、产后中虚、产后下利虚极等，分别提出了阳旦汤之解肌祛风，以治疗产后中风、续续数十日不解；若正虚中风，则用竹叶汤补正散风；用竹皮大丸之安中益气，以治疗产后中气虚弱，烦乱呕逆；用白头翁加甘草阿胶汤之滋养清泄，以治疗产后下利虚羸疲极。另外，对产后胃实之证，则提出了大承气汤荡涤攻下的治疗方法。

复习思考问题

（1）产后三大病证：痉、郁冒、大便难、其发病的主要原因是什么？

（2）当归生姜羊肉汤、枳实芍药散、下瘀血汤三方，均治疗产后腹痛，其在临床上怎样运用？试举病因、症状说明之。

妇人杂病脉证并治第二十二

本篇继妇人胎前、产后诸病而论述妇人杂病，内容着重在一般习见之病证，尤其是经带疾患为多。当然也包括有一部分由于胎产所引起的疾病在内。

本篇在论述妇人杂病上，首先提出"因虚、积冷、结气"，作为妇人发病原因的总纲，然后根据病变的情况不一，按辨证论治的原则，采用各种不同的治疗方法。如其经水不利，少腹满痛、经一月再见者，用土瓜根散和肝行血；其经水不利下，少腹硬满结痛，大便黑，小便自利者，用抵当汤峻攻蓄血；其陷经漏下黑不解者，用胶艾汤滋血温里以止漏下；其现革脉而将半产漏下者，用旋覆花汤解郁行结以化革脉；其经水闭止而下白物者，用矾石丸燥湿除热；其年五十所而病下利数十日不止者，用温经汤温经行瘀。至于外感风寒，热入血室而致经水适来或适断者，则又用小柴胡汤或针刺期门以泻热邪。这些都是中医治疗妇人胎前、产后杂病之滥觞。再次，半夏厚朴汤对咽中如有炙脔病之治痰理气；甘麦大枣汤对脏躁病之甘润和阴；以及诸方对腹痛、转胞、水血并结和前阴诸病之处理方法，都给学者以不少启示。

复习思考问题

（1）温经汤能治妇人哪些疾病？为什么？
（2）妇人经水不利之原因是什么？怎样治疗？试就本篇内容说明之。
（3）脏躁病之主要症状有哪些？甘麦大枣汤治疗藏躁病之道理是什么？
（4）妇人妊娠、产后、杂病之腹痛病证在临床上有什么不同？

（1986 年 4 月写的全国光明函授大学教材稿）

怎样学习经典课《黄帝内经》及其全书著作

《黄帝内经》（简称《内经》）一书，包括《素问》、《灵枢》两个部分，共有162篇（现佚七十二、七十三两篇，存160篇），为我们现存的一部最古的医学著作。根据考证，它成书于我国历史上"诸子蜂起百家争鸣"的春秋战国时期，而后，在秦汉年间又续有一些补充。

在《内经》一书里，有着非常丰富的宝贵的医学内容，它论述了祖国医学有关人体生理、病理、病因、疾病、诊断、治疗和摄生等诸方面的基本理论，它是我们劳动祖先在长期的生活生产实践中，为了生存，为了保持健康，而与疾病作斗争逐渐积累起来的经验知识的总结，它为后来医学的发展，奠定了理论基础，推动了祖国医学的前进。历代以来，祖国医学在医疗技术和医学理论方面，出现了不少的新的成就和学派，从理论体系上来讲，都是在《内经》的理论基础上丰富和发展的。因此，在继承和发扬祖国医学遗产的今天，为了全面掌握祖国医学，为了给学习中医其他各书打好基础，《内经》就成为了我们每个学习中医的必读之书。现在，我想在这里向初学《内经》所提供几点有关学习《内经》的方法。

一、用《实践论》、《矛盾论》观点作为思想指导

上面说过，《内经》一书，是我们劳动祖先的经验总结。我们劳动祖先在长期生活生产的实践过程中，逐渐积累了丰富的经验知识，认识了客观事物的规律性，认识了任何事物都与其周围紧密联系而在不断地发展，且其发展是依据其内部的矛盾运动促成的，产生了朴素的辩证法思想。这种思想，与形而上学思想根本对立着。《内经》中记载有不少看似矛盾的东西，实际上是可以统一的，如《素问·金匮真言论》中既说"肝心脾肺肾五藏皆为阴"，又说"阳中之阳，心也"、"阴中之阳，肝也"；《素问·阴阳应象大论》中既说"酸苦涌泄……"，而《素问·藏气法时论》中又说"酸收"、"软坚"等。形而上学者是无法理解这些问题的。

毛主席的《实践论》、《矛盾论》两部伟大著作，是科学的哲学著作，是现代辩证唯物主义思想的集中表现。它放之四海而皆准。学习《内经》，只有以《实践论》、《矛盾论》的思想来武装自己，作为读书的指导思想，才能有正确的思想方法认识和处理《内经》中的一切问题。因此，在学习《内经》的同时，必须加强对《实践论》、《矛盾论》的学习，以便求得世界观的改造，树立正确认识世界的辩证唯物主义的科学观点，为学习《内经》培养正确的思想观点和认识方法，从而学好《内经》。

二、忠实《内经》原文

学习《内经》，首先要忠实于《内经》的原文，探求出它的本义，不能够也不应该用任何其他态度来代替这一点。我们学习《内经》的目的，原是为了继承和发扬这份宝贵遗产，为了指导医疗实践工作，只有忠实于《内经》的原文，揭露出它自己的本来面貌，才能够正确地认识它、掌握它和运用它。因此，在学习的过程中，当以原文为主，参以历代医家（指《内经》注家，下同）的注释，适当地进行一些必要的考据工作。

（一）以原文为主

原文所含的内容，最是原文的本义。在学习原文中，要注意下面几点：

（1）在《内经》的文章中，每句都有一定的含义，每段又有一个总的精神，而在每章之中仍然有一个总的精神。学习时，既要一字一句地读懂，又不能把文章弄得支离破碎而必须掌握其全体精神，否则，是学不好的。如《素问·玉机真藏论》所载"五藏受气于其所生传之于其所胜，气舍于其所生，死于其所不胜……"一段，其"五藏受气于其所生……气舍于其所生，死于其所不胜"三句为正文，"传之于其所胜"一句是借宾定主之衬文，而主要精神则是说：五藏受病气于已所生之藏，照一般的疾病传变之次，当传之于其所胜之，藏，其不传其所胜而舍于生己之藏，死于其所不胜之藏，则为子之传母的逆行，其病子传母，三传至其所不胜而死，下文称其曰"逆死"。若撇开整段主旨，而将它分裂成一句一句的去学习，是不解决问题的。

（2）《内经》成书较早，限于当时的知识条件和写作水平，其系统性不可能完全合乎现代学习的要求。学习时，既要按照原书的篇章段落学好，又要把原书的前后文贯串起来而按一个一个的基本理论问题系统化。

（3）《内经》一书，篇幅浩大，内容繁多，且其中有些部分与医疗关系不大或者临床使用价值不高，甚至还有根本无法读通的。学习时，应当权衡其轻重主次，有选择有重点的进行学习，对其主要内容必须精读掌握，次要内容则当细读熟悉，一般内容只作粗读了解，至于历代未能读通的内容自可阙亏以待，不要去钻牛角尖。

（二）参阅历代医家注释

《内经》著作的年代久远，文字古典，旨意深邃，学习中自难避免遇到很多不易理解的东西，因而参阅历代医家的注释，就有助于对原文的迅速理解，提高学习效率。历代医家的注释，都是在于阐发《内经》的蕴义，但由于其各自的历史背景不同，和对《内经》的理解、掌握的程度有别，以及治学态度、治学方法不同，从而对《内经》的注释也就不可避免地有所差异而互见得失。在学习《内经》的时候，选择一定的注释作为参考，帮助对许多原文的理解是有益处的，但对初学者来说，因缺乏判别能力，不宜参阅过多的医家注释，否则就会易于陷入莫知所从的境地。初学者可选用下面几种注释，作为学习《内经》的资助：①王冰《黄帝内经素问注》；王冰生于唐代，去《内经》之时未远，文化特点和思想都比较相近，注释精简质朴，不尚华饰，亦得《内经》之本义为多且具有不少新的发挥，是可放《内经》原文所未及。②张介宾《类经》；张介宾，明代人，深信《内经》之书，治病即以其为主，然忧恐其书资于自用而不能与天下共用，遂乃书而为"类经"，将《内经》之文予以拆开，打破《素问》、《灵枢》之限，重新归类，使《内经》的原文分类条理井然，门目分明，易于查阅，颇有助于学习，其注亦殚精极微，鲜有遗漏。③张志聪《黄帝内经素问集注》、《黄帝内经灵枢集注》；张志聪，清代人，集诸同学共同讨论，集体注释，其中多为就经解经，前后互证，反复论述，说理深透，且每列古典临床医学著作（如《金匮要略》）之文相印证，对学者有极大的领悟作用。

以上数种书籍，在几年前分别重印出版，正是为了供广大学习《内经》所的参考之用。

（三）适当进行必要的考据工作

人们反对繁琐的考据工作，批判为考据而考据的资产阶级治学方法，但在学习《内经》的过程中，一定的考据工作还是必要的，不可缺少的，因为有些内容，运用其他方法无法得到正确的理解，只有考据学才有可能给以解决。下面读一下考据学的两个方面——"校勘"和"训诂"对学习《内经》的关系：

1. 校勘工作

校勘工作，在学习古代著作的过程中，是一项非常重要的工作。古人说："书不校勘，不如不读"。（见《光明日报》1963 年 3 月 10 日。"文学遗产版"引）这话固然未免有些言之太过，但在阅读古书的某种情况下，是有其一定的实际意义的。《内经》之书，在春秋战国至现在的2000 多年的流传过程中，由于辗转抄写和蛀毁剥伤，以致脱误错讹、豕鲁鱼所不少，如不加以校勘订正，是无法把它读好的。如《素问·痿论》中"……有所亡失，所求不得，则发肺鸣，鸣则肺热叶焦，故曰五藏因肺热叶焦，发为痿躄，此之谓也"一段，只学文照读是不行的，必须加以校勘。试观其上下文皆五藏平列，未尝归重于肺，此处但言肺痿之由不能说五藏之痿皆因肺热叶焦而成，如谓五藏之痿皆因肺热叶焦所成则与下文"治痿所独取阳明"亦不相吻合。这只要据《甲乙经卷十·热在五藏发痿第四》之文予以校勘，即知"故曰五藏因肺热叶焦"和"此之谓也"两句为衍文，删去后则文义大通。因此，对《内经》中的某些内容，通过原文的精心咀嚼和注释的深入钻研之后仍不能圆满解决此，必须利用其他文献加以校勘。在校勘《内经》的工作中，除其前后文可以互校（还有各种版本《内经》的互校）外，通常以晋皇甫谧《甲乙经》和隋杨上善《黄帝内经太素》两书为最主要。——因为二书是皇甫谧、杨上善二人就古代《内经》原文各自从新编撰成篇的，且均早于王冰注释《黄帝内经素问》和史崧家藏《灵枢经》。

2. 训诂工作

根据马克思列宁主义的观点，任何事物都不是静止的，而是不断运动、不断变化、不断前进、不断发展的。因此，在一定历史时期内的文化艺术（包括语言、文字），就有一定历史时期内的特点。《内经》成书于 2000 多年以前，距今已有一个相当长的历史时期，社会的发展促成了科学技术和语言文字都有较大的变化，如用今天发展了的或者变化了的认识，想去恰如其分地理解《内经》某些文字的本义是有困难的，必须借助于文义的考证，利用与《内经》阅一时期或此前后相距不远时期的文献加以研究，依据训诂学求得解决。例如《素问·宝命全形论》中"土得木而达"句的"达"字，训其反义多通达之"达"是不妥当的，这里用的是其本训。《说文解字·辵部》载："达，行不相遇也"。行不相遇，即阻隔之意。隔，才与上下文中"伐"、"灭"、"缺"、"绝"等义相协。这说明了在阅读《内经》的过程中，忽视训诂文学，遗弃古代语言文字学著作——如《说文》、《尔雅》、《方言》、《释名》等，是有遗憾的。

三、有批判地学习《内经》

毛主席在早年就曾经指出：在新的时代里，对待古代文化遗产，要吸取其精华，扬弃其糟粕，不能无批判的盲目地全盘接受。对待《内经》一书自然也不例外。《内经》之书，虽然是一部自然科学书籍，有较大的继承价值，但是它既然编撰于 2000 多年前封建社会初期的春秋战国时代，同时在漫长的封建社会里，秦汉年间对内容作了较多的增补扩充，唐代王冰对内容作了较大的增减修改，因而，在思想观点上，难免有一些不纯洁的东西，或者说是不实际的非科学观点的东西，如《素问·六微旨大论》所载有儒家"君君臣臣父父子子"的封建伦理思想的"君位臣则顺，臣位君则逆"就是一例。学习中，必须解放思想，以现代的科学眼光、辨评唯物主义的立场、观点和方法进行有分析有批判的学习，以便扬弃其不合理的部分，而把有用部分全面接受下来，以奠定自己的祖国医学理论基础。但是，应该注意避免简单粗暴的方法，避免发生随便否定的情况，而把敢想敢说敢做的精神和实事求是的科学态度结合起来，把革命的冲天干劲和严肃态度、严格要求、严密方法结合起来。

四、理论联系实际地学习《内经》

学习《内经》的目的，原是为了学以致用，为了把古人的经验变为自己的知识，以指导医疗实践的活动，并通过医疗实际活动把它加以概括，加以发扬，不是为读书而读书。学习中，不能读死书，死读书，成为古人的奴隶，而要把理论联系实际，联系日常工作的实际，联系日常生活的实际。这样，既可避免教条主义的学习，又有助于对《内经》原文的理解，有助于对《内经》学习的巩固，有助于对《内经》内容的运用，使其牢靠地成为自己的活的知识。大家知道，在祖国医学里，其特点就在于辨证论治，对于具体的病人总是作具体的分析，从来不容许千篇一律地对待各个具体病人。要做好这一点，缺乏高度的祖国医学理论修养是不行的。所谓高度的祖国医学理论修养，就是要具有丰富的祖国医学理论知识，且在运用这些知识的过程中，又具有非常高度的原则性与灵活性。因而在学习《内经》中，不联系实际，不掌握其主要精神，不把它变成自己的东西，只抽象的学习，空空洞洞的学习，学会念得其中几个句子是没有用处的，无济于事的，而且是不牢靠不巩固的。必须在运用上述学习方法的同时，还运用理论紧密联系实际的学习方法，才有可能把《内经》学好。

注：本文刊入湖北省卫生厅 1964 年 8 月编印《中医带徒印教学参考资料》中。

（李今庸于 1964 年 6 月在湖北中医学院中医本科讲稿）

《黄帝内经选读》"绪论"

　　《黄帝内经》（简称《内经》）是我国现存医学文献中较早的一部典籍。《内经》的多数文字写作于战国后期，在秦汉续有补充，汇编成册。它不是一时一人的作品，而是古代劳动人民长期同疾病作斗争的经验总结，是经过许多医学家多次修订的医学巨著。

　　《内经》包括《素问》和《灵枢经》两部分。它运用阴阳五行等古代朴素的唯物论和辩证法思想，系统地收集和总结了秦汉以前的医学理论和医疗实践经验，比较全面地阐述了祖国医学的学术思想、理论原则以及各种诊疗方法，形成了祖国医学的理论体系，为祖国医学的发展奠定了坚实的基础，为中华民族的繁衍昌盛作出了巨大的贡献。《内经》以后，祖国医学在医疗技术和医学方面已有不少新的成就和学派出现，但就其学术体系而言，基本上还是在《内经》理论的基础上丰富和发展起来的。因此，可以说《内经》是祖国医学理论的渊薮。

　　《内经》包含着十分丰富的医学内容。它以长期的生活和医疗实践为基础，以整体恒动观为指导，大量吸收当时哲学和自然科学的精华，创立了以五藏六府为中心，外与四时六气相应，内与五神、经络、五官、五体等相配，用以阐明人体的整体生理功能和病理变化的藏象学说；厘定了以十二经脉为主体，起着运行气血、联络全身表里上下作用的经络系统；它以六淫、情志、饮食、劳倦等外感内伤进行病因分类，以邪正相搏、阴阳不和、藏府失调作为基本病机；它从"有诸内，必形诸外"的观点出发，总结出望、闻、问、切的多种诊断方法，并突出望神色、切脉及四诊合参的重要性；它提炼出一系列能指导实践的治则、治法、针灸法及制方用药法度等，为后世中医治疗学奠定了基础；它还对百余种常见病证的或病因、或病机、或证候、或治疗等作了比较简略而原则性的叙述。此外，《内经》中也记载了一些古代天文、历法、气象、地理、生物等方面的知识。

　　《内经》是中医学一部伟大的著作，它所具有完备的医学指导思想和理论本系，是东方医学科学的重要体现。至今及后，继续指导着医学临床实践，保障着中华民族及至东方各族人民的健康和进步。

一、《内经》的成书及沿革

　　《内经》之名，首见于《汉书·艺文志·方技略》书目中，其成书年代和地点，我认为：《内经》的成书年代在战国后期，成书地点在秦国。《内经》不是一个时期的产物，它是古代劳动人民长期同疾病作斗争的经验总结，是一部经过许多医家多次修订增补的医学巨著，为秦汉以前医学之集大成者（秦汉年间亦有补充）。《内经》成书后，历经东汉、魏晋、南北朝等朝代的变更，加之连年战争，原本早已散失不全。现在通行的《内经》之《素问》是由唐代太仆令王冰重新编次、补注，又经宋代林亿、高保衡等人重新校正过而流传下来的版本。《内经》之《灵枢经》则是由宋代的史崧将家藏旧本重新整理而保存下来的。

二、《内经》在祖国医学中的地位和作用

　　我国是世界文明古国之一，我们中华民族曾经为人类创造了极其光辉灿烂的科学文化，中

医药学就是其中的一项。《内经》作为祖国医学现存的第一部巨著，在祖国医学中居于突出的重要地位。它对祖国医药学的发展和保障人民健康都起了巨大作用。

（一）总结了秦汉以前的医学知识和医疗经验，基本上形成了祖国医学理论体系

秦汉以前，我们的祖先在长期的生活、生产实践和与疾病作斗争的过程中，逐渐积累了丰富的医疗经验，也获得了一些医学知识。但限于历史条件，这些知识和方法大都是零乱的、肤浅的、感性的认识，而《内经》第一次比较全面地收集了这些医疗经验和医学知识，并以古代朴素的唯物论和辩证法思想，即阴阳五行学说为思想方法，对它加以总结和整理，比较系统地阐述了我国秦汉时期及其以前的医学理论、观点和多种医疗方法，基本形成了中医学独特的理论体系，为祖国医学的发展奠定了坚实的基础。因此，可以说《内经》的问世是中医学发展史上的一个里程碑。

（二）指导了中医理论和实践的发展

《内经》成书以后的 2000 多年来，祖国医学无论在医学理论还是在医疗实践方面都大大地丰富和发展了，出现了许多著名的医学家和新的医学流派。但就其学术思想和继承性来说，基本上还是在《内经》理论的基础上发展起来的。如：

《难经》对藏府、经络、诊法，特别是脉诊理论的论述，就是对《内经》有关理论的继承和阐发。

《伤寒论》的六经辨证，是在《素问·热论》基础上对热病理论的继承和创新。

《中藏经》是对《内经》中关于藏府虚实寒热理论的进一步发挥。

《脉经》是对《内经》《难经》《伤寒杂病论》中脉学理论的汇集和发展。

《针灸甲乙经》是对《素问》《灵枢经》和《明堂孔穴针灸治要》三部书中关于藏府、经络、腧穴、针法等内容的汇编、阐释和发展。

其他如隋朝人巢元方的《诸病源候论》，金元时期的刘、张、李、朱四大家和明清的温病学派等，无一不是受《内经》的启发而对其中部分理论原则的继承和发展。因此，《内经》是中医学理论的渊薮，而被推崇为"医家之始""医家之宗"。

（三）将为祖国医学的进一步发展和提高作出新的贡献

《内经》作为祖国医学理论的渊薮，曾经指导了祖国医学的发展。由于《内经》中尚有不少宝贵的科学内容有待继续发掘和深入研究，因此，随着对其有关理论和内容的发掘、研究，《内经》将为祖国医学的进一步发展和提高作出新的贡献。近年来，人们运用大系统理论、生物控制论、时间生物学、气象医学、环境医学等新兴学科的理论对《内经》开展了多方面的综合研究。事实证明：上述学科的许多理论和观点，都可以在《内经》中找出相同或相似的记载。这不仅显示了《内经》旺盛的生命力及其科学价值，而且还说明对《内经》的系统发掘和深入研究，必将对世界医学的发展作出重要贡献。

三、《内经》的基本内容及其学术特点和对医学的贡献

（一）《内经》的基本内容

《内经》包括《素问》和《灵枢经》两部各 81 篇共 15 万余字。篇幅浩瀚，内容十分丰富。

它不仅阐明了阴阳五行、养生、藏象、经络、病因病机等祖国医学的基础理论，而且论述了病证、诊法、治则、方药、针刺、导引、按跷等祖国医临床医学知识，此外，还记载了一些古代天文、地理、历法、气象、生物等与医学有关的知识。

阴阳五行，论述了阴阳五行的基本概念、基本内容及其临床实践运用；说明了阴阳五行作为思想方法，用以认识人体和人体与外在自然环境的相互关系。藏象，论述了人体五藏六府、奇恒之府的生理、病理及其相互关系；人体精、气、血、津液的化生、输布及其功能活动；人之神气与藏府气血的内在联系。经络，介绍和论述了人体经脉、络脉的基本概念和内容，以及十二经脉、奇经八脉和络脉的分布规律及其对人体的作用。病因病机：论述了人体的病因、发病和病理，包括了病邪的性质、分类和致病特点，疾病发生发展的基本条件，以及病理变化的规律和表现。病证，论述了上百种病证以及病证的病因、病机、证候、分型、治法、针灸、方药及其预防。诊法，记载和论述了人体的察色视形，听声嗅气，病情询问，切脉按肤等，尤其重点论述了人体疾病诊察的望审与切肤之方法。论治，提出了论治的基本指导思想，论治的基本原则和具体治疗方法，包括药物治法的运用和针刺法的运用以及精神疗法和气功疗法等。摄生，阐述了人体顺应四时气候以调摄精神情志，食饮有节制，起居有常规，不妄作劳，使形体与神气保持协调一致而防早衰，并延年益寿的重要意义。五运六气，阐述了我国古代气象病理学说，讨论了气候反常导致人体发生的上百个病证，以及对这些病证的治疗原则。

总之，纵观《内经》全书，其内容丰富而全面，理论深奥而广博，这是中国古代人民的智慧结晶，是我们每一个爱好祖国医学之人的必读之书。

（二）《内经》的学术特点

1. 以阴阳五行学说为思想方法

《内经》的作者，把当时比较进步的哲学思想——阴阳五行学说运用于医学之中，借以阐明人体生理活动的规律，概括病因、病性、病位以及发病的机理，指导诊断、治疗和养生等临床实践，成为祖国医学不可分割的重要组成部分。

2. 以整体恒动观作为基本观点，强调了"天人相应"的整体观念

（1）人体是一个有机的统一体：这个统一体主要表现在以下三个方面。其一，五藏一体。五藏是人体生命活动的中心，它们在生理上密切联系，互相配合；病理上则互相影响，互相传变。其二，人身一体。在人身这个整体中，一方面五藏通过经络与六府、五官、五体、九窍等构成一个整体；另一方面每一组织器官又与五藏六府发生密切联系。其三，天人一体。人生活在自然界中，人体藏府气血等无时无刻不受自然界的影响而发生着适应性的变化，以保持人与自然的统一协调。

（2）人体是一个恒动的生命体：《内经》认为，人体是一个恒动不息的生命体，升降出入是这个生命体运动的基本形式。在人体中，藏府有升降出入的运动，气血有流行环周的变化，只有运动才有生命的存在，一旦运动停止则生命亦随之结束，故《素问·六微旨大论篇第六十八》说："成败倚伏生乎动，动而不已，则变作矣。……不生不化，静之期也。"

3. 以藏象、经络学说为理论核心

《内经》中基本上形成了祖国医学理论体系，这个理论体系的核心是藏象、经络学说。

（1）藏府、经络是人体生理活动的基础。五藏化生并贮藏精、气、神，六府传化水谷、排

泄糟粕，经络运行血气，沟通全身等，由此形成了人体的各种生理活动，故藏府、经络是人体生理活动的基础。

（2）藏府、经络是人体病理变化的根本。由于藏府、经络是人体生理活动的基础，全身的其他组织器官均受其支配和影响，因此，人体的各种疾病，都是藏府经络功能失调的反映，而藏府经络是人体病理变化的根本。

（3）藏象、经络学说是诊治疾病的理论依据。藏象、经络学说，揭示了藏府、经络的生理功能、病理变化，以及相互之间及其与外界环境之间的关系，为诊治疾病提供了理论依据。根据藏象、经络学说的理论，审察疾病的病机，并施以正确的治疗，则病邪可祛，正气可复，疗效显著。

（三）《内经》的医学贡献

1. 初步建立了祖国医学诊断体系

《内经》讨论了疾病的诊断方法，通过人体色象、形体的观察和审视，20 余种脉象的描述和切按法等各种诊法内容，除了充分体现了我国古代的医疗实践经验外，更是表明了古代医学诊断体系已得到了初步建立，为后世中医诊断学的发展奠定了理论基础。

2. 确定了祖国医学重要治疗法则

《内经》对诸般疾病的证治，包括药物、针刺、灸焫、按摩、导引、熏熨、贴敷等各种治疗方法的运用，无不表明了它的一整套完备的治疗法则，谨守病机、早期治疗、因时因地因人之三因治疗、标本逆从、同病异治、异病同治、正治反治、寒者热之、热者寒之、扶正祛邪等。它深刻体现了祖国医学理论体系中"辨证施治"之基本精神。

3. 明确提出了"治未病"的预防思想观念

《内经》论述了治疗疾病要在发生之前，"夫病已成而后药之"，晚矣！在具体论述针刺治疗疾病时，通过人体的面部色诊，病虽未发，但面色已赤，即当刺之以治疗，这"名曰治未病"；针刺当随人体气之逆顺，脉之盛衰，病情之变化，及时做到刺其病之未生，刺其未盛和刺其已衰，这即是"上工治未病，不治已病"。这种无病先防，早期诊断，早期治疗和既病防变的预防思想观念，可谓在当时历史条件下具有前瞻性、先进性和科学性，至今在祖国医学领域里仍具有重大的现实指导意义。

（李今庸 1978 年湖北中医学院本科、研究生两用讲稿）

四、《内经》的学习方法

《内经》一书，包括现今流传的《素问》《灵枢经》两部分，共有 162 篇（现佚七十二、七十三两篇，存 160 篇），为我国现存的一部古老的医学著作。据我近年来的考证，它成书于我国历史上战国时期的后期，在秦汉年间又有一些补充。

在《内经》一书里，有着非常丰富而又宝贵的医学内容，它论述了中医学有关人体解剖、生理、病理、发病、病因、诊断、治疗和预防等诸方面的基本理论，它记述了中医学的"伤寒"、"温病"、"疟疾"、"咳嗽"、"湿病"、"霍乱"、"肠澼"、"飧泄"、"胕肿"、"呕吐"、"癃闭"、"遗溺"、"癫疝"、"脾瘅"、"胆瘅"、"劳风"、"癫疾"、"怒狂"、"鼓胀"、"喉痹"、"鼻痹"、"溢饮"、"伏梁"、"眩冒"、"血枯"、"石瘕"、"肠覃"、"痹证"、"痿证"、"厥证"、"失精"、"脱营"、"失眠"、"衄衊"、"心痛"、"肉苛"、"食㑊"、"解㑊"、"疠风"、"偏枯"、"风痱"、"鼠瘘"、"痈疽"、"痔疾"、"尸厥"、"疝瘕"、"隐轸"、"浸淫疮"、"消渴"、"消瘅"等各种疾病和有关治疗各种疾病的砭石、针法、灸焫、汤液、汤药、药酒、丸剂、必齐、膏法、浴法、熨法、熏蒸、薄贴、按摩、导引、行气以及手术切除等方法,它是我国古代劳动人民在长期的生活生产实践中,为了生存、为了维护健康,而与疾病作斗争逐渐积累起来的经验总结,它为后世的医学发展,奠定了可靠的理论基础,推动了祖国医学的前进。2000多年来,祖国医学在医疗技术和医学理论方面,出现了不少新的成就和学派,从理论体系上来讲,都是在《内经》的理论基础上丰富和发展起来的。因此,在继承发扬中医学的今天,为了更好掌握祖国医学基本理论,为了给学习祖国医学其他古书打好基础,为了挖掘《内经》中的医学宝藏,为了进一步发展中医学,《内经》就成了我们每个有志于发掘中医学宝库而修习祖国医学者的必读之书。然学习《内经》,必须要有明确的目的和正确的态度,必须要以辩证唯物主义和历史唯物主义的立场、观点和方法,必须实事求是,才有可能把《内经》学好。如果对《内经》抱有错误看法,缺乏学好《内经》的要求;或者在学习中自以为是,不懂装懂;或者在学习中囫囵吞枣,简单从事;或者在学习中不下工夫,见难而退,这都是无法学好《内经》的。这里我就谈谈对《内经》的几个具体学习方法。

(一) 忠实《内经》原文

学习《内经》,首先要在唯物辩证法的思想指导下,正确地对待《内经》,忠实于《内经》原文,努力探求出它的本义,不能够也不应该用其他任何态度来代替这一点。学习《内经》的目的,是为了继承发扬这份宝贵文化,为了指导临床医疗实践,只有忠实于《内经》原文,揭示出它自己的本来面貌,才能够真正做到正确地认识它、掌握它和利用它。因此,在对《内经》学习的过程中,自当以《内经》原文为主,参以历代《内经》注家对《内经》之书的注释,并适当地运用一些校勘方法和训诂学知识。

1. 以《内经》原文为主

在学习《内经》原文过程中,要注意做到下面几点:

(1) 在《内经》一书中,有些内容的文字相同,其实质却不相同,如《素问·气穴论》中"肉之大会曰谷,肉之小会曰溪,肉分之间,溪谷之会,以行荣卫,以会大气"的"大气"一词,是指人身的"正气";而《素问·热论》中"……厥阴病衰,囊纵,少腹微下,大气皆去,病日已矣"的"大气"一词,则是指人身的"邪气"。还有《素问·五运行大论》中"大气举之也"的"大气"一词,则又是指的"空中大自然之气"。有些内容的文字不同,其实质却是一个,如《素问·诊要经终论》中"厥阴终者,中热嗌干,善溺,心烦,甚则舌卷卵上缩而终矣"的"卵"字,和《灵枢·刺节真邪》中"故饮食不节,喜怒不时,津液内溢,而下流于睾"的"睾"字,均是指人的"阴丸",今谓之"睾丸"者是也。因此,学习《内经》原文,必须深入到医学的实际内容里面去。只有深入到了医学实际,才有可能把握住它的实质,从而对它加以正确利用。

(2) 在《内经》的文章里,每句都有一定的含义,每段又有一个总的精神,而在每章之中仍然有一个总的精神。学习《内经》原文,既要一字一句地读懂,又不能把文章弄得支离破碎,而必须掌握其全体精神,否则,是掌握不好的。如《素问·玉机真藏论》所载"五藏受气于其所生,传之于其所胜,气舍于其所生,死于其所不胜……"一段,其"五藏受气于其所生……气舍于其所生,死于其所不胜"三句为正文,"传之于其所胜"一句是借宾定主之衬文,而主要精神则是说：五藏受病气于己所生之藏，照疾病的一般传变之次，当传之于其所胜之藏，其不传其所胜而舍于生己之藏，死于其所不胜之藏，则为"子之传母"的"逆行"，其病子传母，三传至其所不胜而死，故下面混入正文的一句古注语称其曰"逆死"。若撇开整段的主旨，而把它分裂成一句一句的去读，是不能读好的。

（3）《内经》一书，是一部古代医学著作，也是古代一部文学著作，故古代文学家多有研习《内经》者。《内经》文字流畅，文章结构严密，文句都有规律性。如《素问·阴阳应象大论》中"……天地者，万物之上下也；阴阳者，血气之男女也；左右者，阴阳之道路也；水火者，阴阳之征兆也；阴阳者，万物之能始也"一段，只要留心一下其中"上下"、"男女"、"道路"、"征兆"的文例，就可发现其"能始"二字被王冰释为"谓能为变化之生成之元始"而把其"能"字作为"能够"之"能"是不正确的。能，在古代可借作"台"字，《史记·天官书》说："魁下六星，两两相比者，名曰三能。"裴骃集解引苏林说："能，音台。"司马贞索隐："魁下六星，两两相比，曰三台。"可证。"台"读为"胎"，《尔雅·释诂》说："胎，始也。""胎""始"连用，叠词同义，今谓之"相同联合词"，与上文"道路"、"征兆"同例（上文"上下"、"男女"为"相反联合词"）。所谓"胎始"也者，犹谓之"万物之根本"者也。

（4）《内经》成书较早，限于当时的知识条件和思想水平与写作水平，其系统性不可能完全合乎现代学习的要求。在学习过程中，就要既按照原书的篇章段落进行学习研究，又要把原书中前后相关联的文字贯穿起来而把一个一个的基本理论系统化。否则，就会使人在读完《内经》后，对《内经》所载的各个基本理论仍然没有一个正确而又完整的概念。

（5）《内经》一书，篇幅浩大，内容繁多，且其中有些部分与医学实际无涉或与医疗关系不大或临床使用价值不高，甚者还有目前根本无法读懂者。在学习过程中，应当权衡其轻重主次，有选择有重点地进行学习，对其主要内容必须精读掌握，次要内容则当细读熟悉，一般内容只作粗读了解，至于历代《内经》学者至今尚未能读通的内容自可阙之以待将来，暂时不要去钻牛角尖。

2. 参阅历代学者对《内经》的注释

《内经》著作年代久远，文字古奥，旨义深邃，学习时自难避免遇到很多不易理解的东西，因而参阅历代医家对《内经》所作的注释，就有助于对《内经》原文的迅速理解，提高学习效率。历代医家对《内经》一书的注释，都是在于阐发《内经》蕴义，但由于其各自的历史背景、工作条件不同，和对《内经》的理解、掌握的程度有别，以及治学态度、治学方法不同，从而对《内经》的注释也就不可避免地有所差异而互见得失。在学习《内经》的时候，选择一定的《内经》注释作为参考，帮助对许多《内经》原文的理解是有不少益处的，但对初学《内经》者来说，因缺乏判别能力，不宜参阅过多的《内经》注释，否则，就易于陷入莫知所从的境地。初学《内经》者可选用下面几家《内经》注释，作为学习《内经》的资助：

（1）王冰《黄帝内经素问》释文。王冰生于唐代，去《内经》之时还未太远，文化特点和学术思想都比较相近，注语精练质朴，不尚华饰，亦得《内经》之本义为多，且在医学基本理论上具有不少新的发挥，足可补《内经》原文所未及。

（2）马莳《素问注证发微》《灵枢注证发微》。马莳，明代人，其所著《素问注证发微》无所发明，然《灵枢注证发微》实有助于后学。《灵枢》之书，从前无注，其文字古奥，名数繁多，学者多苦于难懂，废而不学，马莳始为之注释，著《灵枢注证发微》，以《灵枢》本文为照应，而《素问》有相同者，则援引之以为释，其疏经络穴道，颇为详明。

（3）张介宾《类经》。张介宾，明代人，深信《内经》之书，治病即以其为主，并犹恐其书资于自用而不能与天下共用，遂乃著而为《类经》，将《内经》之文予以拆开，打破《素问》、

《灵枢》之限，重新归类，使《内经》的原文分类相从，条理井然，门目分明，易于寻检查阅，颇有助于学者。其注亦殚精极微，鲜有遗漏。

（4）张志聪《黄帝内经素问集注》、《黄帝内经灵枢集注》。张志聪，清代人，集诸同学共同讨论，为集体注释，其中多为就《经》解《经》，前后互证，反复论述，说理深透，且每引古典临床医学著作之文相印证，对学者有极大的启悟作用。

（5）高士宗《素问直解》。高士宗，清代人，以《素问》一书的各家注释，非苟简隙漏，即肤浅不经，至张志聪《集注》则意义艰深，失于晦隐，乃更作注释，先诠释篇名，次及篇中大旨逐为拈出，一篇之中，分为数节，使学者易于领会，自诩其注释直接明白，可合正文诵读。并曾对《素问》的不少字句文义，进行细致考校，确参订正。

3. 运用训诂学知识

依据唯物辩证法的观点，世界上一切事物都不是静止的，而是在不断运动、不断发展、不断变化的。一定历史时期内的文化艺术（包括语言、文字），有一定历史时期的特点。《内经》成书于2000多年以前，距今已有一个相当长的历史时期，社会的发展促使科学技术和语言文字都有较大的变化，如用今天发展了的或者变化了的语言文字的含义，去恰如其分地正确理解《内经》一切文字的本义是有困难的，这必须借助于文字的考证，利用与《内经》同一时期或者在其前后相距不远时期的文献加以研究，依据训诂学求得解决。例如《素问·宝命全形论》中"土得木而达"句的"达"字，训其反义为"通达"之"达"是不妥当的，这里用的是其本训。《说文·辵部》载："达，行不相遇也。"行不相遇，即阻隔之意。隔，才与上下文中的"伐""灭""缺""绝"等义相协。又例如《素问·调经论》中"皮肤不收"句的"不"字，释其义为"弗"是不妥当的，这里是用为助词。杜预注《春秋·左成八年传》说："不，语助。"不，语助词，无义。是"皮肤不收"，即为"皮肤收"。皮肤收，始与上文"寒湿之中人也"的起因，下文"肌肉坚紧"的证候相应。这说明在学习研究《内经》一书的过程中，忽视训诂之学，抛弃古代语言文字学方面的知识，是不恰当的。

4. 利用校勘方法

任何古书，经过长期流传，都逃不脱错讹的命运。《内经》一书也不例外。《内经》在战国后期以迄现在两千多年的流传过程中，由于编绝简错、蛀毁刻落和辗转相抄的错写臆改，以致脱误错讹、亥豕鲁鱼者不少，如不加以校勘订正，是无法把它读好的。《内经》的错文，大致由下面几种情况所造成。

（1）形误：因为字形相近而致误，如《灵枢·官针》中"凡刺有九，日应九变"的"日"字，在这里于理难通，当有误，《甲乙经》卷五第二作"以"，是。"以"，古作"㠯"，因形近而误为"日"。

（2）声误：因为字音相近而致误，如《灵枢·肠胃》中"广肠传（傅）脊，以受回肠，左环叶脊上下辟"的"叶脊"二字，实难读通，其"脊"字当为"积"字因声近而误，观上文"回肠当脐左环，回周叶积而下"的"叶积"可证。

（3）笔误。因为书写潦草而致误，如《素问·五藏生成论》说："人有大谷十二分，小溪三百五十四名，少十二俞。"王冰注："小络所合，谓之小溪也。然以三百六十五小络言之者，除十二俞外，则当三百五十三名。《经》言'三百五十四'者，传写行书误以三为四也。"盖古字为三、四积画，古"四"字作"亖"，故传写行书而以"三"误为"四"。

（4）坏文。或虫蛀简伤，或刻雕画落，以致字残文坏，如《素问·至真要大论》说："余欲令要道必行，桴鼓相应，犹拔刺雪汗……"这个"汗"字，乃"污"字之坏文；汗，即"污"

字。《灵枢·九针十二原》说："犹拔刺也，犹雪污也。"可证。又如《素问·刺要论》中"淅淅然寒栗"句的"淅淅"二字，考：水逆上曰"淅"。以"淅淅然"三字形容"寒慄"之证，是不大可通的。淅淅，当是"渐渐"脱去中间"木"字而成的坏文。

（5）简错。古代无纸，古书是把字写在帛上，或写在竹、木简上。写在竹、木简上的古书，通常是用皮绳把这些竹或木简顺次编串在一起的。如果日久编绝，皮绳断了，竹或木简就易于脱落而造成错简文字，如《灵枢·本输》中所载"少阳（阳，乃'阴'字之讹）属肾，肾（此字衍）上连肺，故将两藏"三句，夹杂于论"六府之所与合"的文字中间，与前后文例不合，也与前后文义不相协调，可能是他处文字错简于此的。

（6）衍文。所谓"衍文"者，乃"沿讹多余之文字"也。古代在长期辗转抄写的过程中，常因涉上下之文或其他原因而抄剩，以致出现讹误多余之文字而成为"衍文"。如上项所引《灵枢·本输》所载"肾上连肺"一句中的"肾"字，就是涉其上句"少阴属肾"，的"肾"字而衍；又如《素问·平人气象论》所载"寸口脉沉而弱，曰寒热，及疝瘕少腹痛"一段，据林亿新校正的意见，就是涉下文"寸口脉沉而喘，曰寒热"，"脉急者，曰疝瘕少腹痛"而衍。

（7）妄改。《内经》一书，在长期流传过程中，有些内容一时难懂，就被某些研究《内经》者臆测而窜改，如《素问·六藏藏象论》中"肝者，罢极之本"的"罢"字，很可能原文作"能"，有些学者不知"能"字当读"耐"而徒以"能极"为不词，且又见古有"罢极"之词，遂于"能"字上妄加"罒"头而成"罢"。这种轻率改动《内经》原文的不严肃治学态度，至今犹有人在，如张志聪集注本《灵枢·经筋》中所载"足阳明之筋……上循骭，结于缺"的"缺"字，本是旁注，作小字，以表明此处缺少一个字，而在 1958 年上海科学技术出版社重新排印这个张志聪集注本《灵枢经》的时候竟不详察其缺少之字为"膝"，遂想当然地于其"缺"字下妄加一"盆"字而使之成为"缺盆"，并改作同体字纳入正文，这就造成了更大的谬误！

（8）注语误入。古代有些学者在阅读《内经》的时候，常把自己的体会和看法，写在其有关原文的下面或旁边，对《内经》文字原意进行注释，日久时长，辗转相抄，注语遂被误抄而致混入了正文。如《素问·阴阳离合论》所载："天覆地载，万物方生，未出地者，命曰阴处，名曰阴中之阴。"其中"命曰""名曰"义同，则"名曰阴中之阴"一句肯定是古注语被误入正文的。又如《灵枢·寒热病》所载："五藏身有五部，伏兔一，腓二，腓者，腨也，背三，五藏之腧四，项五，此五部有痈疽者死。"其中"腓者，腨也"四字为古注语误入，这是甚为了然的。

上述几种情况表明，在阅读《内经》过程中，校勘方法，是一种非常重要的学习方法。古人说："书不校勘，不如不读。"（见《光明日报》1963 年 3 月 10 日"文学遗产版"）这话固然未免有些言之太过，但在阅读古书的某些情况下，是有一定实际意义的。阅读《内经》一书也如此。如读《素问·痿论》中"……有所亡失，所求不得，则发肺鸣，鸣则肺热叶焦，故曰五藏因肺热叶焦，发为痿躄，此之谓也"一段，只原文照读是不行的，必须加以校勘。试观其上下文皆五藏平列，未尝归重于肺，此处但言肺痿之由，不能说五藏之痿皆因肺热叶焦而成；如谓五藏痿皆因肺热叶焦所成，则与下文"治痿者，独取阳明"亦不相吻合。这只要据《甲乙经》卷十第四予以校勘，即知"故曰五藏因肺热叶焦"和"此之谓也"两句为衍文，删去后则文义大通。因此，对《内经》中的某些内容，通过对原文的精心咀嚼和对注释的深入钻研之后仍不能读通者，必须利用校勘方法，利用其他文献加以校勘。在校勘《内经》的工作中，除其前后文可以互校（还有各种版本《内经》的互校）外，通常以晋代皇甫谧《甲乙经》和隋代杨上善《黄帝内经太素》二书为主要。因为二者是皇甫谧、杨上善二人就古代《内经》原文各自重新编撰成篇的，且均早于王冰次注《黄帝内经素问》和史崧出藏《灵枢经》。

（二）理论联系实际

《内经》一书，是专论祖国医学基本理论的，发挥着指导医疗实践的作用，且亦述有不少对疾病的具体治疗。学习《内经》的目的，是为了"学以致用"，为了把古人的经验变为自己的知识，以指导自己的医疗实践活动，并通过医疗实践活动把它加以客观地检验，进而给以发扬光大，不是为读书而读书。在学习过程中，必须以老老实实的态度，认真钻研，刻苦学习，但不能读死书，死读书，成为古人的奴隶，而要把理论紧密地联系实际，联系日常生活的实际，联系日常工作的实际。如《灵枢·邪客》说："卫气者，出其悍气之慓疾，而先行于四末分肉皮肤之间而不休者也，昼日行于阳，夜行于阴……"人身的这个卫气，日充肌肤，外御贼邪，使人醒寤时在一定程度上不接受风寒的侵袭；夜熏肓膜，内温藏府，而致外无卫阳之用，故人卧寐不加衣被则易于感受风寒之邪而发病。这必须联系日常生活中寤寐的阴阳实际来理解。另如《素问·通评虚实论》说："乳子中风，热，喘鸣肩息者，脉何如？……喘鸣肩息者，脉实大也，缓则生，急则死。"这必须联系临床医疗实际的婴儿病只有望络诊而无切脉诊，就可知道张介宾把"乳子"一词解释为"婴儿也"是不正确的，应用训诂学知识来解决。《吕氏春秋·季夏纪·音初》说："主人方乳。"高诱注："乳，产（也）。"《史记·扁鹊仓公列传》说："菑川王美人怀子而不乳。"司马贞索隐："乳，生也。"说明古代妇人生产（分娩）叫"乳"，这里"乳子"即"产妇"。这样理论联系实际的学习，既可避免学习中的教条主义，又有助于对《内经》原文的理解，有助于对《内经》学习的巩固，有助于对《内经》理论的掌握和利用，使其牢靠地真正成为自己的活的知识。众所周知，中医学的特点，就在于辨证施治，对于具体的病人总是要作具体的分析，从来不容许千篇一律地对待各个具体病人。要做好这一点，缺乏高度的祖国医学理论修养是不行的。所谓高度的中医学理论修养，就是要具有丰富的祖国医学理论知识，且在运用这些知识的过程中，又具有非常高度的原则性与灵活性。因而，在学习《内经》过程中，不联系实际，不掌握其主要精神，不把它变成自己的东西，只抽象地学习，空空洞洞地学习，学会念得其中几个句子是无济于事的，而且是不牢靠的，不巩固的。必须在利用其他各种学习方法的同时，还运用理论紧密联系实际的学习方法，才有可能学好《内经》。

（三）取其精华，弃其糟粕

《内经》一书，是我国古代的一部医学专著，是一部自然科学书籍，有极为宝贵的医学内容，有较大的继承价值，然它编撰于两千多年前的战国时期，又在漫长的封建社会里，于秦汉年间对其内容作了较多的增补扩充，于唐代王冰对其内容作了较大的增减修改，因而，难免有一些不纯洁的内容或者说是不实际的东西，如《素问·六微旨大论》所载有关儒家"君君、臣臣、父父、子子"的封建伦理思想的"君位臣则顺，臣位君则逆"就是一例。《素问·上古天真论》、《素问·移精变气论》、《素问·汤液醪醴论》等记述了我国古代的一些具体历史事实，这或许是对的，但宣扬今不如昔，则是一种唯心史观的表现。因此，在学习研究《内经》的过程中，必须以辩证唯物主义、历史唯物主义的立场、观点和方法有分析有批判地进行，弃其不合理的部分，把有用的部分接受下来，继承下来，用以奠定自己的祖国医学理论基础，并以待今后的发扬。但是，应该注意避免简单粗暴的方法，避免发生任意否定的情况。

（李今庸于20世纪70至80年代中国中医研究院研究生班、北京中医学院研究生班讲稿）

《黄帝内经》的成书年代和成书地点考

《黄帝内经》一书，一般学者认为它包括现在流传的《素问》和《灵枢》两部书在内。为了弄清祖国医学理论体系的形成背景，为了弄清我国古代医学史的发展情况，有必要对《黄帝内经》的成书年代及成书地点加以稽考，以前，人们总是说《黄帝内经》的成书，不是出于一人一时之手。这种笼统说法，是没有多大实际意义的。

诚然，现存《黄帝内经》的内容，不是一个时期的产物，如《灵枢·阴阳系日月》、《素问·脉解》等就是西汉太初以后的作品。所谓《素问》"运气七篇"的《天元纪大论》、《五运行大论》、《六微旨大论》、《气交变大论》、《五常政大论》、《六元正纪大论》、《至真要大论》等就是东汉建武以后的作品，但在这些内容还未补上去以前，我认为《黄帝内经》已经是以一部《黄帝内经》的形式而存在，它一出世就具备了它的基本内容和基本形式，它并不是补充上去了这些内容才成书的，也不是各个不同时代的各个医学小册子被人一天把它合在一起的。因此，我们可以根据它的内容来考证它的成书年代和成书地点。

《黄帝内经》成书的确凿年代现在是无法考证的，然我们从大量的古代文献中仍然可以找到一些线索查出它成书的大致时间来。

《黄帝内经》的成书年代大约在战国后期，成书地点可能在秦国。下面我们就来对这个问题加以探讨。

一、《黄帝内经》成书的时间上限

（1）《素问·著至教论》说："足以治群僚，不足至（治）候王"，《素问·疏五过论》说："封君败伤，及欲候王"。考"候王"一词，亦见于《老子》第三十二章和第三十七章，当是战国期间诸侯王出现以后的事情，清代姚际恒《古今伪书考》说过："此书（指《素问》）有"失侯失王"之语，秦灭六国，汉诸王国除，始有失侯王者。"

（2）《素问·疏五过论》中论述了"脱营"和"失精"之证，记载了"封君败伤"，"暴乐暴苦，始乐后苦"，"故贵脱势"，"始富后贫"等，这是社会急剧变革的一种反映，当和上面"失侯王"之事紧密相联在一起，正因为"失侯王"、"封君败伤"、"故贵脱势"一部分人在经济上就"始富"而"后贫"，因而导致情志上的"始乐"而"后苦"。由于政治地位和经济条件的急剧降落，情志久郁不解，从而发生"脱营"、"失精"之证。"脱营"、"失精"之证被总结出来而反映在《黄帝内经》里，表明了当时不少人患此病证，从而也就反映了这是社会急剧变革的产物。

（3）《素问·上古天真论》记载当时的许多人都是"以酒为浆，以妄为常。醉以入房……务快其心，逆于生乐，起居无节"，以致其年"半百而衰"，发生身体早期衰老，甚或缩短寿命而早死。这正是社会变革时期没落阶级悲观失望以享乐自慰的一种思想反映，《史记·魏公子列传》所载；信陵君魏君公子无忌"自知再以毁废，乃谢病不朝。与宾客为长夜饮，饮醇酒，多近妇人。日夜为乐饮者四岁，竟病酒而卒。"就是其例。

（4）《灵枢·九针十二原》说："余子万民，养百姓，而收其租税"。这里以一个国王的语气而讲到"收其租税",显然是新兴地主阶级取得了政权在全国推行封建土地所有制以后才有的事。

（5）《黄帝内经》认为构成人体的基本物质是"精"，如《素问·金匮真言论》说："夫精者，身之本也"，《灵枢·经脉》说："人始生，先成精"，《灵枢·决气》说："两神相搏，合而成形，常先身生，是谓精"。在人的生命活动过程中，精气充足和畅流，则人就轻劲多力；精气消绝，则人就要失去生命活动而死亡，然古代"精气学说"是齐国稷下学官的宋、尹文学派倡导的，他说："凡物之精，比（原作"此"，误，今改）则为生，下生五谷，上为列星……"（见《管子·内业》，据《十批判书》谓此篇乃宋、尹学派作品），提出了具有流动性质的细微物质的精气。是构成世界万物的根本要素，《中国历代哲学文选·先秦篇》认为"这一派的唯物主义学说，和当时医学的发展有着一定的联系"。

（6）《灵枢·玉版》记载，针"能杀生人不能起死者……余闻之则为不仁，然愿闻其道，弗行于人。"这里"不仁"一词的含义，和后面《灵枢·刺节真邪》中"卫气不行，则为不仁"、《素问·痹论》中"皮肤不营，故为不仁"的"肌肤不知寒热痛痒"的"不仁"一词是不同的，这是一种"仁术"思想的反映，这种所谓"仁术"思想，是我国战国时期孟轲倡导的，孟轲在《孟子·公孙丑上》说过："无恻隐之心，非人也……恻隐之心，仁之端也"，在《孟子·梁惠王上》说过："……是乃仁术也，见牛未见羊也，君子之于禽兽也，见其生不忍见其死，闻其声不忍食其肉，是以君子远疱厨也。"这表明了《黄帝内经》受到孟轲"仁术"思想的影响。

（7）阴阳学说和五行学说，是我国古代的朴素辩证法思想，它阐明着事物的对立统一规律，阐明着事物的相互联系和不断运动。它是我国古代的两个不同的哲学派别，根据《史记》中"邹衍以阴阳主运显于诸侯""和邹子之徒论著终始五德之运"的记载，说明齐国稷下学官的邹衍才把两者合家的。然在《黄帝内经》里，阴阳学说和五行学说普遍是被合用的，并且阴阳五行还和精气学说连在一起使用而合成一家了。

（8）《灵枢·邪气藏府病形》说："邪气之中人也高"（原作"高也"，误，今据《太素·邪中》文改），《灵枢·官能》说："邪气之中人也洒淅动形，正邪之中人也微"，《灵枢·大盛论》说："卫气之留于阳也久"等，为战国后期的文句，观《墨子研究论文集·墨子要略·墨辩》所载"《经说》上下篇，墨子后学所作"……作者时代，以篇中文句学说考之，似在墨子后百有余年……《经说》下篇"下者之人也高，高者之人也下"句，为"之"字倒装句。与《大政篇》"指之人也与首之人也异"句法同，而《大取》一篇……"若以其论辩入微言之，或在《经说》作者之后也"等文，可以借证。

上述（1）～（4）等点，说明了《黄帝内经》的成书，正当我国古代社会发生急剧变革，且新兴地主阶级掌握了政权在其国内全面推动封建土地所有制的时候，考我国古代奴隶制发生全面崩溃，新兴的封建制蓬勃兴起的时候，正是我国历史上的战国时代，说明了《黄帝内经》之书是在战国时代写成的。

战国时代的上限没有固定的标准，我们现在姑以公元前476年（春秋时代的结束）为起点，下迄秦始皇统一六国（公元前221年）止，共计为255年，如果我们机械地按年数分为前、中、后三期，则每期为85年，《黄帝内经》成书于战国时代的那一期，上述第（5）点谈到《黄帝内经》与宋、尹学派的关系，第（6）点谈到《黄帝内经》与孟轲"仁术思想"的关系，第（7）点谈到《黄帝内经》与邹衍思想的关系。考宋、尹学派的宋稍年长于孟轲，尹文稍晚于孟轲，而孟轲出生于公年前372或371年，在公元前342～前324年在齐国首都临淄见齐宣王时始倡导这种所谓"仁术"的，上述第（6）点谈到《黄帝内经》中有"仁术思想"的反映，它的成书当然就只会在孟轲倡导所谓"仁术"之后的时间了，上述第（7）点谈到《黄帝内经》与邹衍思想的关系，《史记·孟子荀卿列传》载邹衍"后孟子"，《盐铁论·论儒》载邹衍"以儒术干世主不用，即以变化始终之论，卒以显名"。他还在公元前293～前251年到赵国见过平原君，并与平原君门客公孙龙进行过辩论，《黄帝内经》中阴阳五行合用，这就只能在邹衍创立"五德终始论"、"以阴阳主运显于诸侯"之后的时间里，根据上述第（8）点所谈的《黄帝内经》一书中的某些文句，则《黄帝内经》的成书当在战国后期，从而表明了《黄帝内经》成书年代的时间上限，是在战国后期而不会更早。

二、《黄帝内经》成书的时间下限

（1）《黄帝内经》中的许多篇章，如《素问·藏气法时论》、《灵枢·病传》等篇记时均用"夜半"、"平旦"、"日出"、"日入"、"日中"、"日昳"、"下晡"、"早晡"、"日西"、"大晨"、"蚤食"、"晏食"、"人定"、"黄昏"、"台夜"（台，原误为"合"，今改台，读"始"）、"鸡鸣"等，而不言"子"、"丑"、"寅"、"卯"、"辰"、"巳"、"午"、"未"、"申"、"酉"、"戌"、"亥"，等"十二地支"，清代姚际恒《古今伪书考》谓"古不以地支为名时"，并以此认为《素问》一书"当是秦人作"。

（2）《黄帝内经》一书中，有几篇都提到了"万民"一词，如《素问·疏五过论》说："为万民式"，"为万民副"，《灵枢·营卫生会》说："万民皆卧"，《灵枢·岁露论》说："万民懈惰而皆中于虚风，故万民多病"等，然东汉年间的郑玄，在注释《孝经·天子章》和《礼记·内则》中均谓"天子曰兆民，诸侯曰万民"，据此则《黄帝内经》成书当在秦灭六国之前，虽然"万民"一词，后来也沿用，但《灵枢·九针十二原》所载"余子万民，养百姓，而收其租税"之文，把"万民"和"百姓"对举，《灵枢·师传》说："百姓人民，皆欲顺其志也"把"百姓"和"人民"对举，这就不会是后来的事情，考《尚书·舜典》说："九族既睦，平举百姓"，孔氏传："百姓，百官"《国语·周语中》说："以备百姓兆民之用"韦昭注："百姓，百官有世功者"郭沫若同志在《中国古代社会研究》第二篇第一章第二节中说："民和百姓，在当时是有分别的，百姓是贵族，又叫作'君子'。"这里"百姓"一词与"万民"一词对举，与"人民"一词对举，它就不是指的一般所谓"普通老百姓"的"百姓"，而是指"百官"，指的"贵族"了。这当然就是较早的了。

（3）依据辩证唯物主义和历史唯物主义观点，砭石疗法是针刺疗法的前身，针刺疗法是砭石疗法的发展，我国古代，由于铁的发现和利用，冶铁技术相当程度的发展，九针被创造出来了，从而促进了我国古代这一疗法的飞速发展，九针的制作实较砭石为精细，且其形制有九种，使用方便，治疗广泛，疗效较高，具有砭石疗法所不可能具有的一些优点，因而它将完成替代砭石疗法就是必然的了，到了秦汉，砭石疗法也就基本被淘汰而未用了，其《难经·二十八难》所谓"砭射之也"只有这种疗法残剩的遗迹，然而在《黄帝内经》一书里，砭石疗法和针刺疗法却还是同时被利用的，如《素问·异法方宜论》说："东方之域，天地之所始生也……故其民皆黑色疏理，其病皆为痈疡，其治宜砭石，故砭石者亦从东方来，……南方者，天地所长养阳之所盛处也……故其民皆致理而赤色，其病挛痹，其治宜微针，故九针者，亦从南方来。"《灵枢·玉版》："故其民已成脓血者，其唯砭石、铍针之所取也。"《素问·示从容论》说："当投毒药、刺、灸、砭石、汤液……"等，这就表明了《黄帝内经》是在秦汉以前成书的。

（4）《灵枢·师传》说："入国问俗，入家问讳，上堂问礼，临病人问所便。"在一个国家里，是不存在"入国"、"不入国"的问题，这里谈到"入国"要"问俗"，既然还是在"入国"，就必然是有多个国家的存在，而不会是统一的一个国家，这种情况，就只能是在秦始皇统一六国以前，《孝经·孝治章》说："治国者，不敢侮于鳏寡而况于士民乎？治家者，不敢失其臣妾之心而况于妻子乎？"郑玄注："治国者，诸侯也；治家，谓卿大夫。"《周礼·秋官司寇·

罪隶》说："凡封国若家，中助为牵傍"，郑司农注："凡封国若家，谓建诸侯，立大夫家也。"《孟子·离娄上》说："人有恒言，皆曰天下国家，天下之本在国，国之本在家"，赵歧注："……国，谓诸侯之国；家，谓卿大夫之家"，孙奭疏；"诸侯有国，大夫有家。"因而说明了这里所谓的"国"，是指"诸侯之国"，所谓的"家"，是指"卿大夫之家"，而不是指现在一般概念的国家。

根据以上四点，《黄帝内经》成书年代的时间下限，当在秦始皇统一六国以前，从而说明了《黄帝内经》的成书年代为战国后半期，据上述认为，甚至是在战国后期。

三、《黄帝内经》的成书地点

上文论述了《黄帝内经》的成书年代，下面再来探讨一个《黄帝内经》的成书地点问题。这里首先需要寻找《黄帝内经》的内容与战国时代的一些国家联系的线索。

（1）《灵枢·本神》说："实则喘喝，胸盈仰息"。盈，原作"凭"，后人改作"盈"，《甲乙经》卷一第一、《太素》卷六首篇、《脉经》卷六第七、《备急千金要方》卷十七第一及王冰《素问·调经论》注引《针经》文均作"凭"，可证。凭，乃楚地方言，《楚辞·离骚》说："凭不厌乎求索"，一本作"冯不厌乎求索"王逸注说："凭，满也，楚人名满曰凭"，马茂元注说："冯，古音旁，满也，作副词用，楚地方言"。一本作'凭'，扬雄《方言》卷二说："冯，怒也，楚曰冯。"怒亦有胸中愤满之义，故扬雄说"楚人谓怒白冯"，是"凭"乃"楚地之方言"也。

（2）《素问·通评虚实论》说："蹠跛，寒风湿之病也"。考《广雅·释诂》说："蹠，跳也"。是"蹠"字之义可训"跳"，而此文之"蹠"与"跛"字连用，当为《荀子·非相篇》"禹跳汤偏"之"跳"，为一病证名词，然"跳"之谓"蹠"唯楚语耳，《说说文·足部》说："蹠，楚人谓跳跃曰蹠，从足"庶声"。《方言》卷一说：……楚曰蹠，自关而西秦晋之间曰跳。《广韵·入声·二十二昔》说："蹠，足履地也，楚人谓跳跃曰蹠"，可证。

（3）《灵枢·海论》说："髓海不足，则脑转耳鸣，胫酸眩冒，目无所见，懈怠安卧"，《灵枢·论疾诊尺》说："尺肉弱者，解体安卧"，《素问·平人气象论》说："安卧脉盛"，谓之脱血"，谓"安卧"不谓"嗜卧"，是二者有别，此"安卧"为病态，故亦不能释为"安静眠卧，当为"懒倦"之义，卧，乃"蚕"之借字，《说文·卧部》说："蚕，楚谓小儿懒蚕，从卧食"，段玉裁注：《玉篇》作："楚人谓小曰蚕"，此有"儿"，衍字也，是"蚕"训"懒倦"，而"懒倦"呼"蚕"，唯"楚语"然也。

（4）《素问·五藏别论》说："余闻方士，或以脑髓为藏，或以肠胃为藏，或以为府……"。这里提到了"方士"，方士者流，是秦始皇而求"不死之药"的，产生于燕、齐一带。

（5）《灵枢·贼风》说："夫子言贼风邪气之伤人也，令人病焉，今有其不离屏蔽，不出空穴之中，卒然病者，非不离贼风邪气，其故何也？……"此文所谓"空穴"者，乃工造之"土室"也，今俗称"窑洞"，人之所居，唯东周秦晋等国有之。

（6）《素问·评热病论》说："有病肾风者，面胕痝然壅，害于言"，《素问·风论》说："肾风之状，多汗恶风，面痝然浮肿"。《素问·奇病论》说："有病痝然，如有水状……名为肾风"，考"肿"，又作"痝"。钱绎《方言笺疏》卷一说："疮与痝同"。然"痝"乃秦晋方言，《方言笺疏》卷二说："朦痝丰也，自关而西秦晋之间凡大貌谓之朦，或谓之痝丰，其通语也"。可证。

（7）《素问·宝命全形论》说："黔首共饮（饮，原误为余，今据《太素·知针石》改）食"，据《史记·六国年表》载，秦用法令更名曰"黔首"，是在秦始皇统一中国以后第二年，即秦始皇二十七年，然所谓"岁在君滩"的秦始皇八年时成书的《吕氏春秋》，已多次使用了"黔首"一词，如《仲夏纪·大乐》说："故能以一听政者……说黔首"，《孟秋纪·振乱》说："黔首无所告愬"，《孝行览·慎人》说："事利黔首"等，说明在秦始皇没有"更名民曰'黔首'，也没有统一中国以前，秦国即已习用"黔首"这一词了。

（8）《素问·五藏生成论》说："徇蒙招尤……"，尤，可假借为"犹"，见于邼《香草续校书·吕氏春秋·本味览》，故这里"徇蒙招尤"的"尤"字，当是"犹"字的假借，所谓"徇蒙招尤"就是"徇蒙招犹"，而"犹"字乃是"摇"字之误，《礼记·檀弓下》"咏斯犹"，郑玄注说："犹当为摇，声之误也，摇，谓身动摇，秦人犹，摇声相近。"《礼记》"摇"因秦声误为"犹"，《素问》这里则当是"摇"因秦声误为"犹"而后又假借为"尤"的，所以宋代陈自明《妇人大全良方》卷四第四引用此句即直接改正作"徇蒙招摇"，摇既因秦声而致误，则《黄帝内经》一书的写出，当与秦国有关。

（9）《春秋·左成十年传》说："公疾病，求医于秦，秦伯使医缓为之……医至，曰：'疾不可为也。在肓之上，膏之下，攻之不可，达之不及，药不至焉，不可为也，'公曰：'良医也'，厚为之礼而归之"，《春秋·左昭元年传》说："晋侯求医于秦，秦使医和视之，曰：'疾不可为也，是谓近女室，非鬼蛊，非鬼非食，惑以丧志，良臣将死，天命不'，公曰：'女不可近乎？'对曰'节之''……天有六气，降生五味，发为五色，征为五声，淫生六疾，六气曰阴、阳、风、雨、晦、明也，分为四时，序为五节，过则为灾，阴淫寒疾，和淫热疾，风淫末疾，雨淫腹疾，晦淫惑疾，明淫心疾，女，阳物而晦时，淫则生内热惑蛊之疾，今君不节不时，能无及此乎？'……赵孟曰：'良医也'，厚其礼而归之。"《尸子》卷下说："有医洵者，秦之良医也，为宣王割座，为惠王疗痔，皆愈，张子之背肿，命洵治之，谓洵曰，'背，非吾背也，任子制焉'，治之遂愈。"这里所说的医缓、医和、医洵都是春秋战国时期的秦国良医，不仅对疾病的诊断准确，很有临床经验，而且还有一套医学理论，所以《韩非子·林下》有"秦医虽善除"之语，也无怪乎我国素有"秦多良医"的说法。

《黄帝内经》是一部集体写作，是各地医疗经验和医学理论的总结，进行这项工作的地点似乎只能在秦国，上述第（1）～（3）点虽然为楚地方言，表明了《黄帝内经》与楚国关系，但楚国在战国时期，已由春秋时期的争霸中原而转为衰弱了，特别在战国后半期，更是丧地辱国，几经迁都，不可能从事医学整理而写出《黄帝内经》来的；上述第（4）点谈到"方士"，表明《黄帝内经》与齐国有关，根据《史记》所载，齐国在威，宣之世，由于政治上的改革和军事上的胜利，曾做到了"诸侯东朝于齐"（见《史记·孟子荀·卿列传》），并设立了一个"稷门学官"，以广招天下学者会于齐都，而创立精气学说的宋·尹文和把阴阳、五行二者合为一家的邹衍，都曾游字于齐之稷门学官，但齐国在战国后期已是江河日下，亦不可能进行《黄帝内经》这样巨大的医学整理工作；上述第五点谈到"工造土室"乃东周秦晋人之所居，第六点谈到秦晋方言，东周无能进行这项整理工作，自是毋庸赘言，而晋国则无医学基础，且早已分为韩、赵、魏三国，在战国后期，这三国中的任何一国同样也都无进行这项整理工作的可能；然第（5）点所谈"工造土室"亦为秦人之所居，第（6）点所谈"疮亦秦地方言"，第（7）点谈到"黔首"一词，第（8）点谈到"摇因秦声之误"，表明《黄帝内经》与秦国有关，这是值得注意的，第（9）点谈到"秦医善除"，"秦多良医"，使秦国具有较好的医学基础，且秦国自商鞅"变法修刑"实行一系列的社会改革以后，逐渐做到了"民以殷盛，国以富强，百姓乐用，诸侯亲服"（见《史记·李斯列传》），而"山东之民，无不西者"（见《商子·来民》），东方诸国的人士都到秦国，扁鹊由渤海"过邯郸"，"过洛阳"而"入咸阳"（见《史记·扁鹊仓公列传》），表明了各国医学家也都到秦国，这就为各地医疗经验和医学理论的交流及总结整理具备了充分的条件，因而也就只有在秦国，才有可能写出《黄帝内经》这样的医学巨著来，在先秦诸子著作中，只有在秦国写成的《吕氏春秋》一书中记述的医学内容最多，也可以作为《黄帝内经》成书于秦国的佐证。

总之，《黄帝内经》成书于战国后期，而在秦国写成。

（李今庸于 20 世纪 70 至 80 年代中国中医研究院、北京中医学院研究生班讲稿）

"藏象学说" 讲稿

一、藏象学说的内容及其产生的客观基础

藏象学说,是祖国医学理论体系中的一个重要组成部分。它在祖国医学理论中占有极为重要的地位,是祖国医学其他理论部分的基础。它在我国民族的绵延和发展上,曾经起过重大的保证作用。它以临床实践为基础,几千年来又指导了祖国医学的临床实践。

藏象学说广泛地应用于祖国医学的解剖、生理、病理、诊断、治疗、方药、预防等方面,辨证施治的理论基础,对临床各科的医疗实践起着主导作用,为祖国医学的主要理论。

(一) 藏象学说的基本概念

"藏象"一词,首先见于《素问·六节藏象论》。所谓"藏象",张介宾谓是"藏居于内,形见于外"。藏象学说,是研究人体各藏府组织器官的生理功能、病理变化和相互联系以及与外界环境相互关系的学说。它是在我国古代朴素辨证法思想——"阴阳五行学说"指导下,以整体观念论述人体以五藏六府为中心、以"心"为主导,通过经络运行气血到各部,不断产生神的活动,按"以类相从"的规律,把人体各部分组织联结成一个既分工,又合作,并与外界环境相通,从而维持人体生命活动的有机整体。

(二) 藏象学说的内容及其主要功能

藏象学说主要有下列两个部分,这两个部分又互相联系、互相依赖而不可分割。

1. 藏府

藏府包括五藏、六府和奇恒之府。在祖国医学里,心(包括心包络)、肝、脾、肺、肾称为五藏(附命门);胆、胃、小肠、大肠、膀胱、三焦称为六府;脑、髓、骨、脉、胆、女子胞称为奇恒之府。由于奇恒之府的各府分别从属在其他藏府,故一般只称"五藏六府"。五藏的共同功能,是"藏精气而不泻";六府的共同功能,是"传化物而不藏"。《素问·调经论》:"血之与气,并走于上,则为大厥,厥则暴死,气复反则生,不反则死。"血气相并即为邪,入府,气机阻塞致人暴死,然身温和而汗自出则为入府,府气"传而不藏",邪气传出,正气复反,人即苏醒而生;如唇口青而身逆冷,则为入藏,藏气"藏而不泻",邪气不出,正气不得复反,人不苏醒,唯死而已,故《金匮要略·藏府经络先后病篇》说:"问曰:寸口脉沉大而滑,沉则为血实,滑则为气实,血气相搏,入藏即死,入府即愈,此为卒厥,何谓也?师曰:唇口青,身冷,为入藏,即死,如身和,汗自出,为入府,即愈。"(此文原有错简,今据《千金要方·平脉·三关主对法》文改正)至于各藏府的具体功能,兹简略地引在下面:

(1) 五藏

1) 心:居膈上,将进入经脉内的津液化赤生血,主一身之血脉而推动血液在经脉内运行不息,藏神而主导全身,其华在面,开窍于舌,在液为汗,在志为喜,其经手少阴。

按：心主血脉，《素问·八正神明论》："血气者，人之神"，《灵枢·营卫生会》："血者，神气也"，血是神的物质基础，血气流行到那里，那里组织得到营养，就产生神的活动，发挥其正常功能。神在不同的部位，发生不同的作用，我们叫它不同的名称，如在心为神，在肝为魂，在肺为魄，在脾为意，在肾为志。

附：心包，附有络脉，是通行气血的径路。①为心之屏障；②引心火下入肾中。其经手厥阴。

2）肝：居右胁，气行于左。随人体动静调节血液流量"（藏血）"而藏魂，性喜条达，有疏泄之用，主一身之筋而司肢体运动，其华在爪，开窍于目，在液为泪，在志为怒，其经足厥阴。

按：《素问·阴阳应象大论》："左右者，阴阳之道路也。"肝属木，为阴中之少阳，主人身生发之气，旺于东方，东方在左，故其气从左上升，《素问·刺禁论》所谓"肝生于左"是也。唯其气从左上升，故为病亦每见于左，如《难经·五十六难》说："肝之积，名曰肥气，在左胁下，如覆杯，有头足，久不愈，令人发咳逆痎疟，连岁不已"，《金匮要略·疟病脉证并治篇》所载"鳖甲煎丸"之治"内有癥瘕，外有寒热"的"疟母"，其癥瘕就正在左胁下。

3）脾：居上腹部，在胃的后下方，其形扁长。主消磨水谷，运化水谷精微，统摄血液沿一定的道路朝一定的方向运行，藏意，主肌肉四肢，其华在唇，开窍于口，在液为涎，在志为思，其经足太阴。

按：脾属土，位居中焦，水谷在中焦消化后，化生出水谷精微，通过脾的运化功能，将其输送到人体的不同部位，产生出不同的营养物质，即将其中的精专部分输送到肺脉，在心的化赤作用下，变为红色而成血；将其中的慓悍部分输送到上焦化为气；将其中的另一部分输送到肾藏化为精；将其中的还有一部分通过三焦输送到皮毛肌腠关节空窍以及脑髓之中化为津液。

4）肺：居胸中，行气于右。主一身之气，司呼吸、声音，藏魄，性喜肃降，能通调水道下输膀胱，主宣发而外合皮毛，并窍于鼻，在液为涕，在志为悲，其经手太阴。

按：肺属金，为阳中之少阴，主人身收杀之气，旺于西方，西方在右，故其气从右下降，《素问·刺禁论》所谓"肺藏于右"是也。唯其气从右下降，故为病亦每见于右，如《难经·五十六难》说："肺之积，名曰息贲，在右胁下，覆大如杯，久不已。令人洒淅寒热，喘咳，发肺壅。"临床上，亦每见急性咳嗽时牵引右胁痛。且程文囿用瓜蒌治愈了右胁痛，见《杏轩医案·续录·叶蔚如兄胁痛便闭一剂而效》："蔚兄来诊云：病初右胁刺痛，皮肤如烙，渐至大便闭结，坐卧不安，每便努挣，痛剧难耐，理气清火养血润肠药皆不应。切脉弦急欠柔，谓曰：易治耳，一剂可愈。蔚兄云：吾病日久，诸药无灵，何言易治？予曰：此乃燥证。肺苦燥，其脉行于右，与大肠相表里。方书论胁痛，以左属肝，右属肺。今痛在右胁，而便闭结，肺病显然。但肝虽位于左，而其脉萦于两胁，《内经》言'邪在肝则两胁中痛'，今痛虽在右胁，不得谓其专属肺病巳也。夫金制木，忧伤肺，金失其刚，转而为柔，致令木失其柔，转而为刚，辛香益助其刚，苦寒愈资其燥，润肠养血缓不济急，访方用栝蒌一枚，甘草二钱，红花五分。蔚兄见方称奇，乃询所以，予曰：方出《赤水玄珠》。夫栝蒌柔而润下，能治插胁之痛，合之甘草缓中润燥，稍入红花流通血脉，肝柔肺润，效可必矣。服药便通痛减，能以安卧，随服复渣，微溏两次，其痛如失。"

5）肾：居腰里，左右各一。主水，藏精，为生殖之本，生髓充骨通脑，其华在发，为作强之官而出技巧，藏志，主纳气，开窍于耳及前后二阴，在液为唾，在志为恐，其经足少阴。

按：肾藏精，为先天之本：一以其精繁衍后代；一以其精营养本人的藏府经络肢体百骸。

附：命门，为肾中真阳，原气之所系，男子以藏精，女子以系胞。

（2）六府

1）胆：附于肝，气通于心。贮存精汁，主决断，有疏泄之用，其经足少阳。（又为奇恒之

府）

按： 胆藏精汁，故于六府内独主情志活动，《灵枢·九针论》说："胆为怒"，胆气通于心，心藏神，胆气上扰心神则哭笑无常。戴某，男，20岁，住枣阳县，农民，数年前曾发癫狂一次，近月余来其病复发，时哭时笑，狂走妄行，甚则欲持刀杀人，于1968年12月由其父、叔二人伴随来汉就医，余诊其脉弦细而数，头昏闷，时有眩晕，头部两侧有掣动感，耳鸣，心悸特甚，失眠，入睡则多梦，时发呆痴，两手颤动，四肢发冷，身体渐然畏寒。口中时流清水，面部发烧，渴欲饮水，大便秘结（每于大便秘结时则病发甚），唇红，舌质较淡，苔白，治以柴胡加龙骨牡蛎汤去铅丹四剂而狂止，又以温胆汤加龙骨、牡蛎、枣仁、龟板、石菖蒲等数剂而愈，至今未复发。《千金要方》载"治大病后虚烦不得眠，此胆寒故也，宜服温胆汤……"今人每用温胆汤加味治疗惊悸失眠，收到较好效果。

2）胃：居上腹部，上于贲门处接食道，下于幽门处交小肠。主受纳和腐熟水谷，与脾为后天之本，气血生化之源。其经足阳明。

按：《灵枢·玉版》说："人之所受气者，谷也。谷之所注者，胃也。胃者，水谷气血之海也。……"饮食水谷入胃，通过胃腔的阳气腐熟和脾的消磨进行消化。胃阳不足，失其腐熟之用，则水谷不化而大便带完谷，治则煖中温胃以助腐熟，如用所谓"助消化药"的消积导滞之山楂、麦芽等则谬矣。

3）小肠：居小腹内，上于幽门处接胃的下端，下于阑门处交大肠。主对胃府移下来的已经消化过的食糜作进一步消化，然后通过泌别清浊的作用，在阑门将其中清的部分（水液）挤入下焦渗进膀胱，将其中浊的部分（糟粕）送入大肠。其经手太阳。

4）大肠：上于阑门处接小肠下端，下即肛门。主对小肠送下来的糟粕部分进行燥化形成粪便，然后通过传导作用将粪便从肛门排出体外。其经手阳明。

5）膀胱：居小腹内。贮存津液，化气布津，排泄小便。其经足太阳。

按：《素问·灵兰秘典》说："膀胱者，州都之官，津液藏焉，气化则能出矣"。膀胱贮存津液，通过少阳三焦的决渎作用，得到气化，一部分上升为气，濡布藏府空窍；一部分下出为尿，排出体外。《伤寒论·辨太阳病脉证并治中》说："若脉浮，小便不利，微热消渴者，五苓散主之"，正是膀胱蓄水，气化失常，无以上升为气而渴欲饮水，无以下出为尿而小便不利，故治用五苓散化气利水，气化则津布而口渴自止。

6）三焦：居藏府之外，为五藏之外部，根于肾系，为原气之别使，主持诸气，司决渎，通行水道。其经手少阳。

上焦如雾，中焦如沤，下焦如渎。三焦者，水谷之道路，气之所终始也：上焦主纳，中焦主化，下焦主出。

（3）奇恒之府

1）脑：居颅骨腔内，为髓之海，通于眼、耳、鼻、口，为"精明之府"或"元神之府"，肾精所养，心神所居。

2）髓：居于骨腔，会聚于脑。为精液所化成，充养全身骨骼。

3）骨：分布全身，赖筋联缀，为髓之府，支架人体。

4）脉：分经脉和络脉两类，网布周身，联结人体内外上下，壅遏营气，令无所避，为血之府，运行血气周流全身，营养五藏六府，四肢百骸和五官九窍。

5）胆：已见上述"六府"之中。

6）女子胞：居于小腹内，在膀胱之后方，为冲、任、督三脉的发源地。主通行月经，孕育胎儿。（男子精室则贮精液）

人体五藏六府之间都是互相联系的，它们的联系规律一般有下列几种：①阴阳对立互根规律的联系；②五行生克规律的联系；③藏府表里规律的联系；④藏府功能协作关系的联系。

2. 精、神、气、血、津液

（1）先天：①是构成人体组织的基本物质；②是人体及人体组织生命活动的反映。

（2）后天：是维持藏府及其所属组织功能活动的基本物质和生命反映，在藏府功能活动过程中不断地被损耗，又在藏府功能活动过程中从饮食物里不断地得到新的补充。

藏象学说从整体观念出发，认为藏府的生理功能以及藏府之间、藏府和其他组织器官之间的相对平衡协调（通过经络气血的联系和调节）维持着人体的正常生命活动；机体和外界环境保持对立统一关系，是通过藏府和所属组织器官的机能活动来实现；致病因素作用于机体后，疾病的发生、发展和转归，也主要是取决于藏府和所属组织器官的机能状态。

（三）藏象的实质

祖国医学所说的藏府和精、神、气、血、津液等，不仅仅是指解剖学上的实质藏器和体液，更主要的是指功能单位，即人体生理功能和病理变化复杂反映的概括。祖国医学所谓藏府和精、神、气、血、津液等的机能活动，实质上就是整体的活动。因此，决不能单纯以现代医学的解剖学、生理学以及病理学观点去理解，而应把它看成是历代医学家认识和研究机体生理功能及病理变化的理论概括。

（四）藏象学说产生的客观基础

祖国医学的藏象学说，长期指导祖国医学的临床实践，并长期受到祖国医学临床实践的检验，证明了它是行之有效，符合医疗实际的，它的产生和发展，都是有其客观基础的。

1. 解剖实验

这点在古代文献中记载是很多的。

（1）《灵枢·经水》："若夫八尺之士，皮肉在此，外可度量切循而得之，其死可解剖而视之……"《吕氏春秋·贵直论·过理》："（商纣）截涉者胫而视其髓……剖孕妇而观其化，杀比干而视其心。"《战国策·宁策》："（宁康王）剖伛之背，锲朝涉之胫"（《新书·春秋》同）。《汉书·王莽传》："翟义党王孙庆捕得……太医尚方与巧屠共刳剥之，量度五藏，以竹筳引其脉，知所终始，云可以治病。"郭璞注《山海经·海内经》引《开筮》："鲧死三岁不腐；剖之以吴刀。"（还有宋·欧希范《五藏图》和杨介《存真图》及清·王清任《医林改错》等）

（2）《内经》、《难经》所载人体藏府的位置、形状、大小、长短、轻重、坚脆以及盛谷之多少等，正是我国古代医学对人体解剖的观察和记录。它所得的许多数据，和现代解剖学知识相近。

2. 长期的生活观察

（1）人穿着同一衣服，窜则不病，寐则易病。因而认识到：卫气"温分肉，充皮肤，肥腠理，司开阖"，"日行于阳，夜行于阴"。

（2）小孩子哭泣则泪涕交流而时现咳嗽。因而认识到：肺主悲，在液为涕，在变动为咳。

（3）饱甚则腹部胀痛。因而认识到：胃居腹里而主纳谷、熟腐。

（4）欲食太甚（包括饥甚）则口流清涎。因而认识到：脾主消磨水谷，在液为涎。

（5）忍尿劳作则牙齿松动疼痛。因而认识到：肾合膀胱，主骨，为作强之官，齿为骨之余，劳则伤肾。

（6）忍尿吹"号"则尿胀消失。因而认识到，膀胱藏津液，气化则出：上升为气，下出为尿。

（7）热则汗出，汗出过多则心慌。因而认识到：热气通于心，心"在液为汗"。

（8）寒则尿多。因而认识到：寒气通于肾。

3. 生理功能

大量的临床实践，从病理现象推论出生理功能：故《素问·玉机真藏论》有"善者不可得见，恶者可见"之语。

（1）受凉感寒则病恶寒，发热、咳嗽、鼻塞，流清涕——风寒伤肺。因而推论出：肺合皮毛，开窍于鼻，在变动为咳。

（2）胸满：咳喘、浮肿，小便不利——肺气壅实，水液以从其合。因而推论出：肺居胸中，外合皮主，其气清肃下行，通调水道。

（3）鼻孔时时出血，心慌，心烦，面色㿠白——血不养心。因而推论出：心主血，藏神，其华在面。

（4）腹时膨满，肠鸣，大便稀溏，食欲不振，四肢不温——脾虚湿困。因而推论出：脾居腹里，主四肢，能消磨水谷，运化津液而恶湿。

（5）头昏，腿软，腰痛，滑精，头发枯槁脱落——肾不藏精，精亏无以生髓荣发。因而推论出：肾居腰里，藏精生髓充骨，脑为髓之府，其华在发。

（6）小腹胀满，小便不利，口渴欲饮水，发热恶寒——水热互结，津不化气。因而推论出：膀胱居小腹，主藏津液，外应腠理毫毛。

总之，藏象学说是古人从长期生活、临床实践，以及对人体解剖粗浅的认识基础上，通过综合、分析、比拟、推演而概括出来的对人体的生理、病理、诊断、治疗等的理论总结。

藏象学说广泛应用于祖国医学的生理、病理、诊断、治疗、方药、预防等各个方面，并指导着临床各科医疗实践。深入开展藏象学说的研究，对继承发扬祖国医学遗产，促进中西医合作，创立我国独特的新医药学体系具有重要意义。因此，我们必须在辩证唯物主义指导下，贯彻"实践第一"的原则，在医疗实践中，用现代科学的知识和方法，对祖国医学的藏象学说给以认真的切实的研究，探讨出它的实质，以现代语言加以阐述，把它提高到现代科学水平上来，与现代医学平行向前，从而创造出我国统一的以辩证唯物主义为指导思想的新医药学体系。

（李今庸于 20 世纪 70 至 80 年代中国中医研究院研究生班讲稿）

二、精、神、气、血、津液等的内在联系

藏象是以五藏六府为中心，以心为主导，通过经络，运行气血，使人体各内藏之间、人体内藏与体表组织之间、人体与外界环境之间联结成一个统一的有机整体。因此，藏府的功能活动，体现了整个人体的生命活动，而"神"则是这种生命活动的概括。其藏府功能的活动，则依赖于精、气、血、津液等作为物质基础。精、气、血、津液等产生于先天，在营养藏府、保证藏府功能活动的过程中在不断地被消耗，又在藏府功能活动过程中从饮食物里不断得到滋养和补充。神是在这些活动过程中产生的，又主导着这些活动的全过程。

（一）精、神、气、血、津液等的主要功能活动

精、神、气、血、津液等都有自己的功能和特点，在人体生命活动过程中，又都发挥着各自

的作用。

1. 精

精是一种液体物质，是构成人体和维持人体生命活动的基本物质。来源于先天，依赖后天水谷之精的滋养和补充，藏于肾中，为先天为本，主生殖，化气温润五藏六府、十二经脉及五官九窍、四肢百骸。

2. 气

气是一种微小物质及物质的运动和功能，充满全身，主司呼吸，帅血运行，化行津液，温养皮肤肌腠、五藏六府。

（1）真气：充满全身，人体正气皆是真气。——《灵枢·刺节真邪》："真气者，所受于天，与谷气并而充身者也。"《素问·离合真邪论》："真气者，经气也。"

（2）大气：大气即真气。——《素问·气穴论》："肉之大会曰谷，肉之小会曰溪，肉分之间，溪谷之会，以行荣卫，以会大气"（《甲乙经》卷三第一，作"以舍大气也"）。《素问·五运行大论》："帝曰：地之为下否乎？岐伯曰：地为人之下，太虚之中者也。帝曰：冯乎？岐伯曰：大气举之也。"

（3）宗气：积于胸中，以司呼吸、声音，推行营卫。——《灵枢·五味》："其大气之搏而不行者，积于胸中，命曰气海，故呼则出，吸则入。"《灵枢·刺节真邪》："宗气留于海，其下者，注于气街，其上者，走于息道。"

（4）营气：水谷精专部份在经脉中运行如雾露样灌溉营养人体全身。——《灵枢·营卫生会》："中焦亦并胃中，出上焦之后，此所受气者，泌糟粕，蒸津液，化其精微，上注于肺脉，乃化而为血，以奉生身，莫贵于此。故独得行于经隧，命曰营气。"杨上善《太素·十二水》注："营气行经如雾者也；经中血者，如渠中水也。故十二经受血各营也。"

（5）卫气：水谷慓悍部分在经脉外循行，昼日行于阳，夜则行于阴，外实皮肤肌腠以抵御外邪，内温五藏六府。——《灵枢·邪客》："卫气者，出其悍气之慓疾，而先行于四末分肉皮肤之间而不休者也，昼日行于阳，夜行于阴，常从足少阴之分间行于五藏六府。"《灵枢·本藏》："卫气者，所以温分肉，充皮肤，肥腠理，司开阖者也。"

（6）元气：元气又称"原气"，为肾精所化，藏于肾中，别出一支为三焦后天之运用，促进藏府经络的功能活动。——《难经·六十六难》："脐下肾间动气者，人之生命也，十二经之根本也，故名曰'原'。三焦者，原气之别使也，主通行三气，经历于五藏六府。"

附　《金匮·藏府经络先后病脉证第一》："若五藏元真通畅，人即安和"。张介宾《类经·邪变无穷》注："真气，即元气也。"

3. 血

血是一种赤色液体物质，为气之府。按一定规律，沿一定方向，循环流动于经脉之中，营养人体内外上下各部组织。

4. 津液

津液是人体内除血液、精液而外的一切正常液体物质。变血、补精，化气，濡养藏府经脉和皮肤肌腠，滑利关节，濡润空窍。

5. 神

神是人体和人体组织的生命活动，以精血为物质基础，是血气阴阳对立的两个方面共同作用的产物，内守则调节人体各部组织的正常功能活动，维持人体与外界环境的统一。

（二）精、神、气、血、津液等的相互关系

人体的精、神、气、血、津液等都各有自己的功能和特点，但不是各自孤立、互不相干，而是有着内在的联系。在人体生命活动过程中所消耗的精、气、血、津液等，其补充来源都在于中焦脾胃化生的水谷精微，即后天的精、气、血、津液等，都是中焦水谷化生的精微物质，通过不同道路，分布到不同部位，而变化为具有不同形态和不同功能的营养人体组织、维持人体生命活动的基本物质。神，则贯穿于这种变化的各个过程之中。在藏府组织的功能活动和神的主导下，精、气、血、津液等之间，又是互相渗透，互相促进，互相转化。

1. 血与气的相互关系

（1）血对气的关系：《血证论·阴阳水火血气论》："守气者即是血"。血为气之府，血液的运行和作用，就是"气"的一种（营气）而与其他之气相联结。血盛则气旺，血病亦可导致气病。临床上，血虚常见少气，失血过多则每见气脱。血液瘀滞又易导致气机阻塞，如跌打损伤则每见胸闷便结就是其例，故《金匮·惊悸吐衄下血胸满瘀血病脉并治第十六》："病人胸满，唇痿舌青，口燥，但欲漱水不欲咽，无寒热，脉微大来迟，腹不满，其人言我满，为有瘀血。"

（2）气对血的关系：《血证论·阴阳水火血气论》："运血者即是气"，王冰《素问·五藏生成》注："气行乃血流"。气生成于血中而固护于血外。气为血之帅，血在脉中流行，实赖于气之帅领和推动，故气之正常运动，对保证血液的产生、运行和功能都有着重要的意义。气旺则血充，气虚则血少，气行则血流，气滞则血瘀。临床上，常见气虚不能摄血则血溢而崩漏，不能行血则血不华色而面色㿠白，治用补气以摄血则血止，以运血则色泽；气滞则失去行血之用而腹胀经闭，治用行气以治血则经通。

《灵枢·营卫生会》："血之与气，异名同类焉。"血与气的关系非常密切，临床上每见血液外失无以守气则气脱，气脱又无以摄血则更外失，治本"血脱者固气"之法，用大剂"独参汤"补气摄血而气充血止，气充又有助于新血的产生而病愈。故《十药神书》治血证，于甲字十灰散止血、乙字花蕊石散破瘀之后，用丙字独参汤补气以生血。

2. 血与精的相互关系

（1）血对精的关系：《诸病源候论·虚劳诸候·虚劳精血出候》："精者，血之所成也。"血液流行入肾中，与肾精化合而变为精，《血证论·男女异同论》："男子以气为主，故血入丹田亦从水化而变为水，以其内为血所化，故非清水，而极浓极稠，是谓之肾精。"由于血能化精，故《血证论·男女异同论》谓"男子精薄，则为血虚"，是以治肾虚精少者，每于填精药中兼以养血药，如《名医类案·求子》载江应宿用"斑龙二至丸"之治许姓年五十八无子之案等。（还有当归生姜羊肉汤加附子之治男子精气清冷而无子者）

（2）精对血关系：《素问·上古天真论》："肾者主水，受五藏六府之精而藏之"。冲脉与少阴之大络起于肾下，为十二经脉之海，乃"精血所聚之经"，肾精进入冲脉，与血海之血化合而变为血，毛发为血之余，故《类经·藏象类·藏象》张介宾注谓"精足则血足而发盛"。是以肾精衰少者，每见毛发枯槁甚至脱落，如《金匮要略·血痹虚劳病脉证并治第十六》："夫失精家，少腹弦急，阴头寒，目眩·发落……"和现代医学所谓"席汉病"的"性功能减退，头发、腋毛、阴毛均脱落"等。

3. 血与津液的相互关系

（1）血对津液的关系：《灵枢·邪气藏府病形》："十二经脉三百六十五络，其血气皆上于面

而走空窍……其气之津液皆上熏于面"。血液在经络之中运行而从脉中渗出于脉外，与脉外的津液化合以濡润皮肤肌腠为津液。《灵枢·营卫生会》："夺血者无汗"，治疗上，"衄家不可发汗，汗出必额上陷脉紧急，直视不能眴，不得眠"，亡血家不可发汗，汗出必寒栗而振。"血液瘀结无以于渗脉外为津液以养皮肤肌腠，则肌肤干燥粗糙甚至甲错。

（2）津液对血的关系：《灵枢·决气》："中焦受气，取汁变化而赤，是谓血。"中焦水谷化生的津液，从中焦进入肺脉，与经脉中运行的血液化合即通过心藏的化赤作用变成红色而为血；《灵枢·痈疽》："肠胃受谷……中焦出气如露，上注溪谷而渗孙脉，津液和调，变化而赤为血。"中焦化生的水谷精微，通过三焦蒸化而布达于肌肉腠理之中的津液，由孙络渗入于脉中，与经脉中运行的血液化合即在心藏的化赤作用下变成红色而为血。《灵枢·营卫生会》："夺汗者无血。"汗乃津液之所化，汗出过多则津少血伤，血伤则无以养心而心慌，故《伤寒论·辨太阳病脉证并治第六》说："汗家，重发汗，必恍惚心乱……"临床上亦见吐泻过甚则津液衰少，无以充实血脉而脉微欲绝者，故《伤寒论·辨霍乱病脉证并治第十三》谓"恶寒脉微而复利，利止，亡血也，四逆加人参汤主之"，成无己注说："《金匮玉函经》曰：'水竭则无血'，与四逆汤温经助阳，加人参生津液益血。"

4. 血和神的相互关系

（1）血对神的关系：杨上善《太素·营卫气》注："血者，神明之气，而神非血也。"血气在经脉中运行不止，环流周身，滋养五藏六府，四肢百骸、五官九窍，产生神的活动，保证人体组织器官的正常功能，"目受血而能视，足受血而能步，掌受血而能握，指受血而能摄"。血盛则神旺。故血虚则神怯，血尽则神亡。临床上，血虚则每见神怯而善恐，失血过多则神昏，甚至神亡而身死。

（2）神对血的关系：《灵枢·经水》："经脉者，受血而营之"，王冰《素问·诊要经络论》注："脉者，神之用"。经脉营运血气流行周身，实赖神明之运为，神主导经脉运动和血液流行，故神正则血流和畅，神恐则血气不升而面色㿠白，神怒则血气逆上而面色红赤，甚至血溢络伤而吐血。

在日常临床工作中，常见有女子月经不调而神躁易怒，且又悲哭；亦见有女子郁怒久久未解而月经失调，且又头偏痛而眼睛失明。

5. 精和气的相互关系

（1）精对气的关系：《素问·阴阳应象大论》："精化为气"，张介宾注说："精化为气，谓元气由精而化也。"精藏于肾，为阴，在肾阳的蒸动下，化为元气，通过三焦，升腾于上，布达周身，以养人体的藏府组织，促进藏府组织的功能活动。精盈则气盛，精少则气衰。故失精家每见少气不足以息，而行则气喘，口咽干燥，且又懒于言语，所谓"元精失则元气不生，元阳不见"，即是此义。

（2）气对精的关系：张介宾引张紫阳："精依气生……元气生则精产"。元气充塞于周身，流布不已，入肾中与肾精化合变为白色浓稠的膏状之精，其精在化成之后而不漏泄走失，实又赖元阳之气固护于外。气聚则精盈，气弱则精走。故元气亏损每见失精，如林佩琴之治吕姓梦泄而重用参、芪即其例。"精升则化为气"，"气降则化为精"，"精之与气，本自互生，精、气既足，神自旺矣。"

6. 精和津液的相互关系

（1）精对津液的关系：《素问·逆调论》："肾者水藏，主津液……"肾精通过肾阳的蒸动化为元气，别出一支为三焦之运用，以保证三焦通行津液之能。故肾精虚则三焦失职而津液不布，时见尿短黄，咽喉干，皮肤燥，或为水渍皮肤而浮肿；肾精伤耗，肾阳不用，无以化气布津，则口咽干于上而渴欲饮水，水液溜于下而小便常多，如《金匮·消渴小便利淋病脉证并治第十三》所谓"男子消渴，小便反多，以饮一斗，小便亦一斗，肾气丸主之。"是其例。

《灵枢·口问》："液者，所以灌精濡空窍者也。"液能灌精以濡空窍，是津液之中本自有精，津液的精华部分即是精，此殆即所谓，"广义之精"也。《灵枢·平人绝谷》中所谓"水谷之精气"、《灵枢·五味》中所谓"天地之精气"，皆是广义之精。

（2）津液对精的关系：《灵枢·津液五别》："五谷之津液，和合而为膏者，内渗入于骨空，补益脑髓，而下流于阴。"水谷在中焦化生的津液，通过三焦元气的作用，输布人体全身，濡养藏府及其所属各部组织器官，其滑利关节的津液，一部分渗入骨空，与髓液化，入于肾中，为肾精的组成部分，故补精药中多津液，如肉苁蓉、菟丝子、枸杞、黄精、熟地、山药等，《素问·阴阳应象大论》所谓"精不足者，补之以味"是。且时见补肾兼补脾之法，以脾健则化谷，谷化则津液生，津液生则精之化源始充，近人所谓"后天滋先天"者是也。

7. 精和神的相互关系

（1）精对神的关系：《灵枢·本神》："肾藏精，精舍志。"肾精进入冲脉而化血，血气随经脉运行于肾中而产生肾志，志者肾之神。志舍于精中而赖精以养。精盛则志强。肾精不足，无以养志，则每病善忘之证，《灵枢·本神》所谓"志伤则喜忘其前言"，《类证治裁·健忘》谓"唯因病善忘者，或精血亏损，务培肝肾，六味丸加远志、五味"是其例。肾中之精气，上交于心中，化为心中真液，以养心神，则心神得以守舍而藏于心。精可养神，神赖精养，精盛则神旺，精衰则神扰，故肾精衰少不能上交于心而每见心烦失眠。且肾中之精滋养于髓，髓液充满养于骨而会聚于脑。精髓所聚，于脑为最多，故脑有"髓海"之称。堆其聚精最多，则为心神之所居，是之谓"精明之府"或"元神之府"也。精盛脑盈，神安其居，则耳目聪明；精衰脑空，神失其正，则脑转耳鸣，目眩昏冒而无见，故失精家耳目多不精爽，肾精虚少亦可病眩晕之证，即所谓"下虚则高摇"。

《灵枢·本神》："两精相搏谓之神"，杨上善《太素·藏府之一》注："两精相搏，共成一形，一形之中，灵者谓之神者也，即乃身之微也。"此当指精、血、津液等广义之精所生之神。

（2）神对精的关系：张介宾《类经、摄生类·古有真人至人圣人贤人》注："神由精、气而生，然所以统驭精、气而为运用之主者，则又在吾心之神。"心藏脉，脉舍神，人体在心神的主导下，血气循经脉流行，进入肾中，遂化生肾藏之神，是名曰"志"。肾志统于心神，而居于肾精之中，以为肾精之主宰。神守则志安而精固，神散则志乱而精失。《灵枢·本神》："恐惧而不解则伤精，精伤则骨酸痿厥，精时自下"，林佩琴之治刘姓"试场受惊心悸，精走于下"一案是其例。

8. 气和津液的关系

（1）气对津液的关系：《血证论·阴阳水火气血论》："水化于气"。津液在人体内升降循环，输布排泄，实赖三焦元气之统帅、推动和蒸化，张介宾《类经·藏象类·十二官》注，"元气足则运化有常，水道自利"，故三焦元气失职，则津液停聚转化为水湿为病，内而为水饮，外而为水肿。《杏轩医案续录·答鲍北山翁询伊朗饮澼证冶始末并商善后之策》："气可化水"。正气流行，触物即还原而为水液。故水热互结于膀胱，气化不行，津液不布，则小便不利而口渴欲饮，治以五苓散助气化以行水散邪，膀胱津液得以化气，升腾于上，敷布于藏府口舌而还原为津液，不生津而渴自止，《伤寒论·辨太阳病脉证并治第六》："若脉浮，小便不利，微热消渴者，五苓散主之。"即是其义。

（2）津液对气的关系：《杏轩医案续录、答鲍北山翁询伊朗饮瘀证治始末并商善后之策》："水可化气"，《血证论·阴阳水火气血论》："气生于水"。水谷化生的津液，通过三焦元阳的作用，并在各藏府功能活动的配合下，使其精专部分从中焦进入肺脉化为营气、慓悍部分从上焦布于皮肤肌腠化为卫气；水液中上升部分从肺藏经由三焦下入膀胱，下降部分在小肠济泌别汁从下焦入膀胱，《素问·灵兰秘典论》："膀胱者，州都之官，津液藏焉，气化则能出矣。"津液藏于膀胱，通过三焦元阳的蒸动，化而为气，升腾敷布于藏府组织，发挥温养作用，以保证藏府组织的正常功能活动，故《素问·经脉别论》："水精四布，五经并行"。临床上，暑病伤耗津液，不仅口渴喜饮，且津液虚少无以化气而见少气懒言，肢体乏力。治以白虎加人参汤之加人参即为生津而益气。

9. 气和神的相互关系

（1）气对神的关系：《脾胃论·省言箴》："气乃神之祖……气者，精神之根蒂也"。气帅血液在经脉中运行以濡养藏府组织而生神。气血流行，神即应之而生，气至神亦至，故《灵枢·小针解》谓"神者，正气也"。神寓于气，气以化神，气盛则神旺，气衰则神病，气绝则神亡。故张介宾谓"人之生死由乎气"。临床上，正气不足，常见心慌而视昏，《灵枢·决气》："气脱者，目不明"，故治暴盲证，《张氏医通》主以人参、白术；《素问·逆调论》："荣气虚则不仁，卫气虚则不用，荣卫俱虚则不仁且不用"，荣卫气少，神不能周，故肢体不知痛痒且不为我所使；《伤寒论·辨阳明病脉证并治第八》："虚则郑声"，即《素问·脉要精微论》所谓"言而微，终乃复言者，此夺气也"之义，是气衰则神乱而妄为言语；还有气衰神乱而为狂者，《类证治裁·癫狂》载郑姓一案，因治病不遂，忧愤交集而发狂，治以人参而愈，是其例。

（2）神对气的关系，杨上善《太素·痈疽》注："神之动也，故出入息动"。神是气之主而御气之动，气之流行为神所主宰，神住气亦住，神往气亦往，神安则气正，神惊则气乱，神内守则气流布于周身而不已。观日常生活中，导引家运神以御气，呼吸达于丹田，甚至流通任督；武术家运神以御气，气聚于臂则臂能劈石。神悲则气消，恸哭之后，语声低微；神思则气结，忧思不解，时发太息，故《灵枢·口问》："忧思则心系急，心系急则气道约，约则不利，故太息以伸之。"

10. 津液和神的相互关系

（1）津液对神的关系：《灵枢·本神》："脾藏营，营舍意"，《素问·六节藏象论》："……津液相成，神乃自生"，意亦是神，神在脾为意，意乃脾之神。中焦脾胃化生的水谷津液，入脉中以助血气之营运，流行周身，以濡养藏府组织，化生神气。津液充盛则血旺而神全，津液丧失则血少而神乱。临床上，误用汗、吐、下等法过伤津液则每见神乱惊悸或神昏妄语，故《伤寒论·辨少阳病脉证并治第九》："少阳中风，两耳无所闻，目赤，胸中满而烦者，不可吐下，吐下则悸而惊"，"伤寒，脉弦细，头痛发热者，属少阳。少阳不可发汗，发汗则谵语"；还有泪出过多，失去神明之照而目盲无见，《灵枢·口问》所谓"泣不止则液竭，液竭则精不灌，精不灌则目无所见矣"之文，说明了这一点。

（2）神对津液的关系：《素问·解精微论》："宗精之水，所以不出者，是精持之也。"（这里所谓之"精"，是指"神"，观下文"水之精为志，火之精为神"可证）津液在体内不妄溢于体外，是赖神的主持。其津液在体内流布不已，也有赖神的主持。神内守，持之有权，则津液安流于体内，化精，化气，化血，化神，温肌肉，充皮肤，滑利关节，濡润空窍；神失守，无以主液则津液妄溢，如神遇猝恐则可见汗出、尿遗，神悲则泣涕交流，《灵枢·口问》："悲哀愁忧则心动（神动），心动则五藏六府皆摇，摇则宗脉感，宗脉感则液道开，液道开故泣涕出焉。"

总之，饮食水谷在藏府功能活动下化生的津液，流行濡布于全身，一部分进入脉中化为血，一部分进入骨中与髓液化合入肾为精；血聚脉中，随经脉流行，进入肾中与肾精化合变为精，渗于脉外为津液；精藏于肾，进入冲脉化为血，化气触物为津液，津液和血中的精华部分也叫精，故精、血、津液可统称为精，殆即所谓"广义之精"是也。精、血、津液在全身输布流行，若雾露之溉一样，叫做气。气充满周身，帅精、血、津液正常运行，以滋养藏府组织器官，使其产生生命活动，是谓之神。神藏于心，随血脉以达于全身各部，反转来主导藏府活动化生精、气、血、津液和精、气、血、津液的正常流行与滋养藏府组织。

三、藏象学说是辨证施治的理论基础

祖国医学认为，人体疾病的发生，都是由于不同的致病因素在侵害着人体的不同部位，在疾病发生发展的过程中，人体都在进行着不同的病理变化，治疗时，必须对于具体问题进行具体分析，根据不同的疾病及其不同疾病的发展的不同过程给以不同的正确处理方法，对疾病进行辨证施治。

所谓"辨证施治"，就是在祖国医学的基本理论指导下，根据病人的临床表现辨别其病的性质（病机），并依据辨别出来的病证性质（病机）而确立治疗其病的方法。这是祖国医学的特点，也是祖国医学的精髓。祖国医学认为，人体发病，都有其一定的内在因素和外在因素；而其发病后人体所表现出来的每一临床现象都不是各自孤立的，而是与其他各个临床现象有着密切的内在的联系，各个临床现象之间，都不是彼此隔绝，彼此不相关联的，而是都有着一条互相联结的红线贯穿着，并且各个临床现象的出现，也不是杂乱无章的，而是一个有规律的统一体。因此，临床上对疾病的"施治"必须"辨证"，而"辨证"则又必须"在祖国医学的基本理论指导下"进行。这是祖国医学的整体观念，它里面涵有着非常宝贵的辩证法内容。

根据马克思主义认识论，人们对于客观事物的认识，总是由低级到高级，由感性认识到理性认识，在整个识认史中，感性认识只能给人们找到事物的现象，而未能也不可能触及到事物的内部，事物的本质，只到人们用正确的思维方法，通过大脑功能的活动，将事物的各个现象加以分析、归纳、综合、研究之后，使感性认识上升到理性认识，才能了解事物的本质，真正掌握住事物。祖国医学在临床活动中，就是运用望、闻、问、切等所谓"四诊"方法，在病人身上及其周围全面收集其疾病资料，即调查了解和掌握有关疾病的各种情况，然后用祖国医学的基本理论为指导，对自己的占有资料进行细致的研究分析找出疾病的本质，并依此而确立其战胜疾病的方针。例如：我们在临床医疗活动中，在开始收集到有关疾病情况的这些资料——头痛、项强、发热、恶风、汗出、脉浮缓等证象的时候，并不能理解它是一个什么病证。也不能理解它的发生原因，只有当我们用祖国医学的基本理论为指导把它想一想之后，用祖国医学的观点把它加以整理、加以组织、加以研究之后，我们对它具有了理性认识，才会懂得它是"中风病"，它是风邪中于人体太阳经的所谓"表虚证"，才能判别它和伤寒病的头痛、项强、发热、恶寒、无汗而喘、脉浮紧等所谓"表实证"的麻黄汤方的证治不同。

毛主席教导我们说："矛盾是普遍的、绝对的，存在于事物发展的一切过程中，又贯穿于一切过程的始终。"因此，我们知道，疾病的每一现象，也就是矛盾现象。

毛主席在《矛盾论》一文中指出："任何过程如果有多数矛盾存在的话，其中必定有一种是主要的，起着领导的、决定的作用，其他则处于次要和服从的地位。因此，研究任何过程，如果是存在着两个以上矛盾的复杂过程的话，就要用全力找出它的主要矛盾。捉住了这个主要矛盾，一切问题就迎刃而解了。"祖国医学在辨证施治中，正是把收集来的一切有关疾病情况的临床资料进行分析研究找出疾病的主要矛盾，并针对其主要矛盾给以解决，从而消除一切矛盾。《伤寒论·辨太阳病篇》第177节："伤寒，脉结代，心动悸，炙甘草汤主之。"在临床上疾病所表现出来的证象除"脉结代，心动悸"而外，可能还会有"头昏"、"目眩"、"失眠"、"多梦"以及"面色㿠白""肢体无力"等证象出现，但在一定情况下来说，这些都是次要的，只有心藏真气虚的"脉结代，心动悸"是其主征，是其主要矛盾，所以用炙甘草汤方补中焦之汁以资益真气而解除其主要矛盾，关于其他证象的次要矛盾也就迎刃而解了。

正虚容易受邪，邪伤必定害正。一个人体的患病，是既有邪气的存在，同时也是正气的衰弱。在治疗工作中，必须依据疾病的临床表现进行分析，找出疾病的主要的矛盾方面，即辨别出其病是偏于邪气之盛抑是偏于正气之衰，而确定其攻邪抑是补正的治疗方法。《伤寒论·辨霍乱病篇》第386节："霍乱，头痛，发热，身疼痛，热多欲饮水者，五苓散主之；寒多不用水者，理中丸主之。"两者都是湿邪混乱于中焦，中焦之气挥霍缭乱所使然。但前者"欲饮水"，标志着其病主要的矛盾方面在外邪偏盛，用五苓散宣阳化气、驱除外邪；后者"不用水"，标志着其病主要的矛盾方面在正阳偏虚，用理中丸温阳助正、调理中气。

表证可以入里，里证可以出表。疾病在其发展过程中，总是依赖自己的内部规律在不断地向前传变或叫做转化。而疾病在其传变或者说是转化的时候，由这方面飞跃到另一方面，就具有了另一方面的特点，具有了不同质的内容。因此，祖国医学在临床工作中，就是要不断地随时地根据疾病发展了的新的情况，采取相应的新的治疗方法。《伤寒论·辨太阳病篇》第51节："脉浮者，病在表，可发汗，宜麻黄汤。"（按《伤寒论》的一般读法，本节当寓有头疼、体痛，发热，恶寒、无汗、脉紧等证象在内），同篇第92节："病发热，头痛，脉反沉，若不差，身体疼痛，当救其里，宜四逆汤。"前者"脉浮"是伤寒病的太阳表证，用麻黄汤发表泄卫以散寒；后者"脉反沉"，是其病已伏少阴之机，是伤寒病的太阳表证正向少阴里证转化，用四逆汤温里助阳以驱寒。

疾病的发展和变化，既然都不是以人们的意志为转移，而是以它自己的规律在向前推进，向前运动，我们就绝对不应该也绝对不可能用一个方案定一个病、一个病固定一个方地像印板样的印定，而应该认识并掌握住它的规律。祖国医学的基本理论，就是对各种疾病的普遍规律的总结。掌握了它，就能很好地在临床上辨证施治。就能在辨证施治中正确地认识疾病，并从而战胜疾病。

我们知道，每一疾病在其发展过程的每一阶段，都有其自己的一定的特点；而许多疾病在其发展的过程中，时常又都有同一的病理机制。因此，在临床工作中，对于一个疾病发展的全部过程不能限于采用某一方法治疗，而对于许多疾病发展的在病理机制上同一的某一过程又都可以采用同一的治疗方法。换言之，一个治疗方法，不能适用于一个疾病发展的全部过程，如麻黄汤只能适用于伤寒病的太阳表证，不能适用于伤寒病的少阴里证；而一个治疗方法，却又可以适用于许多疾病发展的在病理机制上同一的某一过程，如真武汤方既能适用于伤寒病中的肾阳虚弱不能制水，又能适用于水气病中的肾阳虚弱不能制水。这就是祖国医学"同病异治"、"异病同治"的客观基础。

在《金匮要略》一书中，《血痹虚劳病篇》第15节说："虚劳腰痛，少腹拘急，小便不利者，八味肾气丸主之"，《消渴小便不利淋病篇》第4节说："男子消渴，小便反多，以饮一斗，小便一斗，肾气丸主之"。这两者虽是两种疾病，且小便证状一是"不利"、一是反多，但它们的本质是一个，在发病原因上都是房劳伤肾，在病理机制上都是肾气虚弱，所以都可以用肾气丸方滋阴补阳以蒸化肾气。应该知道，病人的临床证状，只是疾病的现象，而非疾病的本质，一个医学临床工作者，在医疗活动中，只触及疾病的外部现象，不深入到疾病内部，不抓住疾病的本质，是不能认识疾病、战胜疾病的。——当然，另一方面，研究疾病的本质，又得从疾病的现象入手，现象也是本质的反映。

依据唯物辩证法的观点，世界上一切事物都不是静止的。人体的疾病也不例外，人体的任何疾病都是在不断变化、不断发展的，而任何疾病在其变化发展过程中的任何阶段又都有自己的内容，因此，治疗疾病必须是"病万变药亦万变"，才能符合疾病发展的实际，才能适应治疗规律的需要。祖国医学的辨证施治，正是这种疾病发展观在医疗实践中的体现，正是在医疗实践中贯彻这种发展的观点。祖国医学的辨证施治，总是依据疾病的不断变化而不断改变对疾病的治疗方法。祖国医学在长期的临床医疗实践中，依据各种疾病发展的规律，逐渐创立了各种不同的辨证方法，如"八纲辨证"、"藏府辨证"、"六经辨证"、"卫气营血辨证"和"三焦辨证"等，分别适用于治疗各类不同的疾病。

八纲辨证是概括性的辨证纲领，用以说明疾病的大体性质和总趋向，而藏府辨证、六经辨证、卫气营血辨证和三焦辨证，是杂病、伤寒和温病的具体辨证方法，各有其特点和应用范围。它们都是以藏象学说为其理论基础的，并在医疗实践中充实和发展了藏象学说。

（一）藏府辨证

一般用于杂病。它是以疾病过程中正、邪斗争和藏府机能失常所反映出证候作为辨证依据。来判断疾病的病因、病位和性质。它是直接受藏象学说的主要部分藏府指导的一种辨证方法。例如肾阴虚、肾阳虚，就是研究肾功能失调的一系列表现而得出的结论。

（二）六经辨证

它是《伤寒论》所用的辨证方法。《伤寒论》是一部阐述六淫之邪而由风寒之邪为主引起的外感疾病的书籍。《伤寒论》中以"太阳"、"阳明"、"少阳"、"太阴"、"少阴"、"厥阴"等六经的名称分别概括各种不同类型的病证，反映藏府及其所属经络在受病邪侵袭时所出现不同类型的病理变化和临床征象。太阳病主要反映脾的病变，少阴病主要反映心或肾的病变，厥阴病主要反映肝或心包的病变，少阳病主要反映胆或三焦的病变，阳阴病主要反映胃或大肠的病变，太阳病主要反映膀胱或小肠的病变，但也有部分太阳表证是反映肺的病变的。由于六经辨证紧密联系藏府，所以它也可应用于杂病。

（三）卫气营血辨证和三焦辨证

两者同是温病的辨证方法。温病学主要是研究温热之邪侵犯人体后引起的疾病的学科。卫气营血辨证，根据温病过程中病变深浅层次及其传变情况而分"卫分"、"气分"、"营分"、"血分"。三焦辨证，根据温病的不同阶段藏府病变的重心所在及其传变关系而划为"上焦"、"中焦"、"下焦"。两者是温病时藏府机能失常的表现及正、邪斗争的情况的概括。如叶香岩《外感温热篇》中就指出："温邪上受，首先犯肺，逆传心包，肺主气属卫，心主血属管"，"若斑出热不解者，胃津亡也"，"热邪不燥胃津，必耗肾液"等。卫分病，一般指肺及所主皮毛的病变，气分病，主要指胃府的病变，但也包括其他五府和肺、脾两藏的病变；营分病，主要指心与心包络的病变；血分病，主要指心及所主血脉的病变。叶氏察舌、验齿方法也是以齿龈、舌与藏府之关系为其理论基础的。吴瑭创立的"三焦辨证"，是以温病过程中藏府病变情况作为辨证根据的，他在《温病条辨·中焦篇》第一节下自注说："温病由口鼻而入，鼻气通于肺，口气通于胃。肺病逆传则为心包，上焦病不治，则传中焦，胃与脾也，中焦病不治，即传下焦，肝与肾也。始上焦，终下焦。"明确地指出上、中、下三焦证候与心肺脾胃、肝肾的关系及传变过程。总的说来，卫气营血辨证详于从病变层次深浅、病情轻重来论述藏府机能变化的总的情况，而三焦辨证则详于各阶段藏府病变的重心所在，它在一定程度上补充了卫气营血辨证的不足。因此，两者纵横联系，相辅相成，相得益彰。

（四）八纲辨证

八纲即"阴"、"阳"、"表"、"里"、"寒"、"热"、"虚"、"实"、其中"阴"、"阳"二纲又为其总纲。八纲是概括性的辨证纲领，用以概括疾病的大体性质和发展的总趋向，它是应用"四诊"和各个具体辨证方法对病情进行调查研究之后得出的，适用于分析归纳一切病证。八纲辨证概括了六经辨证、藏府辨证、卫气营血辨证和三焦辨证等具体辨证方法所反映的疾病的基本性质。但临床应用八纲辨证，又不能代替各种具体辨证方法。八纲辨证必须与这些具体辨证方法中任何一个相结合，才有实际意义。例如，八纲辨证属里、热、实（阳证），可以在六经辨证中的阳明府实证出现，可以在卫气营血辨证中的逆传心包（营分）和三焦辨证中的上焦病出现，也可以在藏府辨证中的膀胱湿热证出现。所以说，光凭八纲辨证，尚不能确定疾病的具体部位和具体性质，当然也就不能拟定出具体的治疗方法。八纲与这些辨证中的任何一种结合，就能更深入地认识疾病的性质、部位、正邪斗争情况与疾病发展趋势，从而指导治则的确立和方药的选择。这说明八纲辨证和各种具体辨证方法的关系是共性和个性的关系，且这种关系是建立在藏象学说的基础上的。

八纲辨证和其他各种辨证及其与藏府学说的关系，可以用下列图表示：

注：①表示藏象学说是各种辨证的理论基础；②表示八纲辨证概括其他辨证所反映的疾病的基本性质

综上所述，我们可以看出，藏象学说是辨证施治的理论基础，而辨证施治则是祖国医学基本理论在临床工作中的具体运用，是辨证法的"具体问题具体分析"原则在医学领域中的体现。在继承发扬祖国医学遗产的今天，企图否定祖国医学的辨证施治那是荒唐的，我们必须在祖国医学的基本理论指导下，在临床工作中，利用现代科学的检查方法，如听诊器、血压计、心动图、心电图、扫描计、超声波、脑电图、X线以及各种化验检查等，积累新的资料，找出新的规律，为祖国医学的辨证施治服务，从而发展祖国医学的辨证施治。

《黄帝内经》的营卫理论及其临床作用

"营卫"理论，是祖国医学理论体系的重要组成部分。"营"和"卫"两者相互联系，在人身运行不休。保证着人身藏府以及各部组织的正常功能和人身生命活动。它来源于先天，在运行全身保证人身各部组织功能活动过程中不断地被消耗，又不断地在人身藏府组织功能活动中从饮食物里得到补充。

一、营卫的基本概念及基础

"营"之为字，古与"环"同声通用，乃"周绕"之义。《韩非子·五蠹》说："自环者谓之私"。谓一切围绕自己打圈子，其义即为"私"，今之所谓"自私"是也。然《说文·厶部》引此文作"自营为厶"，特明示其语出于"韩非"。其"厶"即"私"之本字。是"营"、"环"二字古通用之一例也。《灵枢·营卫生会第十八》说"营周不休"，而《素问·举痛论篇第三十九》则有"环周不休"之句，是"营"。"环"二字古通用之又一例也。据此，则所谓"营气"者。乃谓"环气"也，即人身"循环不已之气"也。

根据《古文字学·汉字结构分析》载，"卫"字古作"   "，其义亦为"周绕"，故《仓颉篇》卷中以"卫"字释"营"义，说："营，卫也"。

"营"、"卫"二字，均为"环周"之义。《史记·五帝本纪》说："黄帝……以师兵为营卫"，即黄帝以众兵绕行其兵士之所居以为备护，在吉代文献中，每有连用"营"、"卫"之字者，如《汉官旧仪》卷上"皇帝起居仪，官司马内，百官案籍出入，营卫周庐，昼夜谁何"、"《贞观政要·辩兴亡》"昔启民亡国来奔，隋文帝不悭粟帛，大兴士众营卫安置，乃得存立"等是其例。其营卫之用，乃叠词同义。然在祖国医学里，"营"、"卫"之名，虽都取义于"环周"、营、卫二气，在人身都是流行不止，循环不休，有如环之无端，莫知其记，终而复始。但二者是有区别的，正如《灵枢·营卫生会第十八》所说："其清者为营，浊者为卫，营在脉中，卫在脉外"，唯在循环运行过程中，营卫相随而行，不容稍有差误耳。

《难经·三十二难》说："血为荣（荣乃营之借），气为卫"；《素问·调经论篇第六十二》说："取血于营，取气于卫"；《灵枢·寿夭刚柔第六》说："刺营者出血，刺卫者出气"。都表明了营是以血为基础，卫是以气为基础，血之循环流行即是营，气之循环流行即是卫。

二、营卫的生成及其运行规律

《灵枢·五味第五十六》说："谷始入于胃，其精微者，先出于胃，之两焦，别出两行营卫之道"（此文"之两焦"下，原有"以溉五藏"四字，疑他文错讹至此，删），是胃中化生的水谷精微，为营，卫二气的生化之源。水谷精微，出于胃，至于中、上两焦，"精专"部分和"慓悍"部分分别行于"营卫之道"，而化为营。卫之气。在人身中循一定路线，按一定方向运行不息。

（一）营气

《灵枢·经脉第十》说："脉为营"，《灵枢·营卫生会第十八》说："营出于中焦，……中焦亦并胃中（口），出上焦之后，此所受气者，泌糟粕，蒸津液，化其精微，上注于肺脉，乃化而为血，以奉生身，莫贵于此，故独得行于经隧，命曰营气。"这就清楚不过地表明了饮食水谷化生的精微物质，其"精专"部分从中焦进入肺脉，通过心及其所主血脉的化赤作用，在脉中化为血液，是奉养人身的最宝贵物质。唯其如此，故其独能流行于经脉之中。唯其能在经脉中循环流行而不已，因而将其命之曰"营气"。据此，我们可以知道：血液在经脉中不断地循环运行，对人有益而无无害，就是营气，反之，血液一有积滞，失去了流行之性。对人有害而无益，即成为了瘀血。毫无疑问，营气是以血液为物质基础的，故《灵枢·经水第十二》说："经脉者，受血而营之"。然而这许多年以来，有人引《灵枢·邪客第七十一》"营气者，泌其津液，注之于脉，化以为血，以荣四末，内注五藏六府，以应刻数焉"之文为据，歪曲原意，囫囵吞枣地说什么"营气是化生血液的物质"。它倒因为果，使血和营的关系发生了本末倒置，给祖国医学理论制造了无谓的混乱。说实在话，寻章摘句，断章取义，不求甚解，曲解《经》旨，实在不是一个学者应有的治学态度！

营气的运行路线，《灵枢·营气第十六》记载：营气之道，内谷为宝。谷入于胃，乃传之肺，流溢于中，布散于外。精专者，行于经隧，常营无已，终而复始，是谓天地之纪。故气从（手）太阴出注于手阳明，上行注足阳明，下行至跗上，注大指间与（足）太阴合。上行抵髀（脾），从脾注心中，循手少阴出腋。下臂，注小指合手太阳，上行乘腋，出𩒐内，注目内眦，上巅下项。合足太阳（此句当在"注目内眦"句下），循脊背下尻。下行注（足）小指之端，循足心，注足少阴，上行注肾，从肾注心，外散于胸中，循心主脉出腋，下臂，出两筋之间，入掌中，出中指之端，还注小指次指之端合手少阳，上行注膻中，散于三焦，从三焦注胆，出胁，注足少阳，下行至跗上，复从跗注大指间合足厥阴，上行至肝，从肝上注肺，上循喉咙，入颃颡之窍，究于畜门；其支别者，上额，循巅下项中，循脊入骶，是督脉也，络阴器，上过毛中，入脐中，上循复裹入缺盆，下注肺中，复出太阴。此营气之所行也，逆顺之常也。"这里论述了营气运行从肺手太阴经，至大肠手阳明经，至胃足阳明经，至脾足太阴经，至心手少阴经，至小肠手太阳经，至膀胱足太阳经，至肾足少阴经，至包络手厥阴经，至三焦手少阳经，至胆足少阳经，至肝足厥阴经，再回至肺手太阴经，形成营气运行的十二经脉循环路线。另从颃颡部别出，则循督脉上巅，下脊，入骶，过阴器，上腹胸，入缺盆，下肺，形成营气运行的任督循环路线。营气循环运行，都是在经脉之中，经脉是不参与循环的，尽管络脉中的血液也在流通。在经络系统中，十二经脉为主体，故十二经脉循环路线为主体循环路线。《灵枢·经脉第十》中记载的所谓十二经脉的循行路线和交接部位，实际上也是在论述营气运行的主体循环路线，并不是指十二经脉本体的起止。

营气在人身循行二十八脉一周，为漏水下二刻。一日一夜，漏水水下百刻，营气循环运行二十八脉五十周，即所谓"一日一夜五十营"。应周天二十八宿。以尽天地之数也。

（二）卫气

《灵枢·营卫生会第十八》说："卫出于上焦（上，原误为"下"，今改）。……上焦出于胃上口，并咽以上，贯膈而布胸中。走腋，循太阴之分而行。还至阳明，上至舌，下足阳明。常与营俱行于阳二十五度，行于阴亦二十五度，一周也（此三字当删）故五十度而复大会于手太阴矣。"饮食水谷化生的精微物质，其"慓悍"部分直至上焦，并咽上膈布胸中而走腋，循手太阴经脉之分而行于手，还至手阳明经脉之分上行至舌，下于足阳明经脉之分……，与营气相随俱行，一在脉外，一在脉中，日行二十八脉二十五周，夜行二十八脉亦二十五周，一日一夜循环流行二十八脉五十周。卫气之性慓悍滑疾，虽不受脉道约束，不能循行于经脉之中，但由于其与营气有阴阳关系，受营气影响，故如《灵枢·胀论第三十五》所说"并脉循分肉"而行，在经脉外沿营气的同样路线方向，循环运行于二十八脉，终而复始，莫知其止。《灵枢·动输第六十二》所谓"营卫之行也。上下相贯，如环之无端"亦是说的营、卫二气相随俱行于二十八脉内外，循环往复，无有终止。

由于营、卫二气之行，均起始自肺手太阴经脉内外，然后依次循环运行二十八脉五十周，而复会于肺手太阴经脉，故《素问·平人气象论篇第十八》说："藏真高于肺，以行荣卫阴阳也。"

然而，在《黄帝内经》里，对于卫气的循行规律，还有另一种记述。这种记述认为，卫气昼日行阳二十五周，即平旦人之目张，则卫气出于目，上至手足太阳经脉之分，依次至手足少阳经脉，手足阳明经脉之分。其行于各条经脉之分者皆散失，唯行于足阳明经脉之分者从阴分至目，再行手足太阳经脉、手足少阳经脉，手足阳明经脉之分，而从阴分至目。如此循环运行六阳经脉之分二十五周，阳尽而阴受气。阴主夜，夜则人之目暝，而卫气即从足少阴经脉之分入腹至肾，然后依次至心，至肺，至肝，至脾，再至肾，如此亦循环运行五藏之分二十五周，阴尽而阳受气。阳主昼，平旦目张，卫气又出于目。这一卫气的循行规律，与人之寤寐和卫护作用密切相关。这一关系，可以从人们的日常生活和有关睡眠的病态中充分地体现出来。

这里需要说明的是：营卫循环运行二十八脉在一日一夜里一定要为"五十周"之数，当是吉人根据其测量人身骨度依之计算出来的脉之长度和观察人身血行速度，而计算得出的数字，且又取义于"大衍之数五十"（见《周易·系辞上》）而然。它的临床实践价值，尚有待于我们今后研究。然今人临床上针刺治疗则是常采用一日一夜循环运行"十二经脉一周"之法，即平旦寅时（3~5时），营卫旺盛于肺手太阴经脉；卯时（5~7时），营卫旺盛于大肠手阳经脉；辰时（7~9时），营卫旺盛于胃足阳明经脉；巳时（9~11时），营卫旺盛于脾足太阴经脉；午时（11~13时），营卫旺盛于心手少阴经脉；未时（13~15时），营卫旺盛于小肠手太阳经脉；申时（15~17时），营卫旺盛于膀胱足太阳经脉；酉时（17~19时），营卫旺盛于肾足少阴经脉；戌时（19~21时），营卫旺盛于心包手厥阴经脉，亥时（21~23时），营卫旺盛于三焦手少阳经脉；子时（23~1时），营卫旺盛于胆足少阳经脉；丑时（1~3时），营卫旺盛于肝足厥阴经脉，一日一夜尽，次日平旦寅时（3~5时），营卫再旺盛于肺手太阴经脉，如此循环一周是为今人所取法。

三、营卫的相互关系

营、卫二气在正常情况下，虽然分别循行于经脉内外，互不相乱，但它们并不是墙内墙外绝不相通。相反，"营主血，阴气也；卫主气，阳气也。"（王冰语，见《素问·调经论篇第六十二》注）二者有着阴阳相关的密切联系。《素问·生气通天论篇第三》说："阴在内，阳之守也；阳在外，阴之使也"。《素问·天元纪大论篇第六十六》说："故阳中有阴，阴中有阳"。二者对立统一，互相联结，在经脉内外环流不休的过程中相互交通而已。其相互交通之处，似乎是在三百六十五俞穴上，《素问·气穴论篇第五十八》说："孙络三百六十五穴会，亦以应一岁，以溢奇邪，以通荣卫"，"肉之大会为谷，肉之小会为豁，肉分之间，豁谷之会，以行荣卫，以会大气"，可证。

《素问·举痛论篇第三十九》说："经脉流行不止，环周不休。寒气入经而稽迟，泣而不行，客于脉外则血少，客于脉中则气不通。"这里言及了"脉外之血"和"脉中之气"，也从论述病理上佐证了脉中营血外交于脉外卫气，而脉外卫气亦内交于脉中营血。二者互相对立又互相依赖。

四、营卫的生理作用

《素问·痹论篇第四十三》说："荣者，水谷之精气也。和调于五藏，洒陈于六府，乃能入于脉也。故循脉上下，贯五藏，络六府也。卫者，水谷之悍气也，其气慓疾滑利，不能入于脉也，故循皮肤之中，分肉之间，熏于肓膜，散于胸腹。"《灵枢·邪客第七十一》说："营气者。泌其津液，注之于脉，化以为血，以荣四末，内注五藏六府，以应刻数焉，卫气者。出其悍气之慓疾，而先行于四末分肉皮肤之间而不休者也。昼日行于阳，夜行于阴，常从足少阴之分间行于五藏六府。"《灵枢·脉度第十七》说："气之不得无行也，如水之流，如日月之行不休，故阴脉荣其藏，阳脉荣其府。如环之无端，莫知其纪，终而复始。其流溢之气，内溉藏府，外濡腠理。"《灵枢·决气第三十》说："上焦开发，宣五谷味，熏肤充身泽毛，若雾露之溉，是谓气。"（卫气）《灵枢·本藏第四十七》说："卫气者，所以温分肉，充皮肤，肥腠理，司开阖者也。"《灵枢·天年第五十四》说："何者为神？……血气已和，营卫大通，五藏已成，神气舍心，魂魄已具，乃成为人。"这就充分阐明了营卫和谐循环流行的作用，内而充养五藏六府，外而温润皮肤腠理，筋肉骨节以及五官九窍，保证着藏府及各部组织的正常功能，以产生神的活动，而周全于性命。且卫气在营气的配合下，尚能抵御外邪的干犯，以免于疾病侵害。

《灵枢·逆顺肥瘦 第三十八》说："脉行之逆顺奈何？……手之三阴，从藏走手；手之三阳，从手走头；足之三阳，从头走足；足之三阴，从足走腹。"这是对《灵枢·经脉第十二》中"十二经脉"循行规律的概括。所谓十二经脉的循行次序，实际是营气运行的主体循环路线。它体现了人身十二藏府的升降运动规律。所谓"手之三阴，从藏走手"者，正表明了手太阴肺，手少阴心，手厥阴心包等三者之气下降也；所谓"手之三阳，从手走头"者，正表明手阳明大肠，手太阳小肠，手少阳三焦等三者之气上升也；所谓"足之三阳，从头走足"者，正表明足阳明胃、足太阳膀胱、足少阳胆等三者之气下降也；所谓"足之三阴，从足走腹"者，正表明足太阴脾、足少阴肾、足厥阴肝等三者之气上升也。这个体现人身十二藏府升降运动的营气主体循环路线，即十二经脉循行规律，可以从针刺治疗中得到验证。《灵枢·卫气行第七十六》说："刺实者，刺其来也；刺虚者，刺其去也。"就是针刺治疗实证时，根据营卫运行方向即一般所谓经脉走向，采取逆刺进针，这在针灸学上叫做"逆而夺之"或"迎而夺之"；针刺治疗虚证时，根据营卫运行方向即一般所谓经脉走向，采取顺刺方式进针，这在针灸学上叫做"追而济之"或"随而济之"。前者是泻法，后者是补法。故《灵枢·九针十二原第一》说："迎而夺之，恶得无虚；追而济之，恶得无实"，《灵枢·小针解第三》说："迎而夺之者，写也；追而济之者，补也，"从而表明了营卫运行的主体循环路线即所谓十二经脉的走向规律，是针刺治中"迎随补泻法"的理论根据。

五、营卫理论的临床作用

营卫二气，是水谷精微的不同部分，上至不同部分，通过不同组织的功能活动化生的。它们不同性质，在经脉内外的不同道路上沿同一路线按同一方向循环流行，常"弃其陈，用其新"而保持"日新"的过程，以充养人身内外上下各部组织的正常功能活动。"营卫相随阴阳已和"，藏府百骸，百官九窍，都"顺之而治"（见《灵枢·五乱第三十四》），人身则健康无病，此所谓"阴阳相随，乃得天和"者也。若营卫失常，则疾病即变化而生矣。诸如外感六淫的侵袭，内伤七情的干扰，以及饥饱劳逸的失度等，均可导致营卫失常而发病。然由于邪气性质、受邪轻重和邪伤部位以及各人体质等的不同，营卫失常的情况也有差异，或衰弱，或稽留，或行迟，或行速，或不相和谐，因而发生的病证也就千差万别，根据《黄帝内经》明文记载，粗略统计，营卫失常的病证，就有疟疾，霍乱，偏枯，痹证，疠风，伤寒，积聚，肠覃，膈证，失眠，嗜睡，目闭，多梦，关格，善忘，善欠，痈疽，胀证，腹满，气痛，肠鸣，胁胃支满，四肢厥逆，头重眩仆，寒热，少气，喘喝，烦心，密默，不语，肉苛等数十种之多，同时各个病证的转归也不尽一样。在祖国医学里，邪气和正气是一对矛盾，也是对立统一的。正气失常就是邪气，邪气也随正气的留止而留止，随正气的出入而出入，所以《黄帝内经》和《伤寒论》、《金匮要略》等书里每有"真邪相搏"或"邪正相搏"之语，《灵枢·小针解第三》所谓"在门者，邪循正气之所出入也"，正阐明了这一点。根据正邪"对立统一"这一规律，在治疗营卫失常的各种病证中，分析邪正盛衰的实际情况，或驱逐邪气以和调营卫，或和调营卫以驱逐邪气，都是以达到邪去正复为目的。针刺治疗时，上文所提到的"迎随补泻法"，在运用时，就是要分析邪正盛衰的基础上，采取"迎而夺之"或"随而济之"的针刺手法。

《素问·气穴论篇第五十七》说"肉之大会曰谷，肉之小会曰谿肉分之间，谿谷之会，以行荣卫，以会（舍）大气"，《素问·五藏生成篇第十》说："人有大谷十二分，小谿三百五十四（三）名，少十二俞，此皆卫气之所留止，邪气之所客也。针石缘而去之。"这说明了人身三百六十俞穴，都是卫气运行不息过程中稍事停留之处，也是邪气常客住之处，对于人身所发生的病证，当根据其具体情况选用适当的俞穴进行针灸治疗，通营卫，除邪气。

（李今庸于 1985 年 8 月在广西中医学院讲稿）

经典语言对临床医疗的指导作用举例

这里所谓"经典"，是指《黄帝内经素问》、《灵枢经》、《伤寒论》、《金匮要略》等书。它是我们祖先长期与疾病作斗争的经验总结，奠定了中医药学的理论和辨证施治的体系，几千年来指导了中医临床医疗的实践，保障了中华民族的繁衍和昌盛，是我们民族的一份宝贵财富，我们应当对其发扬光大之。这里且作一些例举，以证其理论可靠，疗效确切。

1. 《素问·至真要大论》

"诸气膹郁，皆属于肺"。

案例 患者某，女，54岁，家庭妇女，1966年5月就诊。

患肺痈多年，前不久因母子不和，而服敌敌畏欲自尽，被邻人发现送某医院洗胃抢救。脱离危险后，腹部胀大如鼓，遂来就诊。诊时见咳嗽，微引胸中疼痛，唾脓液痰，气味腥臭，口中干燥，小便黄，脉微数。病乃肺部痈脓，失于主气，治宜清肺解毒，排泄痈脓，拟苇茎汤合桔梗汤加味：

苇茎30g 薏苡仁10g 冬瓜仁15g 桔梗10g 甘草10g 鱼腥草15g 大贝母10g 桃仁10g（去皮尖炒打）

上8味，加水适量，煎汤，取汁，去渣，日1剂，分2次温服。

药服3剂后，腹胀消失，咳嗽减轻。

继服6剂而病愈。

按：风热邪毒伤肺，血脉瘀滞，蓄结痈脓，则咳引胸中痛而唾腥臭脓液痰，且脉微数。邪毒伤于血脉，不在气分，故口中干燥而不饮水。肺为水之上源，水源不清，则小便为之变黄。肺主一身之气，蓄结痈脓，则失其主气之用，其所服之敌敌畏虽洗除，然被药毒所伤之气机难复，气机壅塞，故腹部胀大如鼓。此时如宽中利气消腹胀，其药温燥之性必有害于蓄结痈脓之肺藏，遂本《素问·至真要大论》"诸气膹郁，皆属于肺"之旨，仍拟苇茎汤合桔梗汤加味以治肺痈且消腹胀。方以苇茎为君，佐以鱼腥草、甘草清热解毒；薏苡仁、冬瓜仁、桃仁、桔梗活瘀排脓；大贝母化痰开郁结。共奏清热解毒、排脓开结之效。

2. 《素问·至真要大论》

"诸风掉眩，皆属于肝"。

案例 患者某，女，40岁，住湖北省随州市某镇，家庭妇女。1903年秋末某日就诊。3日前，在月经期间入河水中洗衣被，从而发病，开始恶寒发热，月经亦止而停潮。经治疗未效，3日后其寒热自罢，旋即转为头目眩晕，不能起床，目合不语，时而睁眼暂视周围而遂闭合，目光如常，脉细沉涩。乃正虚血瘀，风木上扰；治宜滋水涵木，祛瘀息风；方拟左归饮加味：

熟地15g 山药12g 山茱萸12g 茯苓12g 炙甘草9g 枸杞子12g 车前子9g 五味子6g

以水煎服，日2次。

第2天复诊。服上方1剂，即大便下血而诸症遂失，神清人慧。仍拟上方1剂续服，以巩固疗效。

按：《素问·至真要大论》说："诸风掉眩，皆属于肝"。肝在五行属木而主风，有疏泄之用，藏血而司月经。经为血，喜温而恶寒。患者月经期间，于秋凉时入河水中洗衣被，水寒外浸，《素问·离合真邪论》说："寒则血凝泣"，血气因寒而凝泣不流，则月经停止；寒邪外伤而营卫不和，则恶寒发热。患者正气素虚，3 日后邪气趁虚入深，外则营卫自调而寒热退，内则血气凝瘀而肝不疏泄，且失其藏血之用，遂致木郁生风，风邪上扰清窍而头目眩晕。晕甚则不能起床，目瞑不欲语。肝肾虚弱，则脉见沉细；血气凝瘀，故沉细脉中又兼涩象。其血瘀未久，尚未坚结，且正气衰弱，不耐攻破，故治宜扶正以祛邪，助肝气以复其疏泄之用，则血活瘀行，风歇止而眩晕自愈。然肝木乃生于肾水，肝气盛常有赖于肾气旺，故治本于"虚则补其母"之法，用左归饮方加五味子、车前仁滋水涵木，补肾以养肝。服药后，肝旺而疏泄之权复，瘀不能留，故从大便下出而诸症咸退，病遂告愈。

3.《素问·调经论》

"神有余则笑不休"。

案例　患者某，男，40 岁，住湖北省枣阳市某区镇，干部。1975 年 4 月某日就诊。患高血压病已多年，忽于 2 周前发生时而无故微笑，自己明白而不能控制，形体胖，头部昏闷，口干，舌苔厚腻而黑，脉象弦数。乃痰涎沃心，神明失守；治宜化痰涎，泻心火；拟导痰汤加味：

胆南星 10g　炒枳实 10g　茯苓 10g　法半夏 10g　炙甘草 6g　陈皮 10g　大贝母 10g　石菖蒲 10g　黄芩 10g　黄连 10g　玄参 10g

上 11 味，以适量水煎药，汤成去渣取汁温服，日 2 次。

按：《灵枢·九针论》说："心藏神"，《素问·调经论》说："神有余则笑不休"。心邪盛，则见时而无故发笑而不能自控。形体肥胖多属痰盛体质。痰浊郁结，清阳不升，津液不布，则头部昏闷，舌苔厚腻而口干，脉弦。痰郁化火，火极似水，故脉兼数象而舌苔兼黑色。《灵枢·癫狂》说："狂者多食，善见鬼神，善笑而不发于外者，得之有所大喜"。喜则气缓，津聚为痰，痰涎沃心，发为狂证善笑。导痰汤方加味，用导痰汤化痰行气。加大贝母、石菖蒲开郁通窍，黄连、黄芩泻心火，以平心神之有余。《素问·藏气法时论》说："心欲软，急食咸以软之"，加玄参咸软，以遂心欲而滋水以制火。药服 7 剂，痰消火退，善笑遂已。

4.《素问·调经论》

"神不足则悲"。

案例　患者某，女，55 岁，住湖北省襄樊市，家庭妇女。1972 年 5 月某日就诊。儿子溺死，又家中失火被焚，3 天前发病，神识不聪，烦躁欲走，多言语，善悲哭，舌苔白，脉虚。某医院诊断为"精神分裂症"乃心神虚馁，痰浊扰心；治宜补心神而化痰浊；拟涤痰汤：

法半夏 10g　炒枳实 12g　竹茹 15g　胆南星 10g　石菖蒲 10g　陈皮 10g　远志肉 10g　炙甘草 8g　党参 10g　茯苓 10g

上 10 味，以适量水煎药，汤成去渣取汁温服，日 2 次。

按：忧思过甚则气结聚液为痰，痰浊上扰，则心神虚馁而失守。《素问·调经论》说："神不足则悲"，故其发病则善悲哭而脉见虚象。《难经·三十四难》说："心色赤……其声言"，神明失聪，则精神恍惚而烦躁欲走，且多言语。涤痰汤方，用半夏、南星、竹茹、陈皮燥湿化痰，且陈皮同枳实行气以佐之，茯苓、甘草渗湿和中，以绝其生痰之源，党参、远志、石菖蒲补心安神，通窍益智。药服 6 剂，家中亦得到适当安慰而病遂愈。

5. 《灵枢·本输》

"肺合大肠，大肠者，传道之府。"

案例 患者某，男，29 岁，住湖北省枣阳市农村，农民。1950 年 10 月就诊。发病 2 天，大便秘结。时欲大便而不得，左少腹有块状物移动疼痛，时向左侧胁腰部冲击，痛苦万状，小便黄，口舌干燥，脉缓。此乃肠胃燥结，传导失职；治本"通则不痛"之理；拟大承气汤方：

炒厚朴 12g　炒枳实 10g　芒硝 10g　大黄 10g（酒洗）

上 4 味，以适量水先煎前 2 味，待水减半加大黄微煎，去渣取汁，加芒硝于药汁中烊化，搅匀温服，日 2 次。

第 2 天复诊，服上方 1 剂，未见稍效，大便仍秘结不通，细审之则见其脉有涩象，改拟清燥救肺汤：

黑芝麻 10g　党参 10g　麦冬 10g　霜桑叶 10g　炙甘草 10g　石膏 10g　炙枇杷叶 10g（去毛尖）　杏仁 10g（去皮尖炒打）　阿胶 10g（烊化）

上 9 味，以水先煎 8 味，汤成去渣取汁，纳阿胶于药汁中烊化温服，日 2 次。

按：《素问·灵兰秘典论》说："大肠者，传导之官，变化出焉"。大肠燥甚，津液亏少，无以濡润肠道，则大便坚干不得出，而为大便闭塞不通，气结滞于内，不能下行，不能行而欲行。欲行而又不能行，故左少腹有块状物移动疼痛。气不下通则向后，故其疼痛时冲击胁腰之部。津液不足，则见尿黄、口舌干燥而脉见缓涩。唯其大便闭塞不通，故患者痛苦万状。治初本"通则不痛"之理，径与大承气汤以通便攻下，奈其津液枯少，徒事攻下无益也，遂改为清燥救肺汤方，用黑芝麻、阿胶、麦冬养阴救液，党参益气补肺生津，石膏、霜桑叶清燥滋干，杏仁、枇杷叶以复肺之清肃下降功用，甘草调和诸药。共奏养阴、增液、补肺、清燥之效，以复肺藏敷布津液和肃降之职。《灵枢·本输》说："肺合大肠"，《华氏中藏经》卷上·第二十九说："大肠者，肺之府也"。肺与大肠相表里，同主燥金，此治肺即所以治大肠，乃府病治藏之一例也。药服 1 剂则便通痛止而病愈。

6. 《灵枢·五阅五使》

"心病者，舌卷短，颧赤"。（肾足少阴之上……挟舌本）

案例 患者，男，61 岁，住武汉市汉口，离休干部，因病肺癌住某大医院高干病房治疗已半年余，1976 年 9 月 23 日会诊：身热，神昏，喉中有痰，小便黄，口干，舌卷缩，其质焦红，脉细数，医院谓其舌缩为肺癌发展之必然结果，无法使其舌再为伸展，并断之曰"活不过十月一日"。乃邪热伤阴，阴气将竭，治宜育阴清热利水化痰，拟猪苓汤加味：

滑石 15g　茯苓 10g　猪苓 10g　泽泻 10g　阿胶 12g（烊化）　猴枣 0.6g

分 2 次以药汤冲服。竹沥 20g，分 2 次另服。以水煎前四物，待水减半，去滓，另阿胶烊化，温分二服，冲猴枣吞下，另服竹沥。

按：肺主敷布津液，肺气郁结，津液不布，则聚而生痰。肺为水之上源，源不清则流为之浊，郁热下灼，真阴被耗，故尿黄而口干，所谓"五藏所伤，穷必及肾"也。肾水将竭，无以上制心火，心主一身血脉而藏神，舌乃心之苗，心火内燔，故身热、神昏、舌卷缩而焦红，脉亦见细数猪苓汤方，用阿胶育养其阴，滑石清肺热，且与茯苓、猪苓、泽泻利小便，一以去生痰之源，一以导邪热下出。猴枣、竹沥清热化痰，以补猪苓汤药效之不及，其奏育阴清热，化痰醒神之功。药服两剂，则热退神清，其舌舒展，顺利度过十月一日。惜肺癌之病根未拔，故延活至十二月份逝世。

7. 《金匮要略·水气病》

"病（水）腹大，（小便不利）其脉沈绝者，（有水）可下之。"

案例 患者某，女，39 岁，住湖北省枣阳市农村，妇女干部。1954 年 4 月某日就诊。发病 1 个月余，开始左腹发生一鸡蛋大包块，继之满腹胀大如怀子六七月之状，月经量少，经色紫黑，小便黄，大便秘结，时嗳气，面色黯，脉象沉细欲绝。病乃血瘀气滞，结为癥积，治宜破血攻瘀，佐以行气，拟方：

当归 15g　川芎 10g　赤芍 10g　制香附 10g　炒枳实 10g　红花 10g　三棱 10g（醋炒）　莪术 10g（醋炒）　大黄 10g（后下）　芒硝 10g（烊化）　桃仁 10g（去皮尖炒打）

以水煎 9 药，待水减半，下大黄，煎两沸，再下芒硝烊化，日 2 服。

按：《灵枢·水胀》说："肠覃何如？岐伯曰：寒气客于肠外，与卫气相搏，气不得荣，因有所系，癖而内著，恶气乃起，息肉乃生。其始起也，大如鸡卵，稍以益大，至其成如怀子之状，久者离岁，按之则坚，推之则移，月事以时下，此其候也"。寒邪内侵，则血气凝涩稽留，不能流行，积结为有形之物，形成腹内包块如鸡蛋大，且稍以益大，竟使满腹胀大有如怀子之状。瘀不在胞，故其月事仍以时而下。唯其血气凝结，阻滞经脉，故月事虽来而其量则少，脉象亦沉细欲绝。血气郁而化热，故经血紫黑而小便色黄，血不濡于肠道，则大便秘结。气不下通而上逆，故时有嗳气。血不华色，则面色黯而无光泽。方用当归、川芎、赤芍养血活血，红花、桃仁、三棱、莪术破血攻瘀，香附、枳实行气以助瘀血之化除，大黄、芒硝攻下通便，缓解其气不下通之苦，并使化除之瘀血皆从大便下泄而出。药服 20 余剂而腹胀尽消，诸症皆退而愈。

8. 《伤寒论·厥阴病》

"手足厥寒，脉细欲绝者，当归四逆汤主之"。

案例 患者某，女，38 岁，住湖北省随县某镇，家庭妇女。1953 年春月某日就诊。1 年前开始发生月经错后，每次月经来潮皆愆期，或愆期数天，或愆期 10 余天，经色乌黑，半年后月经停止来潮。现月经停止半年，小腹部不温，四肢厥冷，苔薄白，脉沉涩细缓。乃肝寒脉凝，血行不通，导致月经停止，而病"闭经"；治宜养血通脉，温经散寒；拟当归四逆加吴茱萸生姜汤：

当归 12g　桂枝 10g　白芍 10g　红枣 4 枚（擘）　细辛 6g　木通 10g　炙甘草 10g　吴茱萸 10g　生姜 10g

以上煎服，日 2 次。药服 5 剂病愈。

按：《素问·上古天真论》说："女子……天癸至，任脉通，太冲脉盛，月事以时下"。王冰注："所以谓之月事者，平和之气，常以三旬而一见也。故愆期者，谓之有病"。今月经愆期至六七个月而未一潮，其为闭经之病矣。《灵枢·五音五味》说："冲脉，任脉、皆起于胞中"。冲为血海而为肝所主，肝居下焦，肝寒则所主之血海失其温养。《素问·举痛论》说："寒气入经则稽迟，泣而不行"，故其小腹不温而月经始而愆期，继而闭止。阴血虚寒，不与阳气相顺接，故手足为之厥冷。血中阳气不足，血行不利，不能鼓脉外出，则脉见沉涩而细缓。当归四逆加吴茱萸生姜汤方，用当归、白芍、红枣活血养血，细辛温经散寒，桂枝通血分之阳，木通通经络之滞，甘草补中以益血气生化之源，吴茱萸、生姜以逐陈寒，共奏养血通脉之效。方中桂枝、白芍、甘草、生姜、红枣为桂枝汤，善和营卫，调和血气，复其阴阳顺接之常，使寒去脉通，厥回经潮，故服药 5 剂病愈。

9. 《伤寒论·厥阴病》

"厥者必发热，前热者后必厥。"

案例　患者某，女，38 岁，住湖北省枣阳市农村，农民。1950 年 10 月某日就诊。发病 10 余日。开始恶寒发热，旋即恶寒已而发热 3 天，则转为手足厥冷 3 天，今又转为发热已 4 天，心中烦闷不舒，舌苔白，脉数。乃病入厥阴，厥热胜复，治宜寒热互投，拟乌梅丸方，改丸为汤服：

乌梅 12g　黄连 10g　制附片 8g　黄柏 10g　干姜 8g　桂枝 8g　细辛 6g　党参 10g　蜀椒 8g　当归 10g

上 10 味，以适量水煎药，汤成去渣取汁温服，日 2 次。

按：病入厥阴，则随其厥阴之化，《素问·至真要大论》说："帝曰：厥阴何也？岐伯曰：两阴交尽也"。两阴交尽谓之厥阴。厥阴为阴气将尽，阳气初生。然阴气将尽而未尽，阳气初生而未壮，居于阴阳进退之界，进则阳胜，退则阴胜。故厥阴为病，进则阳胜而发热，退则阴胜而手足厥冷，阴阳进退，则证见厥热胜复。《素问·六微旨大论》说："厥阴之上，风气治之，中见少阳"。厥阴本风而标阴，中见少阳相火，今厥阴风火循手厥阴心包络经脉上扰心神，故心中烦闷不舒。寒热错杂，故舌苔白而脉数。乌梅丸方，寒热互投，以治其阴阳错杂。《灵枢·经脉》说："酸生肝"，故用乌梅之酸以补肝体为君；当归养血以和肝；《素问·藏气法时论》说："肝苦急，急食甘以缓之"，用党参、甘草之甘以缓肝经之急迫；黄连、黄柏以泄阳热之邪；桂枝、蜀椒、干姜、附片、细辛以祛阴寒之邪。寒以泄热，温以祛寒，各自为功，两不相妨。改丸为汤者，丸缓而汤速也。药服 1 剂而病愈。

10.《金匮要略·妇人产后病》

"产后下利，虚极白甄翁加甘草阿膠汤主之"。

案例　患者某，女，35 岁。1969 年 8 月 9 日就诊。1969 年 8 月 5 日发病，发热，下痢红白黏冻，且时伴以鲜血，1 日达 20～30 次，里急后重，痛苦不堪，口渴欲饮水，恶心欲吐，食欲不振。经他医治疗未效而于 8 月 9 日就诊于余。诊见形体消瘦，精神困惫，舌苔黄，脉细数。此乃湿热郁遏肠道，气血郁滞，拟白头翁汤加味：

白头翁 12g　黄连 10g　黄柏 10g　广木香 6g　秦皮 10g　当归 12g　炙甘草 10g　地榆 30g　阿胶 12g（烊化）

上 9 味，以适量水先煎前 8 物，去渣取汁，纳阿胶于药汁中烊化，温服。药服 1 剂，大便转为正常，红白黏冻全无，里急后重消失，痢疾已愈。再以其方 1 剂巩固疗效。

按：湿热郁遏，熏蒸于肠胃，腐败气血，奔迫于后阴，而为下痢红白黏冻，且时伴以鲜血。血气瘀滞，气机不畅，故里急后重，下痢 1 日夜达数十次。胃气失降，故恶心欲呕，且食欲不振。热盛于身则发热，口渴欲饮水，舌苔黄，脉细数，其病为湿热痢而热重于湿，治本《伤寒论·厥阴病篇》"热痢下重者，白头翁汤主之"，"下痢欲饮水者，以有热故也，白头翁汤主之"之法，以白头翁汤泄热燥湿，凉血解毒为主，加当归行血以愈便脓，加广木香调气，枳壳、桔梗疏利气机以除后重。服药 2 剂未见稍效，遂以其邪热过甚而减去疏利气机之桔梗、枳壳，加入槐花、地榆以增强凉血泄热之力。服药后，发热、口渴、恶心等症消失，食欲亦好转；但下痢红白黏冻伴鲜血之证不减轻，1 日夜仍为数十次，里急后重，困惫不堪；舌苔黄，脉细数，此乃劳累体弱之故，遂本《金匮要略·妇人产后病篇》"产后下痢虚极，白头翁汤加甘草阿胶汤主之"之资，于上方减凉血之槐花，加入阿胶以养阴止血，炙甘草汁资补中，助正气以除湿热。患者虽非产后，但其痢前身体衰弱，与"下痢虚极"实为相似，故服药 1 剂，即正复邪退大便转为正常，红白粘冻全无，里急后重消失，痢疾告愈。

11.《伤寒论·少阴病》

少阴病，下利便脓血者，桃花汤主之。

案例 患者某，女，48 岁，1954 年 8 月患痢疾，时缓时剧，绵延 20 年。经武汉、北京等地医院治疗未效，后剖腹探查诊断为结肠溃疡。1974 年 6 月就诊于余。诊见患者形体消瘦，食欲不振，面色少华，常畏寒；大便时下脓血，便色乌黑，下血前常有多汗、小腹急痛，但无后重感，大便无血时则稀溏而色如果酱，或带白色黏液。近来发生上腹部满胀，每于饥饿时刺痛，得食则减，遇寒则剧，口泛酸水。月经时断时潮；经前小腹刺痛，经色乌黑，脉沉迟细弱，治以桃花汤加味：

赤石脂 30g 干姜 6g 党参 12g 炒粳米 15g 当归 24g 川芎 9g 炒白术 12g 炙甘草 9g 白芍 15g 延胡索 12g 红花 9g 桂枝 6g 蒲黄炭 9g

上 13 味，以适量水煎药，汤成去渣取汁温服，日 2 次。服药 5 剂，大便基本成形，下血停止，便色转正常，汗出之症消失，畏寒减轻，精神、食欲、面色均好转，唯稍劳则小便遗出。仍拟原方去红花加炙黄芪 12g。服 6 剂，诸症悉退，仅大便稍稀，仍以原方去桂枝、蒲黄炭，加山药 12g、广木香 4g 以善其后。

又服药 11 剂，大便完全恢复正常，食欲转佳，体重增加，形体渐盛，诸症减退，其病告愈。

按：患者脾肾虚寒，肠滑不固，故久久下痢以至 20 余年不愈，虽病痢而无后重感。气虚阳弱，则精神疲乏，食欲不振，面色少华，畏寒，痢前多汗或大便带白色黏液以及腹部饥饿则痛，遇寒则剧，口泛酸水，脉沉迟细弱。络伤血瘀，则大便色黑或如果酱，上腹部刺痛。月经前小腹刺痛，经色乌黑，亦为血瘀之征。病久则经血亏损，故形容消瘦。遂本《金匮要略·呕吐哕下利病篇》"下利便脓血者，桃花汤主之"之法，以桃花肠涩肠固滑以止下痢，加党参、白术、炙甘草补脾益气，加当归、川芎、白芍、红花、延胡索、蒲黄炭养血活血、止痛止血，加桂枝通阳温经，以助血行。服后精神、食欲、畏寒、大便均好转，下血及汗出亦止，唯劳则小便遗出，故于方中减破血之红花，加炙黄芪益气补虚以固摄，继之再去温通止血之桂枝、蒲黄炭，加山药以益脾固涩，广木香利气以防补药之壅。

12. 《灵枢·禁服》

"代则取血络，而后调之"。

患者某，女，35 岁，住武汉市武昌区，大学教师，已婚，1971 年 5 月就诊。13 岁月经初潮，每次潮前小腹疼痛，近 3 年来常发生心悸，胸满，乍间乍甚，时发时已，发则心悸如捣，胸中满闷难受，脉则 3 至而停跳歇止 1 次，呈所谓"三联率"脉象，面色如常，病为络脉血瘀，心神不安，治宜活血破瘀，拟以桃红四物汤加减：

当归 12g 川芎 10g 制乳香 10g 赤芍 10g 红花 10g 制没药 10g 茯苓 10g 丹参 10g 五灵脂 10g 桃仁 10g（去皮尖打） 制香附 10g

上 11 味，以适量水煎药，汤成去渣取汁温服，日 2 次。

按：宿患痛经，且为月经潮前腹痛，乃血瘀胞中而然。《素问·评热病论》说："胞脉者，属心而络于胞中"，是胞脉上通于心也。心藏神，其手少阴脉之别络起腕后入于心中，胞中瘀血波及心经别络，络血瘀积，心神不宁，则心为之悸；血为气之府，血瘀则气滞，气机不利，则胸中满闷。络脉有邪，而经脉涩滞，故见脉至而有定气机不利，则胸中满闷。络脉有邪，而经脉涩滞，故见脉至而有定数歇止，是之为"代脉"也。桃红四物汤加减，以当归、川芎、赤芍、丹参养血活血，红花、桃仁、乳香、没药、五灵脂通络破瘀。气为血之帅，用香附行血中之气，以利气机而助血行，用茯苓以宁神。药服 10 余剂而病愈。

13. 《金匮要略·痰欲咳嗽病》

"水停心下，甚者则悸，微者短气"。

案例 患者某，男，40 岁，湖北咸宁供销社干部。1976 年 6 月就诊。

严重失眠已有数年，经常彻夜不能入寐，每晚必赖安眠药方能入睡。形容消瘦，心悸，胸闷短气，咳嗽，唾白色泡沫，脉结。此证乃水饮内结，阻遏卫阳，阳不交阴所致。治宜温阳祛饮，拟二陈汤合苓桂术甘汤加味：

茯苓 15g　炒白术 10g　桂枝 10g　炙甘草 10g　制半夏 10g　陈皮 10g　牡蛎 15g 先煎

以水煎服，日服 2 次。嘱停服其他安眠药。

第 4 天复诊，服上方 1 剂后，当晚停服安眠药即能入睡。连服 3 剂，感觉稍舒，要求加大药力，遂于原方以甘遂易甘草，拟方：

茯苓 15g　炒白术 10g　桂枝 10g　制半夏 10g　陈皮 10g　牡蛎 15g（先煎）　甘遂 1.6g 研末（分 2 次冲服）

以水煎汁，冲服甘遂末，日 2 服。

按《金匮要略·痰饮咳嗽病脉证并治》说："凡食少饮多，水停心下，甚者则悸，微者短气"，水饮内结阻遏胸阳则胸闷，滞碍息道则短气，水气凌心则心悸，饮邪犯肺则咳嗽唾白色泡沫。津液内聚为饮，无以充养肌肤，故形容消瘦。饮邪结聚于内，卫气行于阳不得入阴，以致无法成寐而失眠。方用白术、甘草、茯苓健脾行水，半夏、陈皮燥湿祛饮，桂枝温阳化饮，《金匮要略》所谓"温药和之"也。加牡蛎潜阳以交阴，故服药即能入睡。药服 3 剂又加大药力，原方中去甘草加甘遂末冲服，每服则大便泻水数次，使水饮从大便而去，故诸症皆退，脉之结象仍在，乃饮邪所结之窠囊未除，病将复发，后果然。

14.《素问·藏气法时论》《灵枢·九针论》

皆云："胆为怒"。

案例 患者某，男，20 岁。数年前曾发狂证多日，1966 年 11 月其病复发，狂走妄行，善怒，甚至欲持刀行凶。同年 12 月 5 日就诊于余。见其哭笑无常，时发痴呆，伴头昏、耳鸣、失眠、多梦、心悸、两鬓有掣动感，两手震颤，渐然畏寒，四肢冷，面部热，口渴喜饮，大便秘结。唇红，苔白，脉弦细数。治以柴胡加龙骨牡蛎汤去铅丹：

柴胡 12g　黄芩 10g　法半夏 10g　党参 10g　生姜 10g　大枣 3 枚（擘）　桂枝 10g　茯苓 10g　龙骨 12g　牡蛎 12g　大黄 8g

上 11 味，以适量水煎药，汤成去渣取汁温服，日 2 次。服药 4 剂，狂止症退，改以温胆汤加味：

竹茹 15g　茯苓 10g　炒枳实 10g　陈皮 10g　龙骨 12g　法半夏 10g（打）　牡蛎 12g　炒枣仁 10g　石菖蒲 8g　龟板 10 克　炙甘草 8 克

上 11 味，以适量水煎药，汤成去渣取汁温服，日 2 次。服药数剂，其病痊愈，至今未复发。

按《素问·灵兰秘典论》说："胆者，中正之官，决断出焉"。《灵枢·九针论》说："胆为怒"。胆实痰郁，失其中正之用，无以正常决断，则善怒，甚则欲持刀行凶。胆主筋，司运动，其脉行于头面两侧，绕耳前后，故其狂走妄行，两手震颤，两鬓有掣动感而头昏、耳鸣。肝藏魂，胆为肝之府而为肝用，故失眠多梦。胆气通于心，心神失宁，故其哭笑无常，时发呆痴而心悸。胆气郁而不伸，其阳郁结于内，则面部热、口渴、大便结、唇红、脉弦细数。其阳不达于外，则四肢冷而渐然畏寒。柴胡加龙骨牡蛎汤升发胆气、化痰定神明。服药后怒止症退，再以温胆汤加龙骨、牡蛎、石菖蒲利窍化痰安神而收功。

15.《灵枢·经筋》

"足厥阴之筋……结于阴器……伤于寒则阴缩入"。

案例 患者，男，27 岁，住湖北省枣阳市某乡镇、农民。1956 年 10 月某日就诊。突发前阴垫垂上缩，疼痛难忍叫呼不已，痛苦不堪，四肢不温，脉吠。乃阴寒侵袭，阳气欲绝，治宜急投其汤，通经散寒，拟方针刺以治之。

归来左右二穴

刺入一寸，留针 10 分钟，左右穴同。

按：《诸病源发论·小便病诸候·遗尿候》说："肾主水，肾气下通于浍"，《灵枢·刺节其邪》："茎里者，身中之机，阴精之候，津液之道也"是前阴乃人身之重要部位，所谓"身中之机"而为肾所主，并为"阴精之候"以反映肾之藏情况。肾为寒水之藏，浍寒侵袭，肾汤欲绝，阴汤气不能相顺接，故其手足不温而苔白、脉伏。寒主收引，则肾所主之前阴蒸垂向上缩入，此《灵枢·经筋》之所谓"伤于寒则筋缩入"也。守则经脉凝漕不通，气血不通则发生疮痛，疼痛太甚则情不自禁，而叫呼，故甚前阴疼痛难忍而叫呼不已，《素问·痿论》说："前阴者，宗筋之所聚，太阴、阳明之所合也，"又《素问·痿论》又说："阳明者，五藏六海，主开宗筋"，故取胃足阳明经脉之左右"归来"二穴以刺之，通阳散寒，流畅气血，针入即愈。

（李今庸于 2006 年 9 月，香港浸会大学中医药学院专题讲稿）

《中医内科学》前言

　　医学是保障人类身体健康、促进社会生产发展的一门自然科学。它是人类长期和疾病斗争的经验积累，是在人类社会的生产活动中逐渐发生、发展和丰富起来的，它必须是再为人类社会的生产忠实服务，才会有真正广阔的前途。

　　在整个医学领域里，大体上可以分为基础医学和临床医学两部分。所谓基础医学，是为在一般医学理论上建立一些基本医学知识，为临床医学打下基础的医学部分，所谓临床医学，则是具体地运用医学知识来指导临床实践，解决一切疾病的预防和治疗的医学部分。然基础理论的来源，是在于临床实践，其理论的有用与否或价值几何，并为临床实践所检验。这显然说明着临床医学在医学中占有着极端重要的地位。

　　内科学是临床医学的首要学科，它关系着全部临床医学的任何一科，它是临床医学各科的基础。因此，学习、研究内科疾病在临床医学中有着非常重要的价值和意义。然学习、研究内科疾病之所以重要，正是人们所说的："是因为无论选择任何一个专科，例如没有足够的内科知识，就根本不可能担任医生的工作"。事实是这样，我们要想做一个很好的临床医生，要想很好地掌握临床医学的任何一科，没有相当的内科知识，都是很难设想的。因此，内科学是我们每个修习医学的特别是临床医学工作者的必读之书。

　　祖国医学的内科学，虽然是以独立的疾病名称一个一个地出现，但由于祖国医学整体观念和辨证论治的特点，每个疾病都不是各自孤立，而是与其他疾病有着互相的联系。在全部疾病和一切疾病的各个过程中，都是祖国医学特有的理论体系——即阴阳五行学说，藏府经络学说，营卫气血学说等基本理论贯串着。内科疾病通过这些基本理论的联系，拼成了一个内科的整体。对待内科疾病，必须以这些基本理论思想为指导，运用望、闻、问、切的所谓"四诊"的方法去观察、去辨认和运用阴、阳、表、里、寒、热、虚、实的所谓"八纲"的方式去分析、去归纳，求得对疾病的明确认识和彻底了解，达到辨证以论方议药而定治。祖国医学理、法、方、药的运用，存在于内科各个疾病中，并且还存在于内科每个疾病发展的一切过程中。

　　祖国医学内科学各个疾病的起因，总起来说，不外有喜怒忧思悲恐惊的七情内因和风寒暑湿燥火的六淫外因，以及房室跌扑所伤等的不内外因。然每个具体的引起人们发病的致病因素，都各与人体的藏府经络有着一定的联系。因此，它的伤人，也都有着一定的规律。掌握它的规律，了解它的变化，尽管每个疾病在其发展过程中都是变化万端，但万变总是不离其宗。当然，由于祖国医学的特点，是在整体观念的思想指导下辨证论治，对于具体的问题，还必须进行具体的分析，才能达到执简御繁，以常应变。

　　　　　　　　　　　　　　　　　（李今庸于 1960 年 8 月为湖北中医学院中医本科教材而写）

关于李时珍一课的辅导报告

伟大领袖毛主席说："明朝李时珍长期自己上山采药，才写了《本草纲目》"。

《本草纲目》，是一部巨大的中国药物学书籍。其书有52卷，分16门，共收载药物1893种，插了1000多幅画图，附了1万多个药方。它整理了我国明代以前的药物学成就，纠正了其中许多含混和错误的记录，又补充了当时所发现的新药物300多种，如半边莲、广三七等。这部《本草纲目》，不仅是一部总结我国2000多年来在药物学上的知识和经验的重要书籍，而且是一部具备了初期的植物形态分类学内容的巨大著作。对人民生活有很大的贡献，在学术上也有很高的价值，所以它出版后不但流传全国，而且传到国外，被翻译成为朝、日、拉丁、英、法、德等多种文字，对世界医学起着极大的影响，为世界人民的健康事业作出了伟大的贡献。苏联莫斯科大学的廊壁上镶了李时珍的石像。

李时珍是一个伟大的医药学家，字东壁，号濒湖，是明朝人，即现在湖北蕲春县蕲州镇人。1518年出生在一个普通医生的家里。李时珍家里几代都是医生。他祖父是一个经常在外面跑码头的医生，父亲李言闻的社会地位也不高，但医术很高明，在给穷人治病的时候，总是尽心竭力，认真负责，还常常把自己制的药品拿出来送给病人。这些事使李时珍很受感动。

李时珍从小多病，20岁时又染上了肺病。李时珍是在贫苦的环境里长大的，穷人们过的日子他都很了解。他知道："疾病"两字临到穷人头上，差不多就等于是死亡，假使没有像他父亲那样的医生，他们的情况就更不堪设想。他就立下志向，发奋学医，认真研究医学知识。他为穷人治病，往往不受诊金，得到群众尊敬。他一面行医、一面研究，首先发现了一个问题，这就是和医生业务密切相关的古代药学书中有很多缺点："有当析而混者，如葳蕤、女萎二物而并入一条；有当并而析者，如南星、虎掌一物而分为两种。生姜、薯蓣菜也，而列草品；槟榔、龙眼果也，而列木部"等。于是他就立志要在《证类本草》的基础上，写出一部分类更细致的药学书籍来。他要更广泛、更周密、更严格地给中国的药物学再做一次伟大的总结。

李时珍这时只有二十几岁，学识和经验与前辈比起来，还远远不能，但他的雄心壮志完全可与前辈相称。这样，他就必须为了自己的工作再下一番苦功。传说他曾"读书十年，不出户庭"，他是一个职业医生，不可能完全脱离社会，所以这不出户庭的话是靠不住的，不过由这里也可想见他用功苦读的情况了。

李时珍和他父亲的藏书都不多，因为在古代，书籍大部分掌握在一些豪门贵族即官僚们的手里的。李时珍以名医身份（因医术高明）经常看病，接触了一些豪门贵族，如当时有个封建贵族有个孙子患了一种嗜食灯花的疾病，他用杀虫疗癣的方法把他治好了，这样，有机会看到了数以千计的书籍。他边读边记，为他编写《本草纲目》积累了大量资料。

1552年，李时珍35岁了。他按照原来的计划开始写书了。他把平日对各家本草（药物学书籍）加以对比校勘而记下来的许多材料，按照自己所订的门类，一条一条地编辑起来。起初，工作还顺手，但越到后来就越觉得困难。

最使他感到茫然而捉摸不到的，是许多药物的形状和生长情况。这些虽然经过前人反复解释和辗转引申，却仍旧得不到一个清晰的概念，有时甚至于越读越糊涂。

白花蛇能治风痹、抽搐、癫痫等病，李时珍认为这是一种很重要的药品，计划给白花蛇写一本传。起初，他在蕲州的药贩子那里找材料，打谱稿。后来有人告诉他，这些药贩子所收的蛇不全是真的，要看真的白花蛇，最好亲自到蛇出没的龙峯山去。李时珍跑了几次龙峯山，果然长了许多见识。他不但很清楚地看到白花蛇的形状——黑质白花，胁下有24个斜方块子的花纹，而且连捕蛇人的动作、捕到蛇以后怎样截去头尾，他也都看到了。大约在他纂辑《本草纲目》的初期，这本《白花蛇传》就已经完成了。

一天，当他纂辑《本草纲目》，又因为不太明白前人对某些药物的解释而感到彷徨时，他父亲提示他："你为什么不想一想，你是怎样写出《白花蛇传》的呢？"

时珍恍然大悟：不论研究什么学问，除了博考群书以外，特别是还要多用眼睛去看，多用耳朵去听，多用脑子去想。换句话说，就是要用最大可能去直接观察。学问是从"真知灼见"中得来的这个道理，自己过去是明白的，也有过实践，现在一时倒被书本上的材料束缚住了。从此，他决心把药物研究上前人不曾以"真知灼见"来解决的一些问题，通过实地考察来一一解决。

从这时起，他的著述生活便从"博览群书"发展到"采访四方"，他的腿跟他的脑子一起开动起来了。

他为了明确药物的形态和生长情况，蕲州一带的原野和山谷，一次又一次地印上了他的足迹。他还先后到过鄂西北的武当山、江西的庐山、南京、安徽等地；还可能取道麻城，横越大别山等。

李时珍经常在外，到处考察和采访。采药人、农民、樵夫、渔人等各种行业的人，都成了他的朋友和老师。如药农带他去挖"土茯苓"；卖杂药的告诉他"三七"有止血特效。他获得了许多无法从书本上得到的知识。

李时珍的观察方法，即使是对一棵极寻常的柏树，也要仔细地看看，仔细地摸摸，再静下来仔细地想想；然后确定它的躯干是笔直的，皮是薄的，肌肤是腻的，花是细碎的，结实是和小铃一样，霜后裂开，中有籽如麦粒大的。他掌握了比较详细的材料以后，再进一步研究它的叶、实的治疗功用。

李时珍对于某些需要经过生物化学变化过程才能制成的药品，做过近似现代生物化学性质的观察和试验。研究了乳腐、豆豉这些东西的制造法，熟悉了它们变化的经过。他还研究了几种金属药物的炼制过程，也肯定了几种药物的治疗功用，例如水银可以治疗疮疥等。

李时珍有时也解剖生物，察看它们的藏府。他解剖过一个穿山甲，为的是要看一看他的胃里是不是真有未消化过的蚂蚁。

李时珍对开刀麻醉用的曼陀罗花也作过实验研究。"相传此花笑采酿酒饮令人笑，舞采酿酒饮令人舞，予当试之，欲滇丰酣，更令一人或笑或舞引之，乃验也"，并指出："八月采此花，七月采火麻子花，阴干等分为末，热酒调服三钱，少顷，昏昏如醉，割疮灸火，宜先服此，则不觉苦也"。我国目前研究的中药麻醉剂的主要药物，就是曼陀罗花。

李时珍在近三十年的时间里，阅读了上千种的书籍，走了上万里的路，倾听了千万人的意见，在广大劳动人民的支持下，终于把这部《本草纲目》写成了，为人类作出了卓越的贡献。这部《本草纲目》的诞生，完全是李时珍长期上山采药，长期实践的结果，这充分证明了"实践出真知"这一条颠覆不破的真理。

李时珍在行医过程中，每诊治一种疑难病证，也都是一次严肃的学习。他以轻剂的巴豆治愈了一个六十岁老妇人的溏泄病后，从而又发现了治疗工作上的许多关键问题。他觉得学习的好处是无穷无尽的。后来他特别将这次治疗经过作成记录，并且用同样的方法治愈了成百的病人。

（早年为湖北中医学院中药本科教学讲稿）

全国医学基础学科规划座谈会（回报稿）

这次卫生部召开的"医学基础学科规划座谈会"，由钱信忠副部长、黄家驷院长主持。参加这次座谈会的有北京、上海、天津、沈阳、南京、广州、武汉、长沙、杭州、西安等十个地区的医药院校代表约50余人。其中有生理、病理生理、病理、生化、解剖、组胚、放射、药理、生药、生物物理、微生物、寄生虫、中医基础等13个基础学科。分为两个小组。会议从11月1日开始，至12日止，共为12天。基本上分为三个阶段：①学习文件，武装思想，开展大批判；②制订规划；③大会堂报，交流情况。

11月1日：上午黄家驷院长讲话：这个会，是钱部长主持的。这次会议很仓促，这是为科学会议作准备的。昨天报道了中国科学院召开的自然科学学科会议。中国科学院这次会议不仅是中国科学院本身参加，还有高等学校参加。11月20日要召开全国科学规划会议，规模也较大，约千余人参加。规划包括3年的、8年的、23年的。3年、8年的具体一些，23年的是设想。

这次我们会议每学科约三个人，是部分学校参加。

现在各单位全部生理学都在搞针灸麻醉，是不是还有生理学本身发展的问题？

这次会准备开到12号，今天上午算是一个预备会，下午正式开会，明天学习文件，3号请科学院几个同志来介绍经验，4～10号工作，会内会外活动，11～12号备报。

下午黄院长讲话：制定规划，是这次会的要求。

实现科学技术现代化，我们要：①抓好整顿，②抓好落实知识分子政策，③抓好制定科学技术规划。

根本措施：①端正路线，②加强领导，③发动群众。规划中要注意：①科研队伍，②健全科研机构，③实验设备，④经费。

科研任务要做到"全面安排，突出重点"。

中国医学科学院蔡良婉副教授介绍中国科学院自然科学规划会议情况。她说：这次（数、理、化、天、地、生）自然科学学科规划会议是中国科学院召开的。会议进行了一个月零几天，昨天结束。到会人数，开幕时宣布是1100多人，闭幕时有1200多人。代表年龄最大的有80多岁，最年青的有23岁，大多数为50多岁的。表明青年科学家太少了。国家计委副主任顾明国同志作了一个报告，说"黑龙江今年粮食丰收，四川今年粮食丰收。科学技术一定要走到经济建设的前面。要向科学要粮食"。中国科学院吕文同志报告，说"制定规划，要看到当前形势。这次规划要站得高，看得远。本世纪末，我国科学技术要接近当时世界水平，有些要赶上世界先进水平，个别要超过。3年、8年是打基础。四个现代化是这次规划的宏图。华主席提出科学院侧重理论、侧重提高。"会议闭幕时，方毅同志讲话："老一辈革命家对我们非常关心，叶副主席写了《攻关》。"四人帮"破坏很大，特别是对教育破坏更大。华主席对"四人帮"搞乱的思想扭过来做了很多工作，如对两个"估计"一定要批判，把知识分子的积极性调动起来。我们科学大会，外国很多人要来参加。很多在外国的中国科学家要回国为祖国服务，甚至说他们自己出钱。"生物学学科的这次规划，与医学有关的科研项目，有"肿瘤"、"计划生育"、"针麻"、"免疫"。

钱副部长讲话，说"卫生部召开这次规划会议，是在中国科学院要开规划会议推动下召开的。学科规划两个星期搞出来，卫生部明年一月份召开一个全国卫生科技大会，表彰先进，讨论和修改规划。"文革"前，我国临床学科和外国的差距不是很大的。基础学科的差距本来是很大的。现在临床学科的差距也是很大的。从我们的实际出发，把我们的规划搞好"。

这次规划要求：首先，把党中央向科学进军的路线搞正确，把我们的思想统一在"十一大"的基础上，这是为8亿人口，不是为你那个小单位；第二，以前作过两个规划，这次规划要做得更好；第三，临床与基础的关系。规划先分作，后综合。

11月2日上午学习文件：①华主席5月30日讲话（对科学工作的），②叶副主席《攻关》时，③邓副主席8月8日讲话，④中共中央关于召开全国科学大会的通知。

下午小组讨论时，先传达了朱潮同志的意见。小组说昨晚朱局长说："这次会议主要是订一个规划：第一，指导思想；第二，国内情况；第三，国外情况；第四，奋斗目标。八年包括三年，三年作为一个阶段，八年要有具体要求，还要有23年设想，要有重点项目；第五：队伍；第六，机构；第七，实验设备；第八，经费。"

11月3日上午，由出席中国科学院自然科学会议的代表介绍"分子生物学"、"细胞生物学"的发展情况。

11月3日下午至9日，各学科分别订出本学科的发展规划。

11月10日上午瞻仰主席遗容。下午至11日大会汇报，交流情况。

11月12日选出三个学科向临床学科及北京市一些单位介绍规划。

一、奋斗目标

我们订出了一个"中医基础理论学科规划（草案）"。其基本精神，一是用现代科学的知识和方法研究中医基础理论，进行基础理论的中西医结合；一是中医基础理论学科本身的继承、整理和发展。设想在23年内实现中西医结合，创造出统一的新医药学。8年内，首先从藏象、气血、经络、治则等基本理论入手开展研究，采用内外环境对生命活动的调控原理上升到气血或阴阳的研究，可能在今后找到整体与分子水平之间的调控关系。其主要课题和要求。

（一）脏象学说

8年内基本阐明"肾"、"肝"、"脾"的实质。前3年要在过去了解到肾阳虚的下丘脑—垂体—肾上腺皮质系统的紊乱的基础上，进一步从甲状腺、性腺、能量代谢、免疫学方面进行研究，探讨肾阴虚的本质方面要找到能客观反映肾阴虚本质的指标。在探讨"脾"、"肝"的研究，要通过异病同治，确立"证"的标准，同时采用除消化系统已有指标以外进行研究。有条件的地区和单位还可开始进行其他藏府研究的探索。

（二）气血学说

3年内，从生化药理学、免疫学、生理学、生物能角度探索各类气分药（包括补气药、理气药等）的作用原理，并结合临床研究气虚、气滞特点，8年内要基本阐明"气"的实质，以及"气帅血行，血为气府"的气血间的关系。

（三）治则治法的研究

8年内以活血化瘀、扶正固本等治则为主。活血化瘀的研究已有广泛的临床基础，并已在血液流变性及血小板的聚集性方面获得进展，今后3年要在微循环、血液动力学、免疫学、酶学等方面作进一步探索，8年内要求从分子生物学进行工作，找到活血化瘀引起上述改变的原理，进而基本阐明其实质。

3年内要从临床、免疫、内分泌、酶学等方面探索扶正固本治则原理，8年内基本阐明其实质。

其他治则如"通里攻下"参见"急腹症规划"、"清热解毒"等也要进行研究。

（四）四诊、八纲的研究

3年内做到症状的标准化，8年内要研制出能较准确地反映中医传统的"脉象"特点的新仪器，能客观地、科学地反映舌质、舌苔变化的仪器。对阴阳、虚实、表里、寒热等八纲辨证，从病理生理学、药理学、生化学、内分泌学进行较系统的研究。

（五）中药的理论研究

目前中药的研究，多从有效成分及有效单位着手，今后3年要紧密结合中医理论和临床，阐明某些有效方剂和药物的药性、配伍作用，摸索出运用中医理论和现代科学方法研究中药药理的一套基本方法，走出一条路子。8年内开展多种复方的研究，为中西药理论结合奠定基础。

（六）经络学说

参见"针麻原理规划"。

（七）整理研究民族医学

对民族医学如藏医、蒙医、新种民族医学的理论和方剂药物，在整理和临床应用的基础上，用现代科学方法进行研究。

（八）整理古籍

为了加快医学基础学科中西结合的步伐，在采用现代科学知识和方法对中医学基础理论研究的同时，还要对中医学基础学科的各方面进行整理，组织力量在3年内分别整理出"藏象专辑"、"经络专辑"、"气血专辑"等，写出《十大古典医籍备编》、《简明中医辞典》、《中医辞典》和"金元四大家学术研究"、"温病学派研究"，校释出《灵枢经》和《素问》等古医书，在八年内，将中医学中各主要医籍进行分类编纂，写出《中医学全书》，对古典医籍进行"提要"，编出有关中医学基础理论研究的工具书，校释《难经》、《脉经》、《针灸甲乙经》、《诸病源发论》等，并重印一批中医学基础学科的古代著作。

二、主要措施

1. 科研人员的配备和干部培养

从原曾参加西医离职学习中医二年以上，目前"用非所学"的人员中，安排一定力量参加基础理论研究队伍，充实各中医药研究所，三年内初具规模。

各个西医医学院校，希组织一定力量从事中医基础理论研究工作，尤其鼓励基础学科及边缘学科的同志。

对中医基础理论有研究和专长以及中西医结合理论研究工作有成绩的相当于研究员或副研

究员水平的同志培养研究生。研究生分两种，中医研究生看重在继承名老中医理论和实践的学术成就，并协助整理工作。中西医结合研究生进行中西医结合理论研究。均要求大专院校毕业水平，具有 2 ~ 3 年临床经验等。三年内各培养 80 ~ 100 人。

以北京、上海、湖北、广州等中医学院为主，开办中医基础理论训练班，培训研究力量。

2. 研究机构设置

根据地区特点，现有基础以及发展需要，3 ~ 8 年内逐步在北京、天津、上海、广州、湖北建立不同特点的中医基础理论研究中心。

全国各省市地区中医药研究所，三年内要从现有的 17 所发展到 29 所，各中医学院及研究所根据条件成立中医基础理论研究室（组），不仅进行中医基础理论的整理，要用新技术及现代科学最新成果研究中医理论。

中医研究院三年内开设中医基础理论研究所，并加强对各省市地区中医药研究所的业务联系工作。

加强国际学术交流，有计划地派人到日本、朝鲜、越南、法国、西德等国考察，1978 年召集国内中医基础理论研究工作经验交流会。

编辑出版国外医学参考资料中医中药分册。认真办好中医药刊物，创办中医杂志和中西医结合杂志各一种，有利于老中医的学术上争鸣及中西医结合理论研究的经验交流。

3. 设备和经费

中医基础理论研究，是一项创新的研究工作，往往根据本阶段工作情况及国内外最新发展来制订下阶段计划，故而常会突然需要某种先进仪器，建议拨一笔外汇在卫生部中西医结合办公室，以备购置迫切需要的仪器设备。

（1977 年 11 月）

从藏府学说来看祖国医学的理论体系

人类在发展过程中，为了要健康的生活和繁衍种族，就要不断地和危害生命的疾病作斗争，这个斗争也就是认识、了解以及防治疾病的过程。随着人类物质文化的进步，这个认识过程也就日益深入。但由于处在不同的历史时期。人们的知识水平，认识方法不同，所以研究的对象虽然同样是疾病，却有着各种或同或异的见解。这也就是我们所习称的各个不同的医学派别。

目前，在医学领域中，我们所熟知的几个学派，他们对疾病的发生、发展、防治都有一套比较完整的理论体系。比如以德国病理学家魏尔嘘（1821～1902）首创的细胞病理学说，认为疾病的发生主要是和机体内的组织细胞有关，不同的疾病在组织细胞中有着不同的病理变化。根据这些特异性变化，可以制定疾病的发生及其转归，为临床诊断治疗提供可靠的证据。以苏联伟大的生理学家巴甫洛夫（1849～1936）首创的高级神经活动学说，及其弟子贝柯夫院士所发展的大脑皮质内藏相关学说，认为机体内的一切生理病理过程均取决于神经系统，特别是它的高级部位——大脑皮质。疾病的发生、形成以及在机体内所产生的一系列变化，无一不和大脑皮质的功能状况有关。近20年来，加拿大的病理生理学家塞里又提出了应激学说，认为脑下垂体——肾上腺皮质系统所引起的内分泌体液调节功能障碍，是疾病发生的中心环节。上述的几个学派虽然看法不同，看起来都有一定的片面性。例如，细胞病理学说过分强调了细胞组织的个别作用，而忽视了机体的整体统一。巴甫洛夫学说虽然重视机体的整体统一，但过分强调了大脑皮质在疾病中的主导作用。应激学说强调了垂体肾上腺皮质系统的作用，而对神经系统在这方面的控制作用估计不足。但他们从不同的方面对于探求疾病的本质都作出了一定的贡献，对于医学科学的发展，都起了重大的作用。

我们祖国医学已有几千年的历史，它对我们民族的生存和繁衍起了巨大的作用。我们通过较系统的学习后，深深地体会到古代医家在长期与疾病斗争的过程中，不仅积累了丰富的临床经验，而且形成了一套独特的理论体系。从其发展过程来看，它是从无数次临床实践的基础上，结合宇宙间一切事物的现象和变化，认为人体内具有与宇宙事物变化的类似规律；并采用了古代的哲学思想——阴阳五行学说，来说明自然界与人体，和人体内一切对立统一的生理、病理现象，以及它们之间复杂的有机联系，从而形成了祖国医学对机体整体统一的认识和"天人相应"的观点。

但是，由于历代医家所处的环境不同，积累的经验不同，看问题的角度不同，对人体的生理、病理现象的认识也就有所差异，因而产生了许多不同学派。如伤寒学派偏重于六经辨证，温病学派则主张卫气营血，李东垣、薛立齐、张景岳等则分别强调了脾胃和肾在发病中的作用。我们通过学习后，感到阴阳五行学说可以看作是祖国医学理论体系的说理工具，而在这个理论体系中，若以藏府学说为核心，则可以将这个理论体系中的经络，营卫气血、津液、精、神等一些基本理论，概括地统一起来。

藏府学说，以五藏六府为中心，认为藏府之间的内在平衡协调，整体统一，是维持机体正常生命活动的主要基础，外在环境对机体所发生的影响也主要是通过改变藏府之间的平衡协调状态反映出来。疾病的发生、发展、形成、转归，主要和藏府的功能状况有密切的关系，并用这个理论指导着临床实践，已经取得了极其辉煌的效果。所以，我们认为，若以藏府学说作为这个理论体系的核心，将会对整理提高和发扬祖国医学带来好处。

藏府学说是祖国医学理论体系的核心

作为祖国医学理论体系核心的藏府学说，是古人从长期生活、临床实践以及对人体解剖粗浅的认识基础上，通过综合、分析、比拟、推演而概括出来的对人体的生理、病理、诊断、治疗等的理论总结。有关藏府的记载，祖国医学最早典籍——黄帝内经，已有不少专门章节论述。根据前人的看法，藏包括肝、心、脾、肺、肾、心包络等，称为六藏；府包括胆、小肠、大肠、膀胱、三焦等，称为六府。此外，尚有脑、髓、骨、脉、女子胞等奇恒之府。由于六藏中的心包络，位于心之外围，主要表现心的功能，故通常称为五藏。则奇恒之府，虽各有其特殊的功能，但多隶属于五藏（肾主要髓、脑为髓之海）。所以作为机体内结构和功能上的核心，主要是五藏六府。

在结构上，五藏六府各有其所属的经脉（如足厥阴肝经、足阳明胃经等）。这些经脉，源于五藏六府，贯穿于藏府和体表之间，内而通过经脉的络属成藏和府之间的表里关系（如足厥阴肝经属肝络胆，使肝与胆的构成互为表里），外而与四肢百骸，五官九窍，筋肉皮毛等建立各有所属的联系（如肝经上通目系）。可见，经脉在构成人体整体的结构上具有重大的作用。藏府机能的变化，往往可以通过经脉反映到体表；同样，经脉的变化，又可以影响络属藏府的机能活动。因而对临床上辨证施治，提供了理论依据。尤其在针灸治疗上，显得更为突出。

在功能上，总的说来，五藏具有产生和储藏精气的主要作用，而六府则具有腐熟水谷、分清泌浊、传化糟粕的功能。气、血、津、液、精、神等都是从藏府所产生的。例如，"气"、"血"的生成，虽然都来源于食物，但必须首先通过脾胃的受纳、腐熟、转运等作用以及有关的藏府一系列复杂的气化过程才能生成。以血来说，一般认为，"中焦受气，取汁变化而赤，是谓血"，而心、肝、脾三藏又分别担负着"主血"、"藏血"和"统血"的重要作用。谈到"气"，在祖国医学中的含义很广。由于其所在部位和功能上的不同，有营气、卫气、宗气、元气及藏府之气（如肝气、胃气）等名称，但从其生发的根源来说，则不外乎是来自先天父母的精气、后天水谷的精微以及肺所主呼吸之气相结合而成。这些"气"在功能上，除具有维持生命活动的主要作用外，而又预表着藏府机能活动的状态。但是，气、血两者，一旦离开藏府，就失去生化之源；因此，"气"、"血"的变化异常，也就反映了藏府机能的活动状态。此外，"津"、"液"也是维持人体健康的要素，来源于饮食，产生于中焦（脾胃），在功能上具有温润肌肤、利关节、濡空窍、补益脑髓等作用，而其分布调节则又与肺、脾、肾、三焦、膀胱等有密切的联系。一旦这些藏府的机能失常，必会影响"津"、"液"的输布、转化，而在临床上就会出现水肿、痰饮等证。至于"精"、"神"，也和藏府有着密切的关系。在内经中有"肾藏精"、"心藏神"等的记载，而其产生过程，"精"之先天来源于父母，后天又赖于水谷精微之不断补充、化生而成。"神"是人体精神和思维活动的概括，藏府所产生的精、气、血的充足与否，关系着"神"的盛衰，所以有"精气充足，神乃自生"的说法，可见祖国医学中所说的"神"，是具有物质基础的，它和迷信鬼神之神，显然不同。这样看来，"精"、"神"两者，是藏府机能活动的标志。

同样，藏府学说对药物在临床上的应用，也具有实际的指导意义。在生理情况下，五味对藏府有着不同的"亲和"作用，故内经中有"五味入胃，各归所喜攻"和"酸入肝、苦入心、咸入肾、辛入肺、甘入脾"等的记载。而在病理情况下，由于藏府机能的改变，对药物的性味发生"所喜"、"所恶"的不同感受，故内经又有"肝苦急，急食甘以缓之，脾苦湿，急食苦以燥之"等说法。祖国医学临床用药的主要理论依据，就是利用这样性味之偏，来矫正藏府机能之偏，以达到功能的恢复。在这种理论的指导下，后世医家从长期的临床实践中，又总结出药物对藏府及其所属经脉的疾病，在治疗上各有其特殊的适应范围。如黄连、栀子味苦入心，可清心火；甘草、大枣，味甘入脾，可补脾培中；而柴胡苦平，善走少阳。于是创立了药物性味归经的理论，并且依据藏府升降机能（如肝主升、肺主降）和病理失调性质（属寒、属热），又为寒热温凉，升降浮沉等临床用药理论提供了依据。从而可见，藏府学说不仅是祖国医学基础理论的核心，而且是临床用药的主要理论基础。

今以肝藏为例，来具体说明一下藏府作为机体结构和功能上的核心及其整体统一协调平衡的关系。肝为五藏之一，因其所属的足厥阴肝经、络胆，使肝胆相合，互为表里，肝经连目系，上出额与督脉会于巅；又过阴器、抵少腹、挟胃，与任脉相会；并有支脉贯膈上注于肺，以次使肝气通于目，并与督脉、阴器、任脉、脾胃、肺等发生直接的关连。此外，又通过其他藏府的经脉，如足少阴肾经，从肾上贯肝膈，使肝肾相连。这样在结构上通过了经脉之分支络属，肝藏即与其他藏府器官发生紧密的联系。在功能上，除了经脉在结构上的关系外，由于应用了"天人相应"的观点，结合临床实践的观察，用比拟推演的方法概括了肝藏的功能。以肝胆主春，具有生发之气，主风、主筋、性喜条达，在志为怒、在色为青，临床上如果出现了性暴易怒，手足抽搐等现象时，都认为与肝有关。肝藏的主风、主筋、主怒、主疏泄、开窍于目等的机能，都是在这样认识的基础上得来的。又利用了阴阳的对立统一来说明肝藏生理、病理的变化，以五行生克制化来说明肝藏与其他藏府的关系。例如在生理上，肝有肝阴、肝阳，在病理上，有肝阴虚，肝阳亢；肝气郁结，则肝木贼害脾土，肾水不足，则肝木失去涵养。这样，肝藏由于这些结构和功能上的连系，就和其他藏府器官建立了表里、内外、生克制化的复杂关系，体现了祖国医学的整体统一观。其他藏府，也有着类似的情况，不再一一列举。

从上面来看，人体各个藏府都具有其特殊的功能，而又相互依存，平衡协调，构成机体的整体统一；一旦某藏府的功能发生异常变化，除在本藏府及其所属经脉等出现一系列的改变外，与其他关连的藏府也会受到不同程度的影响。因此，如掌握了藏府的生理功能，就可以认识它的病理改变，在临床上，尽管证状千变万化，只要深入地综合分析，就不难从错综复杂的临床征象中找出矛盾的主次关系，而为疾病的分证、诊断、治疗等提供可靠的依据。但是，各藏府之间的密切合作，在生理上却受着"心"的统一领导，故内经中有"心者，君主之官，神明出焉……主明则上安，主不明则十二官危"的记载；在病理情况下，后世医家又相继发挥了"肾为先天之本"、"脾胃为后天之本"的专论。这些学说的产生，乃由于当时各人所经历的客观环境不同，积累的经验不同，因此所形成的论点也各有专长，并且都对推求病理机制和指导临床实践具有一定的实用价值。但是，我们认为，疾病的病理过程是一个动的过程，病变的主要矛盾往往随着机体内外不同情况而有所转化。故病变的矛盾，有时主要在肾，有时主要在脾或肝，甚而涉及两个以上的藏府。所以不能认为某一藏即为绝对的主导，而应在错综复杂的病症中，灵活地运用望、闻、问、切的诊断方法和理、法、方、药的理论原则辨证施治，即判定病变的主要矛盾所属的藏府施以不同的治法。这就是祖国医学的灵活性和整体观相结合的特点。

总的说来，藏府学说，是建立在整体观的基础上，充分反映了人体内外和环境的统一。它所指的藏府，除了指实质藏器外，更主要的是概括了人体生理功能和病理变化上的种种反映。所以说，藏府的机能活动，实质上就是整体的活动。从而可见，祖国医学中的藏府含义，与现代医学所指的藏器显然不同。因此决不能单纯以现代医学的解剖学、生理学以及病理学等观点去理解，而应把它看成是历代医学认识和研究机体生理功能及病理变化的理论概括。

至于阴阳五行学说，在祖国医学理论体系中，是作为说理的工具，借此来认识和说明人体一切生命活动的规律。这在内经中已有较详细的记载，例"内有阴阳，外有阴阳。在内者五藏为阴，六府为阳，在外者筋骨为阴，皮肤为阳……"。这是表明阴阳的对立两面。但是对立的阴阳两面，复又阴阳，如"背为阳，阳中之阳，心也……腹为阴，阴中之阳，肝也……"。同时在每一藏府之中，还有阴阳，如脾有脾阴、脾阳，肝有肝阴、肝阳等，并且认为阴阳经常处于不断的消长变化之中，从而使藏府之间及藏府之内形成了动的平衡。前人并将长期观察人体生理、病理机制的结果，结合了五行的特性，将体内五藏分属为木、火、土、金、水相配为肝、心、脾、肺、肾，借其相生相克，化生制约的规律，说明藏府阴阳对立统一之间的内在复杂联系，以此形成了藏府间相互依存、平衡协调，共同维持机体的正常生理活动，构成人体机能的内外在的整体统一。这样看来，人体内的阴阳，是相对而不是绝对、既矛盾而又统一，普遍存在于一切结构之中，又贯穿于一切机能活动的终始；而五行生克制化关系，又说明了机体内的复杂联系。祖国医学就是这样以阴阳矛盾的相对统一观念和五行生克制化规律，来辩证地说明藏府之间和藏府之内的对立统一和复杂联系。藏府机能的变化，决定着它属阴或属阳，而绝不是阴阳发生了变化，才使藏府机能引起变化。譬如，脾藏机能失调，出现了便溏、腹胀、面色㿠白等症状，才能称为脾阳虚，如果没有脾藏机能失调的变化，那么阳虚症状就不会出现，又如肾阳虚，临床上出现了肢冷、恶寒、小便清长，下利清谷等症状，才能称为肾阳虚，如果没有肾藏机能衰退的障碍，阳虚症状也不会出现。这样看来，脾阳虚或肾阳虚，都是在脾肾两藏的基础上才能提出，在治疗上，也就本着脾肾阳虚的特殊性，各选用适应的药物，才可以收到预期的效果。反之，不拘阳虚是属脾或属肾，单纯凭阳虚概念，就无法准确地施治。例如，桂附八味丸主用于治疗肾阳虚，而不适用于治疗脾阳虚。由此可见，藏府决定着阴阳，而不是阴阳决定着藏府。至于五行，也只能代表五藏的属性及其内在的复杂联系。因此我们认为，在祖国医学上所运用的阴阳五行，只是认识藏府的生理机能活动和病理变化的一种说理工具，祖国医学理论的核心看来应该是藏府学说。

藏府学说在临床辨证施治上的重要意义

诚如上述，祖国医学在长期与疾病斗争中不仅积累了丰富的治疗经验，并且从概括宇宙一切事物关系的广阔的知识基础上，以藏府为中心，将人体的所有组织建立了各有所属的相互联系，使机体内外形成统一的整体，并在这样的理论指导下来认识疾病的发生、发展、治疗和预防，逐渐形成了祖国医学独特的理论体系。

在病因学方面，祖国医学以"天人相应"观点用概括、比拟、推演等方法，将一些自然现象和人体的生理、病理机能结合起来。在概念上，大凡能使人致病的因素统称为病因，故内经有"夫百病之始生也，皆生于风雨寒暑、阴阳喜怒、饮食起居、大惊卒恐"的记载。历代医家不断地发挥和补充，将一切疾病发生的原因归纳为三因。外因，风、寒、暑、湿、燥、火（六淫）；内因，喜、怒、忧、思、悲、恐、惊（七情）；不内外因，虫兽、创伤等。同时有三因论的专著。

病因虽然是致成疾病的条件，但在三因中除"不内外因"在发病中可以起决定性作用外，其他病因仅是疾病发生的单方面条件，而引起疾病的根本原因却在于人体内部的变化，首先是藏府机能状态起着决定性的作用。所以内经认为"邪之所凑，其气必虚"，"风雨寒热不得虚，邪不能独伤人"，因而"忧患缘于内"就成了中医发病学说的指导思想。从这点来看，和辩证法认为"外因是条件，内因是依据，外因是通过内因起作用"的科学论断相一致的。不过由于历史条件的限制，祖国医学没有能和现代科学相结合，因而其理论主要是建筑在观察自然现象，结合藏府病理反应、临床症状和体征的特性类比推演而来。以六淫中的"风"来说，它是致成多种疾病的首要原因，所谓"风为百病之长"。如果肝藏机能失调，在临床上出现头昏目眩、唇甲色青、手足抽搐、口眼㖞斜、角弓反张等症状，则认为是肝风内动，所谓"诸暴强直皆属于风，诸风掉眩皆属于肝"；如果肺气不固，卫气失去固护之权，临床上出现头痛、发热、汗出恶风、脉浮缓等症状，则又认为是外感风邪侵袭的结果。依上看来，尽管风邪为患累及的藏府不同，但这症状的共同性质都是从"风者善行而数变"的特性抽象出来的，并且都是藏府机能首先失调所引起的结果。其他像"诸湿肿满皆属于脾，诸气膹满皆属于肺，诸寒收引皆属于肾"等病因也都是以此而来。所以，概括中医病因学说都是从人与自然相应，整体观点出发；藏府机能失调是发病先决条件，再根据藏府机能失调所反应的症状和体征的性质，综合分析推断成因。因此祖国医学的病因学说，实质上是认识藏府机能失调所反应的症状和体征的一种方法。换句话说，如果没有藏府机能失调所表现的症状和体征，则病因本身也就失去存在意义。所以，"辨证求因，审因论治"，也就成了中医病因学说特点的体现和治疗上总的方法和步骤。

"审因"在辨证施治（或称辨证论治）中占有很重要的地位。但"审因"并不能代替整个辨证施治过程，因为任何疾病都可以理解为在病因作用下、藏府机能失调的反应。所以在辨证中就必须依据藏府机能特性、发病部位、发展趋势、季节环境等，从整体情况来考虑藏府机能失调的性质——病机，才是更重要的一环。辨证实际上包括着"审因"和"辨证"两个过程，而且在很大程度上，中医治疗重视病机胜于西医重视病因。比如，疟原虫是引起疟疾的唯一病因，西医治疗中的抗疟疗法是针对病因施治，而中医则除针对病因的抗疟疗法外，并在机制削弱、抗毒力微的时候，却依据疟原虫所引起的症状，运用辨证施治的方法，调整藏府机能，加强抗病力量，更能取得扑灭疟原虫的效果。诚然，原因和结果是互相联系的，病因决定着它所引起的疾病、病理过程的特殊性质，因而西医确定病因对于各种疾病的治疗和预防都是非常重要的，但是针对病因治疗并不可能治愈所有疾病。一方面，在疾病发生上，除了致病动因以外，每个人的性别、年龄、生活习惯、社会环境等个体差异，致使相同的病因在不同人身上发生不同的反应；另一方面，原因和结果并不是一成不变的，在任何疾病中，随着病程的发展都可以见到原因和结果交替现象，况且这种疾病的因果关系又不是直接往复，一成不变，而往往与伴随的条件而有所不同。如同因致成的疾病或相同疾病的不同阶段，在临床症状和体征上有着千差万别的变化，这是常见的现象。祖国医学将病因作为辨证时的重要要求之一，"依证求因、审因论治"，是具有科学价值的。

藏府是整体机能的核心，病因又必须通过藏府发生作用，所以同样可以理解，任何疾病都是由于藏府机能紊乱的结果。而临床症状和体征同样可以认为是藏府生理功能有规律联系失调的反应，只不过由于藏府和其所属组织的机能不同，而呈现不同的症状和体征，概括成不同的病因。因此祖国医学辨证施治的一系列的方法，是以藏府学说为核心的。

为说明辨证施治过程，首先应当了解祖国医学所说的"病"、"证"这样两个概念以及两者的关系。中医所称的"病"，实质上是以突出的临床症状和体征为依据，作为临床纵的归类联系的一种方法，像崩漏、黄疸等都是病。而"证"是在病的基础上，结合周围环境、时令气候、个体特性，全面地考虑和概括了病因、病机、发病部位，有关藏府的生理、病理状态，全面而又具体地反映了疾病某一阶段的特殊性质和主要矛盾，为临床治疗提供了充分的依据。因而中医治疗所重视的是"证"，而不是"病"。从这里也不难看出，祖国医学的辨证施治与西医中的对症治疗显然有所不同。

辨证施治大体上是运用四诊（望、闻、问、切）搜集感性认识资料（症状和体征等）。四诊的主要理论依据是，以藏府病理反应的外在表现作为认识基础，来推断机体内的病理变化。比如面、舌、眼等部位都有五藏的分属，而脉诊的三部九候也主要是以藏府来分。如果所属部位发生异常变化，就可以认为是相应藏府的功能失常。不过这只是整个疾病的各个片面，如果停留在这个阶段，无疑将会走上"对症治疗"的途径。当依据藏府机能特性，对搜集的症状和体征结合整体情况进行抽象的思维加工，找出主导整个病程的病机，才能为临床立法处方提供可能。在这方面，我们祖先从长期临床实践中认识到，某些症状和体征同时出现或先后出现，在病理生理上有着共同意义和必然性。在不同的历史条件下，依据当时情况将不同症状和体征分为若干类型，给我们留下了丰富的为进行辨证思考所遵循的方法和在临床上常用的辨证传统的概念：外感伤寒以六经辨证，温病以卫气营血、三焦为分证纲领，经络分证通用于外感内伤，但三者是互相联系的。并且六经、三焦、卫气营血等都是藏府机能或派生机能的体现。实质上都是以藏府理论为中心，运用治疗规律，作全面的辨证，再遵循方剂学和药物学的理论原则，作出措施。这就是辨证施治的全过程。而八纲（阴阳、表里、寒热、虚实）分类又是古人从各种疾病的症状中提出来的共同特性的归纳，所以它又是贯彻在辨证全部过程中的概括的理论提纲。这样辨证方法，在一定情况下反映了疾病的内在联系，直到今天仍为中医临床辨认和揭露疾病本质的主要手段，并且对许多疑难大症取得了令人信服的效果。但是这些毕竟是一般的方法，因而也就不可能适应所有的情况，同时由于各种疾病发生的藏府不同，因而不同疾病又有其特殊性质和治疗的特殊规律，所以在辨证中就不能用简单堆砌的方法。运用各种理论原则必须以藏府为核心，有机地理解祖国医学中一些基本理论的基础，采用正确的思考方法，才能得出正确的诊断。因而祖国医学的辨证施治，既有可以遵循的一定的理论原则和治疗规律，而这些原则规律又不是完备的，还应在临床上充分体现出同病异治（一病多方）、异病同治（一方多病）、灵活多变的优越特性。

综上所述，疾病本质与外在症状和体征的联系，用辨证施治的方法给认识和治疗疾病提供了可能，同时我们祖先从长期与疾病斗争中以藏府学说为理论指导的一系列的总的辨证方法，又给我们实践工作遗下了准确和典范。因而我们有充分理由说，在以藏府为核心的基础上灵活运用各种辨证方法，将会对进一步揭露疾病本质、提高疗效展现出更广阔的途径。通过下面几个病例可以比较清楚的看到，藏府学说作为理论核心，在临床辨证施治上的地位和指导价值。

譬如肾炎，是一种常见的疾病，在祖国医学中属水肿病范畴。根据西医在临床上的急慢性两个不同阶段，祖国医学认为是不同藏府在不同阶段的病理反应，在病因学上，认为饮食劳倦则伤脾、形寒饮冷则伤肺、久卧湿地则伤肾，所引起的脾、肺、肾三藏的功能紊乱，五行生克反常，影响了外内水精布化运输等作用失调，就成为发病的基本原因。因为肾为水藏而主二便为排泄水液的要道，肾又为胃之关，关门不利，水道不通，水聚而成本病。脾主运化水谷，如脾失健运，土不制水，水反侮土，使水精不能运输，亦可发生本病。肺主气，肾脉上连于肺，肺为水之上源，气行则水行，如肺气宣化失职，则不能通调水道，下输膀胱，亦能导致水肿。总的说来，肺、脾、肾三藏的机能失调，是肾炎的根本原因。但在肾炎的不同阶段，往往是某一藏的功能失调为主。一般说来，急性期以肺为主，慢性期以脾肾为主，此外，三焦、膀胱对水肿的发生亦有密切关系。在治疗上，可根据各个阶段的病理特点和主要的病变所在的部位，而审证求因，辨证施治。在急性阶段，主要病变在肺，因肺属卫，外合皮毛，外感邪气首当其冲，故临证上既有水肿，又有表证，须从肺论治，宜开鬼门——宣肺解表，洁净府——通利小便，使水湿邪气分消而解。病情进入性阶段，主要病变在脾肾。如其因脾阳虚为主，患者除水肿外，另有腹胀、便溏、四肢发软、舌淡唇白、脉小沉缓，须从脾论治，宜健脾利湿；如其因肾阴虚为主，则另有腰酸肢冷、脉小沉细，须从肾论治，如脾肾阴气俱虚，应脾肾同治，宜温肾运脾。

上述仅是治疗的一般原则，具体情况尚须根据检查结果，运用理、法、方、药的理论原则，辨证施治，灵活运用，消肿的效果是好的。可见对本病的治疗，尽管对肾功能的恢复还不够理想，但从总的效果看来，祖国医学以藏府学说为核心，运用理、法、方、药的辨证施治进行治疗所取得的成绩，是可观的。

再如，功能性子宫出血病，祖国医学中属于"崩漏"范畴，现代医学治疗的办法也不多，患者可因长期流血影响健康及劳动生产，病情顽固者甚至须要考虑摘除子宫，对妇女在精神上造成很大负担。但是祖国医学在以藏府学说的理论指导下，疗效却很好，并且还促进卵巢排卵功能的恢复作用。至于本病的发病机制，原因不一，中医认为主要是肝、脾、肾三藏的机能紊乱所导致的冲任二脉失调（"冲为血海，任主胞胎"，与月经的关系最为密切）。因为"脾统血"而为气血之源，脾虚不能统摄，中气下陷，影响冲任不固，血不归经而发生本病。因肾气经过任脉通于胞宫（子宫），肾气的盛衰，关系着月经的来潮与停止，如肾气旺盛，冲任调和，月经即呈正常规律，反之，即可招致冲任不调而发生本病。因"肝藏血"而主疏泄，性刚强而喜条达，如大怒伤肝，疏泄失职，不能藏血，冲动血海，即可发生本病。又因中医认为肝肾同源，母病及子，所以当肾有病时，往往会影响肝也有病，因此，二者单独或联合影响本病的发生。总之，本病发生的根本原因，主要在于肝脾肾三藏的机能紊乱而引起的冲任失调，所以在治疗上，调理肝、脾、肾就成了治疗本病的根本原则。如脾虚不能统血者，以健脾益气为主，肾阴虚者，以滋阴为主，兼有肝旺者，养阴平肝，纯系肝气郁结者，当以疏肝理气为主；累及脾肾两藏皆病者，滋双补脾肾；日久不愈者因"久病及肾"，可以从肾着手，往往收到一定的效果。依照这种理论的指导，我们阅览了几篇临床报道，近期疗效很好，可见，祖国医学的藏府学说，是指导本病辨证施治以及取得疗效的可靠的理论根据。

通过上述两种疾病的举例，虽然有的是外感，有的是内伤也有的是内伤兼外感，但是对疾病的认识和治疗，都是以藏府学说为基础来辨证施治的方法在临床上的具体应用。从疗效反应来看，充分地说明中医治病不仅是经验问题，而更重要的是具有一整套与西医显然不同的、以藏府学说为核心的理论体系作为指导。这个理论体系，不仅过去对民族的生存和繁衍作出了巨大的历史贡献，而且今天在指导医学科学研究上以及临床实践中，仍然具有不可忽视的现实意义。

藏府学说给医学科学提供新的研究内容

从上面的论述可以看到，在祖国医学理论体系中，藏府学说显然处于核心地位，以藏府学说为纲，能够将祖国医学的基础理论如经络、营卫气血等统一起来。在临床上，无论在病因、诊断、治疗以及方剂药物、针灸等方面，都是受着藏府学说的指导的。它贯穿在祖国医学理论体系和临床实践的各个方面。

我们深深地感到，祖国医学的科学性是非常强的。虽然由于历史条件的限制，祖国医学未能和现代科学结合起来，以致有很多问题没有能得到进一步的说明，但由于它的理论是建筑在实践基础上，所以一直有着非常强大的生命力。它对藏府功能的概括认识，主要是由长期的临床实践得来而又经过无数次反复的临床实践所证实，因而这些理论绝大多数已不再是什么偶然性的主观假说，而是具有一定必然性的客观真理了。例如在 2000 多年前的内经中，就已经概括出有肝开窍于目，主怒、主筋等功能。按照这种认识，中医所说的肝藏功能和视器（目）以及神经精神系统有着很密切的关系。而现代医学对肝藏的功能认识，了解到肝藏和视器（目）以及和神经精神系统的关系，还不过是最近几十年来的事。至于是否肝藏和目的关系，仅仅是一个肝藏贮存维生素 A 的问题，肝藏和神经精神系统的关系仅仅是一个血氨解毒的问题，恐怕还不见得就是如此，需要进一步加以探索。但从这里也可以看到，祖国医学对藏府功能有着科学的预见性。祖国医学中还有很多对藏府功能的概括，例如"肾开窍于耳"，"舌为心之苗"，"肝主筋"，"肾主骨"等，这些理论已经不断反复地为临床实践所证实。但在现代科学上究竟如何解释，有进一步研究的必要。此外，在祖国医学中还有不少言之成理、行之有效的东西，例如，目前就有一些老中医，能根据观察妇女"人中"的形态、部位等的不同，来确定子宫的形态、位置等。经过和一些妇产科专家内诊检查进行对照，有 90% 的一致性，这也是藏府和体表联系——有诸内必形于外的具体说明。但在现代医学方面究竟如何解释，也还没有答案。此外，尚有一些在我国民间久已存在的事实，例如我国武术家能运气于掌，手碎巨石，运气后能经受鞭打而不受伤。祖国医学认为这是"气"的作用，但在现代科学上也还没有得到说明。所有这些，均值得我们每一个医学科学工作者，和有关的科学工作者深入思索钻研，也是我们在继承发扬民族遗产方面应尽的责任。

我们知道，症状和体征作为一个现象，是能够客观反映出疾病的本质来的，因为现象和本质是有内在联系的。但由于人们认识的过程是有阶段性和逐步深入的，因而不可能从一些简单的现象中一下子抓住疾病的全部本质。这一方面说明祖国医学有分析地对待形形色色的症状和体征，在掌握了解疾病本质中的科学性，同时也说明了疾病内在的本质隐蔽的特性又提出采用科学认识的必要。正如马克思所说："如果现象和事物本质是合而为一的，一切科学就成为多余的了"。正因为现象和本质之间有着内在联系，而又常常不易一下子认识，所以根据长期临床实践而综合归纳得来的祖国医学对藏府功能的认识，才有这样强大的生命力和具有科学预见性的可能。也正因为现象和本质之间常常表现的不完全一致，采用现代科学方法整理祖国医学又具有多么重要的意义。上面我们提到的很多问题和祖国医学对藏府功能很多概括性的认识，我们不能因为现代医学中还没有这样的发现，就怀疑上的现实价值，而应该承认这是祖国医学通过长期实践得来的理论概括，是具有一定客观真理的意义的。目前不能很好地进行解释，这只是因为我们所掌握的科学（认识事物的工具）还没有达到这样的高度。现代医学的发展，主要是近百年来在自然科学飞跃发展的基础上才达到今天这样的境地，在目前也还是不断地利用各项科学成果来充实、发展，很多过去所不了解的问题现在已逐渐有了头绪。但是，应该承认，在医学领域里，目前还有很多实践问题和理论问题未能阐明，有不少疾病无论在病因、发病机制以及治疗上都未能解决，更谈不到揭露机体的全部生命规律。要满足人类对健康的要求，还需要我们不断的努力。祖国医学在与疾病长期作斗争的过程中，不仅积累了丰富的经验，而且已形成了独特的理论体系，它从与现代医学显然不同的方面，对于揭露疾病的本质作出了出色的贡献，说明上述对藏府功能的概括认识是我们今后研究的一个方向以外，它对人体内外在整体观念的看法、辨证施治的思考方法以及灵活运用个体化的治疗法则等，都是现代医学中较为缺少的内容。系统深入地学习祖国医学，采用现代科学方法对祖国医学进行研究，首先是对其基本核心——藏府学说的研究，一定会使我国的医学科学事业有一个新面貌。

我们通过较为系统的学习，深深体会到祖国医学的确是一个"伟大的宝库"，需要我们医学科学工作者和有关的科学工作者共同努力，加以发掘。这对于发展我国高度的医学科学，保障我们民族的健康，建设社会主义社会，一定会作出更大的贡献。本文仅仅是我们对祖国医学一些肤浅的认识，不当之处，希望同志们多多指正。（本篇文章系第二届高级西学中班集体创作）

（于 1962 年 5 月辅导湖北省中医学院第二届高级西医离职学习中医班之教学成果）

关于学习藏府学说的通知

本刊所登载的"从藏府学说来看祖国医学的理论体系"一文，是我院第二届西医离职学习中医班最近发表的一篇论文。文章以藏府为核心地阐述了祖国医学中的各项重大理论问题，为研究和总结祖国医学提供了新的内容。文章问世之后，受到了各方面的重视，人民、健康、湖北、光明等许多报刊均以主要篇幅陆续的转载或全文登载。各级辅导站收到本期辅导资料后结合内经的复习与考试，认真组织讨论。学习中应本着百花齐放的精神，大胆地阐述各自不同的见解，并将学习的结果，书面告诉我们。个人的学习心得，可以写成交稿，函寄辅导资料编辑室。

（7 月 6 日于湖北省中医学院）